KB081643

Focus on Patient Experience

환자의
경험에
집중하라

지 은 이 한국헬스케어디자인학회
펴 낸 날 1판 1쇄 2022년 6월 20일

대표이사 양경철
편집주간 박재영
진 행 배혜주
편 집 유은경
디 자 인 박은정

발 행 처 ㈜청년의사
발 행 인 이왕준
출판신고 제313-2003-305(1999년 9월 13일)
주 소 (04074) 서울시 마포구 독막로 76-1(상수동, 한주빌딩 4층)
전 화 02-3141-9326
팩 스 02-703-3916
전자우편 books@docdocdoc.co.kr
홈페이지 www.docbooks.co.kr

ISBN 979-11-979108-0-7 (93510)

- 책값은 뒤표지에 있습니다.
- 잘못 만들어진 책은 서점에서 바꿔드립니다.

Focus

현장 전문가가
알려주는
환자경험평가 가이드북

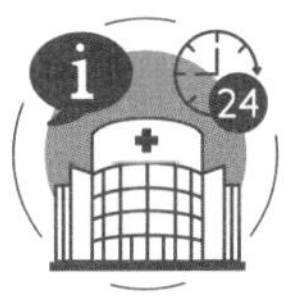
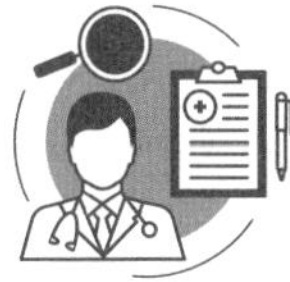
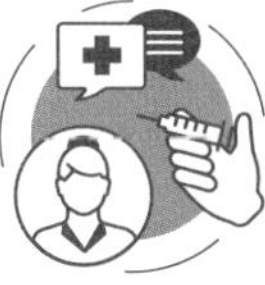
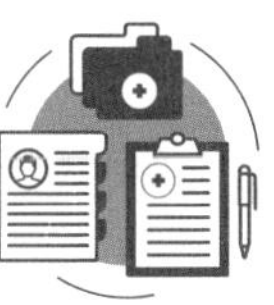

on

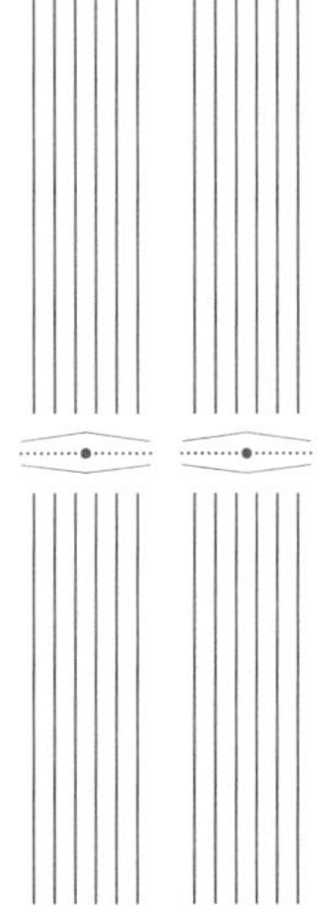

환자의 경험에 집중하라

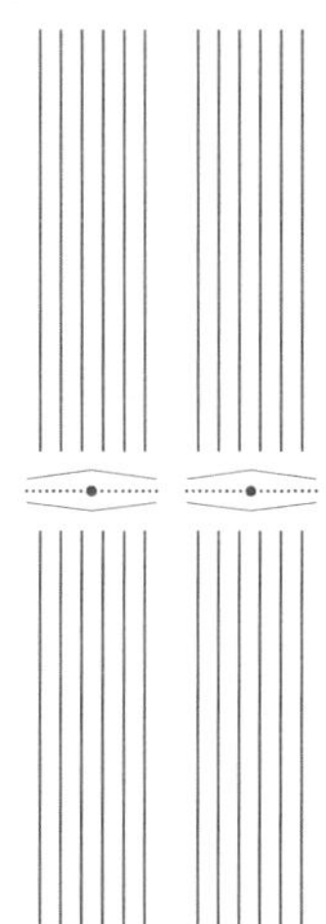

Patient Experience

한국헬스케어디자인학회 지음

청년의사

차례

머리말 7

1부.
환자경험평가의 의미

1장. 환자경험평가 도입의 배경, 대책 그리고 전망 | 김세철 11
2장. 환자경험평가 기준과 평가방법 | 정승희·이지훈 23
3장. 외국의 환자경험평가와 활용사례 | 이후연 33
4장. 감염병 시대의 환자경험평가, 어떻게 준비할 것인가? | 권영미 44

2부.
환자경험평가 기준에 따른 대응 방안

5장. 환자와 의료진의 원활한 소통이 환자 경험에 미치는 성과 | 김세철 59
6장. 환자가 받아들이는 존중과 경청이란? | 조진경 70
7장. 간호사와 의사는 서로 정확하게 소통하고 있는가 | 탁영란 84
8장. 의사가 하고 싶은 말과 환자가 듣고 싶은 말의 차이 | 김현정 98
9장. 의료서비스의 끝은 퇴원이 아니다 | 정소연 116
10장. 환자가 원하는 깨끗하고 안전한 병원 환경은 무엇일까? | 이승지 126
11장. 서비스디자인 관점으로 본 회진 프로세스 | 이주명 140

3부.

환자경험 향상 전략의 개발 및 실행

12장. 효율적인 조직구성과 성과달성을 위한 전략 | 이경숙 159

13장. 환자경험평가 향상을 위한 코칭 전략 | 양미경 173

14장. 환자 이탈방지를 위한 VOC 분석 및 대응방안 | 김수정 184

15장. 정확한 정보전달을 위한 사용자 중심의 병원 디자인 | 백진경 198

16장. 디자인 씽킹을 활용한 환자경험 개선 서비스 도출 방법 | 김현주 211

17장. 방문 환자가 다르면 서비스도 달라져야 한다. | 팽한솔 227

18장. 서비스디자인 프로젝트 실전 응용 기법 | 임보리 241

4부.

현장에서 응용할 수 있는 경험 개선 사례

19장. 입원경험 개선을 위한 서비스디자인 사례 | 김재학 271

20장. 스토리텔링을 이용한 의사소통과 진료 프로세스 디자인 | 김유명 287

21장. 환자 맞춤형 서비스 개발을 통한 경험개선 사례 | 김재연 295

22장. 환자경험에 긍정적 영향을 주는 병원 건축환경 사례 | 김현아 306

23장. 삼성창원병원의 조직문화 혁신 사례 | 임경준 315

24장. 직원 공감에서 시작하는 직원 교육 | 이수영 327

25장. 내외부 고객만족도 향상을 위한 CS 혁신 활동 사례 | 이경미 336

머리말

환자 만족도의 지표는 환자가 의료행위를 얼마나 잘 받고 있는지 '돌봄에 대한 질'뿐만 아니라 환자가 받은 '치료에 대해 얼마나 행복한지'를 의미하며, '환자경험'은 환자가 병원 입구에 들어와서부터 퇴원하여 집에 갈 때까지 의료행위를 비롯한 모든 과정에서 얼마나 만족하였는지가 포함됩니다. 때문에 환자 만족도를 위해서는 기대감에 대한 충족, 의료진과의 소통, 공동 의사결정, 진료시간, 의료진의 용모와 태도가 매우 중요하지만 병원의 청결, 안락한 환경, 진료와 행정 업무의 업그레이드된 시스템 등 또한 중요합니다.

환자경험이 임상효과 및 환자안전과 긍정적 상관관계를 보이며, 이 같은 상관성은 의료기관의 규모와 상관없이 나타나고 만성질환자에서도 상관관계가 있음이 확인되어 환자경험을 의료의 효율성, 환자안전과 함께 의료 질 평가의 주요 지표가 되어야 한다고 관련 연구자들은 주장하고 있습니다.

건강보험심사평가원은 '환자경험평가'를 지난 2년간 300병상 이상의 의료기관을 대상으로 시범사업으로 시행한 후, 2022년부터는 100병상 이상의 의료기관을 대상으로 2021년 5월~11월의 자료를 근거로 본 평가를 시작하므로 해당 의료기관들은 준비에 고심하고 있습니다. 300병상 이상의 의료기관은 시범사업을 통해 평가를 어떻게 준비해야 할지 나름 터득하였지만, 인적·재정적으로 열악한 환경에 있는 소규모 의료기관은 평가 경험조차 없으므로 무엇을 어떻게 준비해야 할지 무척 당혹스러울 것으로 생각됩니다.

한국헬스케어디자인학회는 '환자경험과 헬스케어디자인' 혁신을 연구하는 주무 학회로써 특히 중소 의료기관이 '환자경험평가'를 준비하는 데 도움을 드리고자, '가이드북'으로 이 책을 발간하였습니다. 헬스케어디자인 부분에 많은 학식과 경험을 갖고 계시는 25명의 전문가가 본 학회의 취지에 흔쾌히 동의하시고 집필을 수락하시어 이 안내서가 나오게 되었기에 심심한 감사의 말씀을 드립니다. 본 가이드북은 병원 규모에 관계없이 환자경험평가를 위한 '표준화 수준'을 안내하는 것을 기본으로 하였으며, 평가 준비를 위한 조직구성과 교육, 정보통신기술과 인공지능의 활용 그리고 현장경험 사례도 소개하고 있습니다. 본 안내서가 환자경험평가의 이해와 준비, 더 나아가 환자로부터 사랑받는 병원이 되는 데 도움이 되는 길잡이가 되었으면 하는 바람입니다.

2022년 6월

한국헬스케어디자인학회 이사장 이왕준

회장 김세철

1부

환자경험 평가의 의미

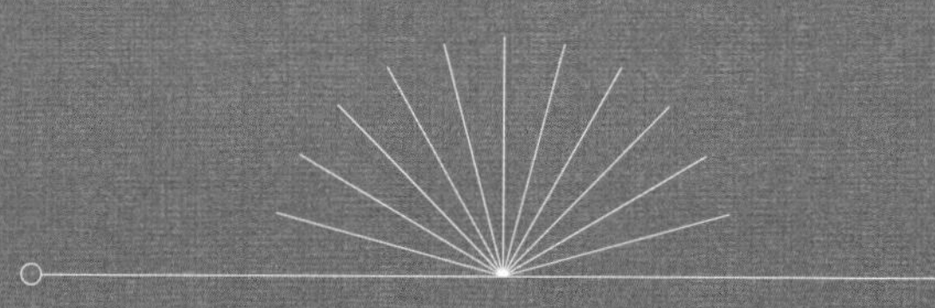

1장

환자경험평가 도입의 배경, 대책 그리고 전망

김세철[1]

들어가며

'환자경험평가'는 더 좋은 의료문화를 만들기 위해 도입되었다. 이는 환자가 병원에서 경험한 의료서비스 수준을 확인하는 과정으로, 진료과정에서 환자의 가치와 의견을 반영하여, 종국에는 환자중심 의료문화 확산에 기여하고자 하는 것이 그 목적이다. 환자중심성Patient Centeredness은 의료 질의 핵심 구성요소로 이미 선진국에서는 '환자경험'을 보건의료 체계의 성과를 평가하는 데 필수 영역으로 다루고 있으며, 우리나라에서는 건강보험심사평가원(이하, 심평원)이 2014년 환자중심성 평가모형 개발연구[2]를 시작하여, 300병상 이상 의료기관을 대상으로 2018년부터 2년 주

1 명지병원 의료원장.

2 서소영(2018). 환자중심성 측정을 위한 환자경험평가의 도입. 《건강보험심사평가원 정책동향》 11(3):25-28.

기로 두 차례 시범조사를 시행한 바 있다.

심평원은 두 차례의 시범평가를 끝내고 2021년 5월 18일부터 대상 규모를 확대하여, 100병상 이상 의료기관을 대상으로 약 6개월간 퇴원환자(1일 이상 입원 경험이 있는 만 19세 이상 성인) 약 50만 명을 대상으로 환자가 입원 기간 경험한 의료서비스 수준을 확인하는 전화 설문조사(수행기관; 한국리서치)를 시행하여 2022년 평가결과를 발표하고 성적에 따라 의료기관 지원금을 차등 지급할 예정이다. 의료 질 평가 6개 영역 중 하나인 '의료 질'의 세부영역인 '환자중심성 연명의료 자기 의견 존중 비율'에 '환자경험'이 본 평가에 추가되는 것이므로 의료기관은 환자경험이라는 지표관리를 함께 해야 하는 상황에 놓인 것이다.

본 장에서는 환자경험평가가 도입된 배경과 앞으로 어떻게 활용하고, 대비해야 할 것인지, 그리고 전망을 예측해 보고자 한다.

━ 환자중심성 강조의 배경

의료를 이해하려면 복잡한 전문지식이 필요하며, 그마저도 일반인들은 의학 정보에 접근하기가 어려워 그동안은 의사가 대화를 일방적으로 주도하는 질병 중심의 진료였고, 환자는 의사의 지도에 따라 치료를 받는 수동적 입장이었다. 그러나 정보통신기술의 발달과 대중화에 따라 일반인도 의료정보에 접근이 용이해지게 되었고 자연히 환자들의 질문과 요구가 많아졌으며 민원과 분쟁도 증가하고 있다.

한국의료분쟁조정중재원의 2020년도 통계연보에 의하면, 연도별 의료분쟁조정 신청 건수가 최근 5년간 연평균 3.8% 증가세를 보였으며, 조정

개시율은 2016년 45.9%에서 해마다 증가하여 2020년에는 65.3%가 되었다. 이제 의료환경이 환자중심 모형으로 패러다임의 변화가 시작되었다. 환자는 치료계획에 파트너로서 능동적으로 참여하기를 원하며, 의사는 환자의 얘기를 더 많이 듣고 환자와 협력하는 삶의 질 중심 진료를 하여야 한다.

의료Medical Practice는 의과학Science을 바탕으로 의술Skill을 실현하는 태도Attitude이다. 어느 하나도 부족해서는 안 된다. 의료는 과학과 기술만으로 해결되는 것이 아니라는 측면에서 과학과 다르다. 의과학과 의술은 과학기술의 발달에 편승하여 비약적 발전을 하였고 의사는 학생, 전공의 시절 많은 시간과 투자를 하여 첨단 지식과 기술을 배운다. 그러나 고객과의 소통과 태도에 대한 교육은 상대적으로 소홀하였던 것이 사실이다. 각종 첨단 의료기구와 장비를 경쟁적으로 도입하여 성과를 도출함에 따라 장비와 기술 만연 풍조를 초래하여 환자를 질병으로만 보고, 인간적 측면은 보지 않고 대하므로 기계적, 비인간적이라는 얘기가 나오고 있다. 컴퓨터 화면을 보면서 설명하고, 가슴에 청진기를 대고 "숨을 크게 쉬세요"라며 환자의 소리를 직접 듣거나 배를 만지며 "여기가 아프세요?"하고 환자와 대화하는 시간이 기계로 대체되었으니, 환자와 정서적 교류가 줄어들 수밖에 없다. 아무리 최신 의학과 장비, 기술을 바탕으로 최고의 의술을 베풀더라도 의료진의 태도가 불만스러우면 최상의 의료가 될 수 없다. 의료진이 지식과 기술 향상에 전념하고 있을 때, 인간적인 소통과 태도 노력에는 소홀하였기에 이에 대한 중요성이 상대적으로 부각되었고 강조되고 있다.

'환자경험'이란 용어를 처음으로 도입하여 의료서비스를 혁신한 미국 의료기관평가 2위의 클리블랜드 클리닉도 의료혁신의 동기가 의료진의 소통 부족에서 비롯된 환자 안전사고였다. 이후 환자로부터 3개월 동안 서면으로 받은 의사소통 관련 의견 540개를 분석한 결과, 43%가 부정적 견해를 보였으며, 소통(43%), 설명(20%), 의사 접근성(24%), 태도(17%), 환자 이야기 듣기(10%)가 주요 불만 내용이었다.[3] 미국에서 2위로 자긍심이 대단하였던 병원으로서 놀라지 않을 수 없는, 그러나 그들만 모르고 있었던 의외의 결과였다. 미국에서 의료기관평가 부동의 1위로 '세상에서 가장 사랑받는 의료서비스 기관' 메이요 클리닉을 소개한 『메이요 클리닉 이야기』[4]에 '최고의 의사, 그리고 최고의 의료종사자가 되려면 기술자이자 예술가가 되어야 한다. 기술자는 문제점을 찾아내고 기술을 적용해서 그것을 고치지만, 예술가는 환자에게 언제 따뜻한 미소를 전하고, 언제 안심시켜주는 말 한마디를 보태고, 언제 부드러운 포옹으로 안아주어야 할지 알아내는 것이다'라고 기술하고 있다.

지원부서 직원의 태도 또한 중요하다. 아무리 명의가 최고의 치료를 제공하더라도 원무과 직원, 검사실 직원, 주차관리 요원의 불친절로 병원 서비스 질 관리에 대한 평가가 부정적으로 나올 수 있다. 말 그대로 환자를 중심으로 환자가 병원에 입원하고 퇴원하기까지의 여정에서 만나고 경험하는 모든 인적자원, 시설, 서비스의 질을 환자의 시선에서 평가받게 된 것이다.

---

3 Merlino J. Download Service Fanatics: How to Build Superior Patient Experience the Cleveland Clinic Way. 2015;52(9):52. Choice Reviews Online.

4 레너드 L. 베리, 켄트 D. 셀트먼(2012). 『메이요 클리닉 이야기』. 살림Biz; Berry LL & Seltman KD. Management Lessons from Mayo Clinic. 2012.

병원-환자-의사 모두가 윈-윈-윈 하려면?

환자경험은 서비스 제공자(경영진, 의료진, 의료지원부서)와 서비스를 받는 사람(환자)의 상호 노력이 필요하다. 첫째, 환자경험평가의 모든 항목에 맞추어 개선하는 것은 시간이 걸리고 많은 재원이 요구된다. 그러므로 경영진은 장기적인 전략을 가지고 각 의료기관이 가지고 있는 지역별, 규모별, 방문환자군, 서비스 경쟁력 등의 장단점을 파악해 우선순위를 정하고 단계별로 해결해 나가는 장기적 계획 수립이 필요할 것이다. 의료진의 기술과 서비스 태도, 병원의 편의성, 병원시설과 환경, 의료비는 모두 환자 만족도와 밀접한 상관성이 있지만, 의료진의 서비스 태도가 가장 상관성이 높은 것으로 보고되었으므로,[5] 최우선적으로 점검해야 할 사항이다. 그러나 진료수가가 낮으므로 빠른 시간 안에 많은 환자를 봐야 병원이 운영될 수 있는 구조에서 '친절해야 한다'라는 명제가 의사들에겐 부담이 될 수밖에 없다. 의사와 간호사는 기본적으로 '친절하라'라는 명제 자체에 반대하는 사람은 분명코 없을 것이다. 문제는 명확한 지표도 없이 존중과 경청이라는 애매한 기준으로 평가받게 되는 것을 부정적 시각으로 볼 수 있다는 것이다. 그러나 환자경험평가 성적에 따라 심평원 지원금이 차등 지급되므로, 병원 경영상 준비하지 않을 수 없는 입장을 설명하여 설득하고 교육하여야 하며 한편으로는 의료진이 환자에게 설명과 소통 등에 소요하는 시간과 불편을 최소로 줄일 수 있는 지원방법을 찾아야 할 것이다.

둘째, 환자경험을 우선으로 강조하게 되면 환자나 보호자가 자칫 '고객

5 Fang J, Liu L. What is the most important factor affecting patient satisfaction – a study based on gamma coefficient. Patient Preference and Adherence 2019;13:51-525.

은 왕이다'란 개념으로 터무니없는 주장을 하거나 무례한 행동을 할 수 있으므로 직원들의 감정 노동이 더 심화될 수 있다. 의료진을 비롯하여 환자와 접선 부서의 직원들에게 적절한 대응방법을 교육하여야 한다. 환자권리장전에는 환자에겐 권리뿐만 아니라 의료서비스 제공자 및 다른 환자를 존중할 의무도 함께 있음을 알리고 있다. 그러므로 환자권리장전을 환자와 보호자의 왕래가 빈번한 위치에 게시하여 볼 수 있도록 하여야 한다. 환자중심성은 환자와 의료진이 서로 존중할 때 진정한 환자중심성이 완성될 수 있다.

셋째, 롤모델을 공유할 수 있는 플랫폼이 필요하다. 300병상 이상의 의료기관은 그간 2회의 시범평가 경험을 통해 어떻게 준비하여야 할지 어느 정도 '노하우'를 터득하였다. 그러나 중소병원은 시범평가 경험도 없고 인력난과 재정난에 코로나 팬데믹까지 겹쳐 여간 부담이 아닐 수 없다. 시간과 인적 및 재정적 부담을 줄이기 위해서 관련학회에서 참고서 같은 '가이드북'과 교육 기회를 제공하는 것이 필요하다. 나아가 우리보다 앞서 환자경험 서비스를 제공하고 있는 해외 병원의 사례도 나눌 수 있으면 좋다. 국내에서 성공적으로 시행한 케이스는 서로 공유하고 템플릿까지 제공되는 수준의 정보를 나눌 수 있다면 시간과 인력 낭비 없이 자기 병원에 맞는 서비스와 아이템을 선택하여 적용할 수 있을 것이다.

흔히들 의료진의 소통능력을 향상시키기 위해 소통 전문가를 초빙하여 강의를 듣곤 하지만, 임상에서의 실무경험이 없어 총론적인 얘기에 그치므로 현실감이 부족하고 호소력이 떨어진다. 병원장이나 운영진의 하달식 교육은 더더욱 효과가 없다. 일선에서 일하면서 환자나 직원으로부터 존경받는 의사나 간호사를 롤모델로 모셔, 체험담을 직접 듣는 것이 훨씬 효율적일 것으로 생각한다.

— 경영자 입장에서 병원자원을 효율적으로 재편할 수 있는 기회

2021년 심평원 의료 질 평가 영역(가중치)은 환자안전(37%), 의료 질(18%), 공공성(20%), 전달 체계 및 지원 활동(11%), 교육수련(8%), 연구개발(6%)로 구성되어 있지만, 그동안 시대적 필요성에 따라 평가영역과 가중치는 수정 보완되어왔는데 새로이 도입된 환자경험평가의 가중치는 어느 정도가 될지 아직 발표되지 않았다. 의료 효과성(의료 질)과 환자안전은 서로 상관관계가 있지만, 환자경험은 의료 효과성과 환자안전 양자 모두의 영향을 받고 상관관계가 있으며([그림 1]) 이 같은 상관성은 의료기관의 규모와 관계없는 것으로 나타났다.[6]

그림 1. 의료기관 질 평가영역의 세 가지 주축과 상호관계

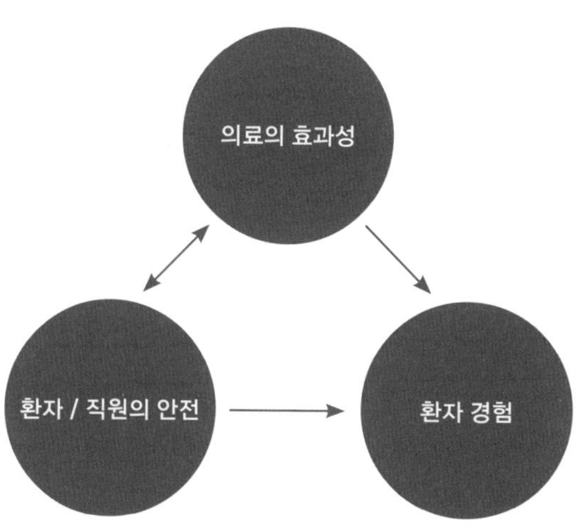

---

6 Doyle C., Lennox L., Bell D. A systematic review of evidence on the links between patient experience and clinical safety and effectiveness BMJ Open 2013;3(1):570-1587.

의료기관평가인증원의 인증평가를 받는 모든 의료기관은 자체적으로 환자 만족도 조사를 실시하고 있다. 그러나 대상 환자 수, 조사방법, 조사 횟수 등이 서로 다르므로, 그 결과를 의료기관 간 비교할 수는 없다. 뿐만 아니라 인증평가 결과는 좋지 않은데도 환자 만족도가 비교적 좋은 점수를 보이는 것을 적지 않게 볼 수 있어, 병원이 제공하는 서비스의 만족도를 자체 평가할 수 있는 자료가 될 수 있는지 의문이 들 때가 많다. 물론 심평원에서 실시하는 환자만족도 조사도 대상 환자를 임의로 선정하여 전화로 설문조사 하지만, 응답율이 약 10%밖에 되지 않으므로 전체를 대변할 수 있는 것인지에 대해서는 장담할 수 없다고 생각한다. 그러나 같은 문항을 갖고 같은 방법으로 동수의 환자를 대상으로 조사하므로 본 병원의 현황을 타 병원과 비교해 볼 수 있는 기회가 될 것이므로, 부진한 부분을 개선하기 위해 병원 자원을 효율적으로 재편할 수 있는 기회가 될 수 있을 것이다.

많은 중소병원 경영자들은 각종 조사 평가를 받기 위해 넉넉하지 않은 사정임에도 시간적, 인적, 재정적 투자로 진료환경을 개선시켜 놓아도 의료 수익성으로는 연결되지 않는다고 불평한다. 지금까지 환자 만족도와 병원 수익성의 상관관계를 조사한 연구보고는 거의 찾아볼 수 없다. Garman 등[7]은 1개 의료기관 조사에서 환자 만족도는 2년 내 환자의 병원 재방문율과 상관성이 있다고 하였고, Hall[8]은 환자 만족률이 높은 의료기관은 수익성이 높았다고 보고하였다. 2017년 Richter와

---

7 Garman AN, Garcia J, Hargreaves M. Patient satisfaction as a predictor of return-to-provider behavior: analysis and assessment of financial implications. Qual Manag Health Care 2004;13(1):75-80.

8 Hall MF. Looking to improve financial results? Start by listening to patients. Healthc Financ Manage. 2008;62(10):76-80.

표 1. 환자경험이 순수익에 미치는 영향에 대한 일반화 추정 방정식에 의한 분석

변수	순수익 모델1		순수익 모델2		순수익 모델3		순수익 모델4	
	β	SE	β	SE	β	SE	β	SE
병원을 확실하게 추천하는 환자 백분율	247	37***						
10점 만점에 9, 10점으로 평가하는 환자 백분율			288	43***				
병원을 확실하게 추천하지 않는 환자 백분율					-741	101***		
10점 만점에 6점 이하로 평가하는 환자 백분율							-551	78***

N=3,757개 병원, SE: 표준편차, 순수익 변수는 1,000달러로 나누었음(***P 〈 0.001)

Muhlestein[9]은 6년 동안 3,767개 병원, 19,792명의 환자를 대상으로 의료보험회사 Medicare와 Medicaid 그리고 의료 제공자 및 시스템에 대한 병원 소비자 평가HCAHPS, Hospital Consumer Assessment of Health Providers and Systems 자료를 이용하여 대규모 조사 연구를 시행하여 환자경험평가가 좋으면 병원 수익성이 긍정적 상관성을 보였고, 환자경험평가가 부정적이면 수익성은 더욱 확실하게 감소하는 것을 보고하였다([표 1] 참조). 그러므로 환자경험평가가 당장의 수익성으로 연결되지는 않아도, 결국은 병원 수익성으로 연결될 것으로 기대되므로 경영진의 지속적인 노력이

9 Richter JP, Muhlestein DB. Patient experience and hospital profitability: Is there a link? Health Care Manage Rev 2017;42(3):247-257.

필요하다고 생각된다.

ㅡ 전망

환자경험은 의료 질 평가의 주요 영역인 의료 효과성과 환자안전 모두의 영향을 받고 상관관계가 있으며 이 같은 상관성은 의료기관의 규모에 관계 없는 것으로 나타났으므로 심평원 의료 질 평가의 주요 지표가 될 것이고 가중치도 높아질 것으로 예측되며 앞으로는 외래영역까지 확대하는 방안을 모색하고 있다. 평가결과에 따라 심평원 지원금이 차등 지급되고, 병원의 순수익과도 연결되는 것으로 보고되었으므로 의료기관은 사정에 맞는 적절한 대책 마련이 강력히 요구된다.

2020년 12월 심평원이 발표한 환자중심성 평가 중장기 발전방안([표 2] 참조)[10]에 의하면, 환자경험평가와 환자중심성의 의료체계를 위해 의료 시스템의 구조적인 개혁이 이루어져야 한다고 지적하였다. 12가지 항목에 세부 과제를 도출하고 향후 발전방안을 제시하였는데, 진료수가 개편에서 의료체계 개혁까지 상당히 포괄적인 발전 방향을 도출하였다. 문제는 해결 주체들이 얼마나 실천할 수 있느냐에 달려 있다고 생각한다. 형식적인 보고서의 제안으로만 끝나지 않고 장기적인 실행전략들이 만들어지고 성과로 나타날 때까지 지원해 주는 인내가 필요할 것이다. 앞으로 평가 조사방법은 물론 평가 대상의 확대, 결과 활용의 다각화를 꾀할 예정

10 도영경(2020.12). 환자중심성 평가 중장기 발전방안. 서울대학교 산학협력단·건강보험심사평가원.

표 2. 환자중심성 평가 중장기 발전방안 개괄

번호	과제	중기 발전방안	장기 발전방안
1	평가대상 확대	- (대상확대) 전체 종합병원 - (표본크기) 100~300명 차등 * 표본크기의 90% 미만 수집 시 평가 미반영 고려	- (대상확대) 전 의료기관 순차확대 - (표본크기) 300명 * 표본크기 확보가 어려울 경우 조사기간 연장 및 전수조사
2	평가영역 확장	- (영역확장) 급성기입원 - (연구) 확장영역 및 평가도구 개발	- (영역확장) 만성기입원·일차의료 만성질환 외래 - (연구) 확장영역 및 평가도구 개발
3	조사수행체계 혁신	- (표본추출) 현행 유지 - (접촉시도) 최소 5회 - (연구) 조사방법(mode) 순수효과	- (표본추출) 환자 전수 전화번호 수집 - (접촉시도) 좌동 - (혼합조사) 기관별 조사방법 차등
4	평가결과 산출 및 제시 개선	- (점수부여) 선형화 - (종합점수 및 등급화) 21개 문항 평균 - (정보공개) 절대평가 등급제·인증제	- (점수부여) Top-Box% - (종합점수 및 등급화) 좌동 - (정보공개) 좌동
5	평가결과와 지불보상 연계	- (지원금) 의료질평가 지원금 연계	- (수가) 진료수가로의 개편
6	질 향상 활동 지원	- (자료제공) 교육, 지침, 가이드라인, 평가결과 심층 분석자료 제공	- (전담인력) 법적 근거 마련을 통한 요양기관 내 전담인력 배치
7	환자보고 질 지표의 통합 모니터링	- (개발) 신규 환자 보고 질 지표 · * PREMs, PROMs, PRIMs - (통합 연계) 질 지표 통합 모니터링, 질병 차원 PREMs-PROMs 연계, 지표 차원 PREMs-PRIMs 연계	
8	환자 사람중심성, 보건의료체계 반응성 측정연계	- (시스템전환) 질병·의료기관 중심에서 환자·사람 중심으로 보건의료체계 반응성 측정	
9	환자중심성 평가 조직 및 역량 강화	- (조직) 기획-조사관리-자료관리-연구 전담조직 구축 - (인력) 팀별 전문 인력 양성	
10	의료체계 구조 개혁	- (연구 과제도출) 의료인력당 적정 환자 수, 진료 시간, 수가 수준 등	
11	환자 국민역할 및 참여 확대	- (인식제고) 대국민 홍보를 통한 사회적 분위기 조성. 평가결과 피드백 등을 통한 평가의 중요성 인지 제고	

▶▶

12	의료계 학계 역할 및 참여 확대	- (학부교육) 의사소통 교육 평가 과정 개설 - (의사수련) 대인적 측면으로의 교육과정 개편 - (개발) Decision aids 개발을 통해 Shared Decision Making(SDM) 강화

이라고 한다.[11] 현장의 목소리가 반영되어 동의를 얻고 시작하는 정책에 반대할 사람은 없을 것이다.

나가며

본격적으로 시행되는 환자경험평가에 대해 우려가 적지 않다. 환자의 의견을 경청하고 존중하며 환자중심성에 기반한 의료서비스를 제공해야 하는 데는 근본적으로 이의가 없다. 그러나 심평원은 지속성과 올바른 정착을 위해 한국 의료가 가지고 있는 구조적 과제에 근본적인 해결책을 제시하는 작업이 동시에 추진되어야 할 것이며, 가능한 객관적이며 합리적 평가방법 도출에 지속적인 노력이 필요할 것이다. 평가결과가 순위로 알려져 병원 간 경쟁으로 치닫고 부담으로 작용하는 것은 절대 지양해야 한다. 의료기관은 평가결과로 같은 규모의 타 병원과 비교 분석할 수 있고, 환자경험 현실을 직시할 수 있는 기회가 될 것이므로, 좋은 점은 지속 발전시키고 부족한 부분은 개선시켜 궁극적으로 병원경영에 긍정적 효과를 유도하도록 노력해야 할 것이다.

11 김남희(2021). 환자중심 그리고 환자경험평가. 2021년 한국헬스케어디자인학회 춘계 학술대회 발표자료.

2장

환자경험평가 기준과 평가방법

정승희[1], 이지훈[2]

들어가며

환자경험평가란 환자를 존중하고 개인의 필요와 선호, 가치에 상응하는 진료를 제공하는지 등을 확인하기 위한 평가로, 환자가 직접 입원한 경험 내용을 바탕으로 의료 질 수준을 평가하는 것을 말한다. 의료계 패러다임의 변화로 환자중심성이 대두되는 만큼 환자경험평가의 목적을 정확하게 인지하고 환자가 원하는 니즈와 그 가치에 부합되는 의료서비스를 제공하기 위한 연구가 필요하다. 상급병원 및 종합병원에서 시행되던 평가가 앞으로 중소병원까지 확대될 예정인 만큼 이제는 환자평가가 일부 병원에서만 시행되는 연구가 아닌 국내 의료계의 중요한 논점으로 대두될 것이라 예상한다. 이 장에서는 환자경험평가의 전반적인 이해와 도입배

1 명지병원 케어디자인센터 파트장.

2 한국헬스케어디자인학회 간사.

경, 목적, 평가방법에 대해 알아보고 환자경험평가에 대비하고자 한다.

ㅡ 환자경험평가의 배경 및 목적

환자경험평가의 배경은 2000년대로 거슬러 올라갈 수 있다. 2000년대 이후 '환자중심성'은 보건의료체계 수준의 문제로 인식되어왔다. 이에 따라 보건의료체계 성과평가를 위해 여러 국가에서는 환자경험을 측정하고 보고하는 활동을 하고 있었다. 환자경험 향상이 임상적 효과 및 환자안전에 기여한다는 다수 연구결과가 보고되는 등 환자경험의 중요성이 점차 대두되었으며 환자중심성을 포괄하는 평가영역의 균형적 확대에 대한 사회적 요구가 증가되게 되었다. 이를 해소하기 위해 2000년 건강보험심사평가원의 창립과 함께 적정성 평가의 지속적 확대로 발전했으며 환자중심성 평가모형 개발연구를 기반으로 2015년 예비평가를 수행했다.

환자경험평가는 2017년도 국내에 처음 도입되어 시행되었으며 제1회 평가는 2017년 7월부터 11월(6개월)까지 상급종합병원 및 500병상 이상의 95개 종합병원에서 입원경험이 있는 환자들을 대상으로 실시되었다. 2019년도에 실시한 2차 평가는 상급종합병원 및 300병상 이상의 154개 종합병원으로 평가가 확대되었고 2021년 3차 평가에서는 100병상 이상의 요양기관까지 평가 대상기관으로 확대되며 의료 질과 적정성 평가를 더욱 세분화해 평가가 진행되었다.[3]

환자경험평가가 도입된 목적은 의료소비자 관점의 의료 질 향상을 유

---

3 건강보험심사평가원(2021.02). 2021년 제3차 환자경험평가 세부 시행계획.

도하고 환자 중심의 의료문화 정착에 기여하고자 도입되었다. 또한 평가 결과를 투명하게 공개하고 벤치마킹을 할 수 있는 다양한 자료를 제공함으로써 의료기관들의 자발적인 의료 질 향상을 지원해 국민들에게 안전하고 질 높은 의료서비스를 제공할 수 있도록 돕는 것을 목표로 하고 있다.[4] 이런 목적과 목표를 토대로 2017년 환자경험의 첫 평가가 시행되었으며 현재까지 총 3회에 걸쳐 '2018년 8월(1차)', '2020년 7월(2차)', '2021년 5월(3차)' 평가가 진행되었고 2021년 실시한 3차 평가결과는 2022년 7월에 공개될 예정이다.

2차 평가결과를 살펴보면 의료진의 존중과 예의, 경청 등 대인적 측면의 문항 점수는 비교적 높은 반면, '불만 제기의 용이성', '의사와 만나 이야기할 기회' 점수는 낮은 수준으로 환자중심성 의료 질 향상을 위한 노력이 필요한 것으로 확인되었다. 이에 건강보험심사평가원은 환자경험평가의 확대 시행과 동시에 평가를 지속적으로 수행하여 의료서비스 영역에서 환자의 가치가 존중되고 진료파트너로서 역할 참여 등 국민이 체감하는 의료 질 향상을 통해 환자 중심의 의료문화 정착에 기여할 수 있도록 지속적인 연구를 하겠다고 밝혔다.[5]

— 환자경험평가 기준과 평가방법

환자경험평가의 대상은 만 19세 이상 성인으로 병원에서 1일 이상 입원했고, 퇴원 이후 2일에서 56일(8주) 이내의 환자가 평가 대상이 된다. 퇴

4 건강보험심사평가원(2020.07). 2019년 제2차 환자경험평가결과.

5 건강보험심사평가원(2021.03). 2021년 제3차 환자경험평가 설명회.

원환자들의 진료 내역을 기반으로 평가대상자를 선정한 뒤, 입원서비스를 경험한 국민에게 입원 6개 영역 및 개인특성 24개 문항의 구조화된 설문지를 이용해 전문조사 업체에 위탁하여 전화조사를 실시하는 방식으로 평가를 진행한다.

조사방법은 건강보험심사평가원에서 청구 자료를 기반으로 환자경험 평가대상자를 추출하여 요양기관에 대상자 명단을 제공하게 되며 명단을 받은 각 요양기관은 평가대상자들의 전화번호를 수집해 건강보험심사평가원에 제출한다. 건강보험심사평가원은 요양기관으로부터 제공받은 평가대상자의 전화번호를 전문조사업체에 전달하며 평가 설문지를 활용해 전화조사를 시행하게 되고, 그 결과를 다시 건강보험심사평가원에 제출하는 방식으로 평가 조사를 시행한다.[6]

그림 1. 2021년(3차) 환자경험평가 조사·평가 방법

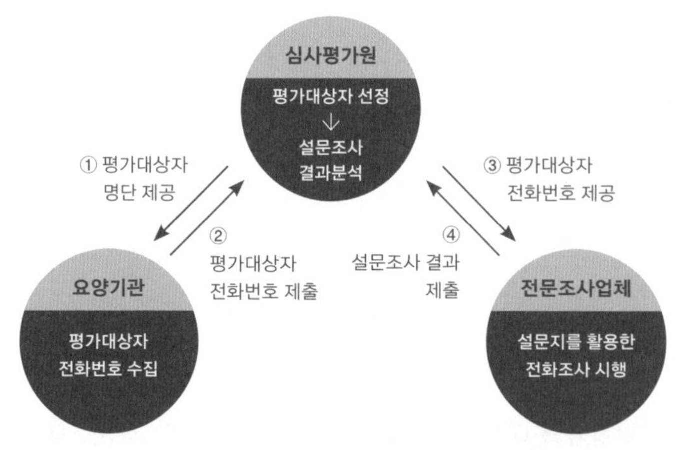

출처: 건강보험심사평가원(2021.3).
《건강을 가꾸는 사람들》(vol.180). 의약계 안내 사항(Book in Book) p.5.

6 건강보험심사평가원(2021.03).《건강을 가꾸는 사람들》 vol.180(2021년 1·2월호).

평가대상자 선정은 요양기관별로 환자구성이 다른 부분을 감안하여 병상 규모에 따라 차등 적용하게 된다. 특히 평가 대상 기관별로 성별, 연령, 진료 분야에 따른 환자구성을 반영해 단순확률추출법을 적용하여 선정하게 되며 2021년에 실시 된 3차 평가에서는 평가 대상 요양기관이 확대된 만큼 세부적인 표본 분포가 조정되었다. 변경된 기관별 표본 수는 요양기관의 병상 수가 1,000병상 이상일 경우 평가 표본 수는 300명, 500~999병상일 경우 200명, 300~499병상은 150명, 100~299병상은 100명으로 변경되었다.[7]

표 1. 환자경험평가 2차 평가 시 기관별 표본 수

병상 규모	기관별 표본수
1,500병상 이상	250명
1,000~1,500병상 미만	200명
500~1,000병상 미만	150명
300~500병상 미만	

표 2. 환자경험평가 3차 평가 시 기관별 표본 수

병상 규모	기관별 표본수
1,000병상 이상	300명
500~1,000병상 미만	200명
300~500병상 미만	150명
100~300병상 미만	100명

환자경험평가를 진행하게 되는 평가영역으로는 환자경험 6개의 영역과 개인특성 등 총 24개의 문항으로 구성되어 평가를 실시하게 된다. 주요 설문 내용으로는 '의료진이 환자의 이야기를 주의 깊게 들어주었는지', '퇴원 후, 치료계획 및 입원 중 회진시간 등에 대한 정보를 제공받았는지', '치료 결정 과정에 있어 참여의 기회가 있었는지' 등이며, 각 영역

7 건강보험심사평가원(2021.02). 2021년 제3차 환자경험평가 세부 시행계획.

표 3. 3차 환자경험평가도구 설문지

평가 영역		문항수	문항 내용	척도
입원 경험	간호사 영역	4개	1. 담당 간호사는 귀하를 존중하고 예의를 갖추어 대하였습니까? 2. 담당 간호사는 귀하의 이야기를 주의 깊게 들어 주었습니까? 3. 담당 간호사는 귀하가 병원생활에 대해 알기 쉽게 설명해 주었습니까? 4. 담당 간호사는 귀하가 도움을 필요로 할 때, 귀하의 요구를 처리하기 위해 노력하였습니까?	4점
	의사 영역	4개	5. 담당 의사는 귀하를 존중하고 예의를 갖추어 대하였습니까? 6. 담당 의사는 귀하의 이야기를 주의 깊게 들어 주었습니까? 7. 귀하나 보호자가 담당 의사를 만나 이야기할 기회가 자주 있었습니까? 8. 담당 의사의 회진시간 또는 회진시간 변경에 대한 정보를 제공 받으셨습니까?	
	투약 및 치료과정	5개	9. 투약이나 검사, 처치 전에 그에 대한 이유를 알기 쉽게 설명해 주었습니까? 10. 투약이나 검사, 처치 후에 생길 수 있는 부작용에 대해 알기 쉽게 설명해 주었습니까? 11. 귀하의 통증을 줄이기 위해 적절한 조치를 취하였습니까? 12. 귀하의 질환에 대해 위로와 공감을 받았습니까? 13. 퇴원 후 주의사항과 치료계획에 대한 정보를 제공 받았습니까? * 13번 문항의 경우, 2점 척도로 평가 진행(예/아니오)	
	병원 환경	2개	14. 병원은 전반적으로 깨끗하였습니까? 15. 병원 환경은 안전하였습니까?	
	환자 관리 보장	4개	16. 입원기간 동안 다른 환자와 비교하였을 때 공평한 대우를 받았습니까? 17. 입원기간 동안 불만이 있는 경우 말하기 쉬웠습니까? 18. 검사나 치료 결정과정에서 귀하가 참여할 수 있는 기회를 주었습니까? 19. 검사나 치료과정에서 신체노출 등 수치감을 느끼지 않도록 배려를 받았습니까?	
	전반적 평가	2개	20. 이 병원에서의 입원경험을 0점에서 10점 사이의 점수로 평가한다면 몇 점을 주시겠습니까? 21. 만약 가족이나 친구 중에 입원할 일이 생긴다면, 이 병원을 이용하도록 추천하시겠습니까?	11점

▶▶

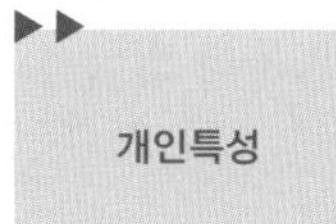

개인특성	3개	22. 귀하는 응급실을 통해 입원하셨습니까? 23. 현재 귀하의 건강은 어떻다고 생각하십니까? 24. 귀하의 최종학력은 어떻게 되십니까?	보정 변수 검토

별 세부 설문 문항 내용은 [표 3]과 같다.

평가결과 산출은 문항별 응답 기반으로 점수를 부여해 선형화된 방식을 적용해 평가하게 된다. 입원경험 5개 영역은 4점 척도(0/33/67/100점)와 2점 척도(0/100점)로 응답자의 응답 결과 및 점수 부여 방식으로 산출해 평가하며 전반적 평가 1개 영역은 11점 척도(0~100점까지 10점 단위 점수)로 보다 구체적인 지표로 평가가 진행된다. 또한 요양기관별 환자구성이 상이한 점을 감안하여 분포 보정을 실시해 평가하게 된다.

표 4. 문항별 점수 부여 방식(선형화)

평가 영역	척도	응답 및 점수 부여 방식
입원경험	4점 척도 (18개 문항)	① 전혀 그렇지 않았다 ② 그렇지 않았다 ③ 그랬다 ④ 항상 그랬다 → 0점, 33점, 67점, 100점 부여
	2점 척도 (1개 문항)	① 예 ② 아니오 → 100점, 0점 부여
전반적 평가	11점 척도 (2개 문항)	0~100점까지 10점 단위 점수 부여

환자경험평가 결과는 건강보험심사평가원 홈페이지 '병원평가정보'에서 확인할 수 있으며 평가가 진행된 특정 병원을 선택하면 영역별 세부적인 평가 점수를 비교 및 확인할 수 있다. 건강보험심사평가원에서는 결과

를 투명하게 공개해 의료 질 향상을 유도하고 환자 중심의 의료문화 정착에 기여하고자 한다.

— '환자경험' 평가에 대한 제언

환자경험평가 시행 초기 의료기관은 일반적인 서비스와 다른 특성이 있는데, '환자 만족'까지 보장해야 하느냐는 컴플레인이 있었다. 이러한 컴플레인은 환자경험평가 결과가 공개되거나 가감지급이 이루어지기 시작하면, 의료기관들이 불필요한 호화 시설 도입이나 과잉 친절 경쟁에 내몰릴 것이라는 우려를 했기 때문이다.[8] 또한, '환자 만족'과 같은 주관적 응답의 특성상, 사람들마다 그 기준이 다르고 또한 질병 치료 결과나 병원의 시설, 환경 등에 크게 영향을 받을 수 있는데, 과연 신뢰할 수 있는 정보를 수집하는 것이 가능한 일인지 의문이 생기기도 했다. 그러나 1, 2차 평가 이후 긍정적인 평가가 이어지자, 건강보험심사평가원은 지난해 '환자중심성 평가 중장기 발전방안'에 대한 연구를 수행했다. 해당 연구에서는 국민 접근성을 고려하여 소규모 지역 병원과 의원을 포함한 환자경험평가를 확대 시행할 필요성이 있다고 밝혔다. 가치기반의 보상 강화를 위해 보상제도 간 역할을 정립하고 연계를 강화할 수 있도록 보상체계를 개선, 의료 질 평가 중장기 개편 방안 후속연구를 통한 의료 질 평가체계 개편을 검토할 예정이며, 의료계와 함께 논의해 결과지표 자율 참여제

---

8 도영경(2017). 환자경험평가를 통한 환자중심성 향상:근거, 의의, 과제. 《건강보험심사평가원 정책동향》11권 3호.

도입 방안 및 추진 근거를 마련하기로 했다.[9]

환자중심 의료체계는 환자 개인의 가치를 존중하고, 이에 대응하는 진료를 제공하는 것이며, 모든 임상적 의사결정에 환자의 가치를 반영하는 것이다. 그러나 환자중심 의료체계는 의료서비스의 특성 및 현실적인 문제를 고려하지 않고 의료서비스의 질 저하, 의료비용 상승, 환자 만족도 저하의 문제가 오로지 의료인과 환자 간의 의사소통이 부족하여 발생하는 것으로 간주하여 이를 개선하기 위해 나온 다소 추상적인 부분이 있다.[10] 그러므로 구체적인 방안으로 인력당 적정 환자 수, 진료 시간, 수가 수준에 관한 연구와 병상 수, 진료 분야, 성별, 연령 등 기관별 특성 반영을 위한 표본추출 틀을 마련해야 한다.

나가며

환자경험평가의 일차적인 정책 대상은 의료기관이다. 의료기관은 다양한 인력 및 기타 자원을 조직하고 배치하여 진료 문화를 형성하는 실체이므로, 환자중심 의료체계에 결정적 영향을 미친다. 특히 교육수련병원의 경우 의료인력에 대한 현장 교육을 시행하므로 미래 한국 의료의 환자경험에 영향을 미친다. 환자중심 의료체계에서 환자는 더이상 의사의 일방적 지시를 받는 존재가 아닌, 상호 협력적 의사소통을 할 수 있는 존재이다. 따라서 보건의료 서비스가 의료진과 환자 사이의 상담을 통해 제공되는 서비스라는 점을 고려한다면 진료 환경 내에서 이루어지는 모든 의사소통에 대한 환자의 경험은 환자중심 의료 실천의 중요한 요소이다.

---

9 강현구(2021.12.08). 20년 맞은 적정성 평가, 평가체계 혁신 추진, 〈의약뉴스〉.

10 오영인·안덕선(2021.09). 환자중심의료 평가 도구 개선 방안.《의료정책연구소》. p.5.

환자중심 의료 향상을 위해서는 최고관리자가 환자중심 문화를 이끌어 가며, 필요한 자원을 적절히 배치하고 진료과정을 개선해야 한다. 주요 진료 영역에서는 '환자경험을 중심으로 한 서비스 디자인' 개념을 이용하여, 환자경험평가나 만족도 조사 등 표준적인 조사 도구만으로는 알기 어려운, 의료기관의 특수한 문제를 파악하고 대응할 수 있을 것이다. 이러한 노력은 환자경험평가에 긍정적인 영향을 미칠 것으로 사료된다.

3장

외국의 환자경험평가와 활용사례

이후연[1]

들어가며

환자중심성은 환자 개인의 선호, 요구, 가치를 존중하고, 임상 현장에서 의사 결정에 환자 참여를 보장하는 것을 의미한다(IOM, 2001).[2] 지출 대비 가치value for money 향상을 위하여 보건의료 시스템이 환자의 요구를 적절하게 반영하는지에 대한 성과를 측정하고 평가하는 것이 중요해지면서, '성과평가의 패러다임'이 환자 중심으로 변화하고 있다. 경제협력개발기구OECD는 의료의 질이 높다는 것은 '효과적이고, 안전하며, 환자의 요구에 부응하면서 환자 중심적인 의료서비스가 제공되는 것'이라고 정의하였다.

1 가톨릭대학교 의과대학 예방의학교실 교수.

2 IOM(Institute of Medicine). Crossing the Quality Chasm: A New Health System for the 21st Century. Washington, D.C: National Academy Press; 2001.

OECD에서는 국가별 환자경험 수준을 비교하기 위해 Health at a Glance Reports에 다음의 지표 값을 제시하고 있다.

- 의사가 환자와 충분한 시간을 상담하는지
- 의사가 이해하기 쉽게 설명을 제공하는지
- 의사가 걱정이나 질문에 대해 말할 수 있는 기회를 주는지
- 의사가 진료 및 치료에 대한 의사결정에 환자를 참여시키는지

환자중심성 향상을 위한 핵심 단계는 환자경험을 이해하고, 개별 환자의 선호나 가치, 요구가 잘 반영되고 존중되는지를 평가하는 것에서 시작한다. 이 장에서는 주요 국가의 환자경험 평가의 내용과 활용방안에 대해 살펴보고자 한다.

― 미국

환자중심성 향상은 미국 보건의료체계의 주요 성과 목표 중 하나로, 보건의료 정책에서 높은 우선순위를 가진다. 미국에서는 환자중심성 의료서비스를 제공하기 위해 가치기반 구매VBP, Value Based Purchasing 프로그램과 의료기관 인증제와 연계하여 환자경험을 평가하고 결과를 활용하고 있다. 최근 환자중심성이 높을수록 임상적 결과가 향상되고, 환자안전이 높아지고, 불필요한 의료이용이 감소한다는 많은 연구가 발표되면서 중요성은 더욱 증가하고 있다.

미국의 AHRQAgency for Healthcare Research and Quality에서는 1995년부

터 의료서비스에 대한 소비자 평가CAHPS, Consumer Assessment of Healthcare Providers and Systems를 통해 국민들에게 보험과 공급자에 대한 평가정보를 제공하고 있다. 공급자 유형(임상그룹, 호스피스, 가정간호, 외과 진료 등), 질환(암, 정신질환), 건강보험, 의료서비스 제공시설(응급실, 병원, 투석실, 외래 등)에 따라 다양한 CAHPS 도구가 개발되어 있다.

다양한 CAHPS 중 병원의 성인 환자를 대상으로 한 '환자경험 조사 도구HCAHPS, The Adult version of the CAHPS Hospital Survey'는 19세 이상 입원경험이 있는 환자를 대상으로 하는 조사 도구이다. 2002년부터 HCAHPS 평가를 시행하였고, 주요 내용은 다음과 같다.

- 간호사와의 커뮤니케이션
- 의사와의 커뮤니케이션
- 의약품에 대한 커뮤니케이션
- 병원 직원의 대응 정도
- 퇴원 정보
- 퇴원 시 환자의 이해 정도
- 병원 환경 청결도
- 병원 환경의 정숙성
- 전반적인 경험
- 병원 추천 의향

2007년 11월부터 입원사전지불보상제IPPS, Inpatient Prospective Payment System의 적용을 받는 병원들은 HCAHPS 자료를 수집하고, CMS Centers for Medicare & Medicaid Services에 결과를 제출하도록 의무화하고 있다. CMS

그림 1. HCAHPS 결과 검색의 예

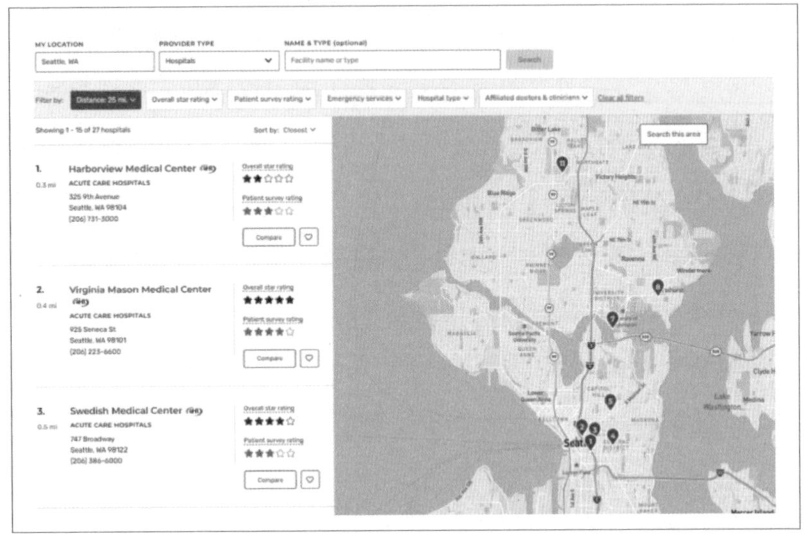

출처: http://www.medicare.gov/hospitalcompare/search.aspx.

는 2008년 3월부터 HCAHPS 결과를 Hospital Compare 웹사이트[3]에 공개하고 있고([그림 1] 참조), 2012년부터는 VBP 프로그램에 HCAHPS 평가 결과를 반영하고 있다. CMS 외에도 Joint Commission과 NCQA National Committee for Quality Assurance의 평가에서도 환자경험 조사 시행 여부 및 결과를 활용하고 있다.

HCAHPS 조사는 퇴원 후 2일에서 42일 사이의 성인 환자를 대상으로 이메일, 전화, 또는 혼합(전화와 이메일) 및 대화형 음성 응답 Interactive Voice Response 방식으로 진행된다. 매년 4,000개 이상의 병원과 300만 명 이상의 환자가 조사에 참여한다. 표본추출, 자료수집 및 코딩, 조사방법

3 http://www.medicare.gov/hospitalcompare/search.aspx.

등 모든 HCAHPS 조사과정에 대한 정보는 공식 HCAHPS 웹사이트[4]에서 확인할 수 있다. 평가결과와 해석을 포함하여, 현재 및 과거와의 비교, 국가 및 지역 결과와의 비교, 병원 특성별 결과와 비교한 자료도 같이 제공한다.

그동안 표준화된 CAHPS의 시행을 통해 환자경험이 향상되는 긍정적인 변환가 있었다. 이러한 긍정적인 영향과 더불어 최근에는 평가 내용, 조사 방식, 그리고 분석 방법 개선을 요구하는 목소리가 있다. 다양한 이해관계자의 자료에 대한 접근성 확대를 요구하고, 투명한 자료 공개 방안이 제안되고 있다. 이를 통해 의료기관이 평가결과를 지속적인 질 향상 활동에 적극적으로 활용할 수 있도록 하고, 환자와 보호자의 접근성을 강화해서 의사결정에 필요한 정보를 획득할 수 있도록 한다.

구체적인 개선방안으로는 첫째, 환자, 보호자, 돌봄을 담당하는 사람들의 의견을 적극적으로 반영하고, 정기적으로 조사 내용을 업데이트한다. 둘째, 효율성이 높은 조사 방식을 통해 응답률을 높이고 조사비용을 절감한다. 셋째, 가장 취약하거나 사회경제적 수준이 낮은 환자를 담당하는 지역사회병원, 공공병원의 경우 환자경험 평가결과가 낮은 경우가 많다. 이러한 결과는 공급자의 특성 외에 언어, 건강정보 활용능력, 문화적 배경 등의 환자 특성이 충분히 반영되지 않았음을 의미한다. 따라서 CMS의 위험도 보정 방법론의 신뢰도와 타당도에 대한 재검토가 필요하다. CAHPS의 개선을 위해 최근에는 다음과 같은 다양한 연구가 진행되고 있다.

4 www.hcahpsonline.org.

- 새로운 조사 도구 개발과 시범평가(예: 약물 중독을 포함한 정신 환자 또는 말기 환자의 경험)
- 새로운 조사 문항의 개발과 시범평가(예: 공유 의사 결정)
- 기존 조사 도구의 수정과 보완
- 설문조사 시행과 관리의 효율성 향상
- 조사 결과의 활용에 관한 연구
- 환자 경험 향상 노력을 평가.

영국

영국은 의료서비스의 질 향상을 위해 국립보건원NHS, National Health Service에서 1997년 환자조사 프로그램patient survey program을 시작했다. NHS는 환자경험을 조사하고 자료를 공개하기 위해서 2011년 국가 보고 체계를 구축하였고, 영국의 모든 NHS 소속 병원은 환자경험 조사 참여가 의무이다. CQC Care Quality Commission가 지역 및 국가 차원에서 성과를 측정하고 모니터링하기 위해 조사 결과를 활용하고, 조사 수행, 조사 자료 검토 및 분석에 대한 전반적인 업무를 담당한다. 환자경험 평가결과는 의료기관이 환자에게 더 나은 서비스를 제공하는데 활용될 수 있도록 한다.

NHS 환자조사 도구는 소아 환자, 성인 환자, 응급 진료, 산과 환자, 그리고 지역사회 정신진료에 대한 평가로 구분되어 있고, 이 중 NHS 입원 환자 평가는 모든 급성기 병원acute trust을 대상으로 2002년에 시작되었다. 홈페이지에 조사대상자 선정 기준 및 대상자 수, 응답률, 조사방법, 긍정적인 결과와 개선이 필요한 결과를 공개하고 있다([그림 2] 참조).[5] 2019

5 https://nhssurveys.org/data-library/.

그림 2. NHS 성인 입원환자 경험 조사 결과(2019)

Adult inpatient survey 2019

Published: July 2020

This survey looked at the experiences of 76,915 people who were discharged from an NHS acute hospital in July 2019.

Overall, people were most positive about being treated with dignity and respect while in hospital.

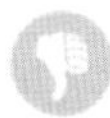

Frail patients reported worse experiences with regard to ensuring they are supported after leaving hospital.

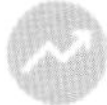

Results show signs of improvement or sustained good performance across themes, such as communication around operations and meeting fundamental needs.

People with dementia or Alzheimer's and those with mental and behavioural disorders reported consistently poorer experiences.

출처: https://nhssurveys.org/data-library/.

년까지는 우편 기반으로 조사를 진행했고, 2020년부터는 웹 기반 온라인 조사와 우편조사 방식을 병행하여 진행한다.

2019년 결과에 따르면 존중과 배려 있는 태도, 수술 전과 후에 의료진과 환자의 커뮤니케이션, 병원 환경의 청결도, 그리고 의사와 간호사에 대한 신뢰도 항목이 지속해서 개선되고 있다. 반면, 과거보다 긍정적 응답이 감소했거나 개선이 필요한 항목은 퇴원 시점에 의사소통 및 퇴원 이후 도움이 필요한 부분에 대한 고려, 약을 먹는 목적과 부작용을 포함한 정보와 안내문 제공, 그리고 간호 인력의 부족 경험 등의 항목이었다.

— 캐나다

캐나다에서는 환자중심성의 측정과 보고가 의료기관 인증의 한 부분으로, 전국적 환자경험 조사를 시행하고 있다. 입원 급성 병원, 응급 의료, 재활 의료, 장기 병원, 정신 진료, 지역사회 진료, 암 치료 및 일차 진료를 포함한 다양한 의료환경을 대상으로 조사를 시행하는데, 지역별로 조사 도구나 자료수집 방법에 차이가 있었다.

캐나다 보건·정보 연구소CIHI, Canadian Institute for Health Information에서는 표준화된 도구로 환자 경험을 측정하고 지역별 비교 및 벤치마킹 플랫폼을 제공하기 위해 2011년 캐나다 입원환자 진료에 대한 환자경험 조사CPES-IC, Canadian Patient Experiences Survey on Inpatient Care를 도입하였다. 조사 항목은 미국 HCAHPS 조사항목에서 선택한 22개 항목과 캐나다의 고유의 의료 환경(퇴원, 전원 등)을 반영한 19개 항목, 그리고 7개의 인구사회학적 변수로 구성하였다. 주요 조사 내용은 다음과 같다.

- 간호사와의 커뮤니케이션
- 의사와의 커뮤니케이션
- 의사 결정 참여
- 퇴원 관리
- 전체 병원 경험

캐나다 환자 경험 보고 시스템CPERS, The Canadian Patient Experiences Reporting System은 조사 참여 병원으로부터 환자경험 자료를 수집한다. CPERS의 정보는 환자 중심의 치료 및 환자의 결과를 공개하고 개선하는

데 사용된다. 환자경험 조사는 우편, 전화 또는 온라인으로 시행되고, 내과 질환, 외과 질환, 또는 출산으로 병원에 입원했던 성인(즉, 18세 이상)을 대상으로 한다. 환자경험 조사 결과는 웹사이트[6]에 항목별 결과와 지역별 비교 결과를 공개한다([그림 3] 참조).

그림 3. 캐나다의 환자경험 조사 공개(커뮤니케이션과 설명)

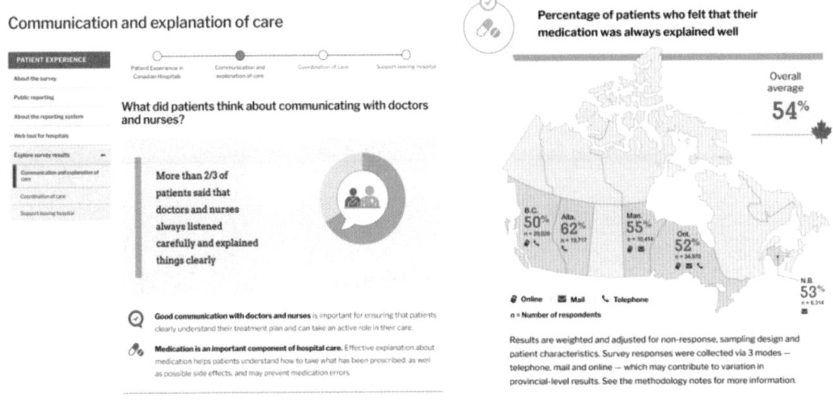

출처: https://www.cihi.ca/en/patient-experience/patient-experience-in-canadian-hospitals.

병원의 환자 중심 향상 활동을 지원하기 위해 환자경험 조사에 참여한 병원을 대상으로 웹기반 프로그램을 운영한다. 병원에서는 이 프로그램을 이용해 맞춤형 자료를 생산할 수 있는데, 예를 들어, 동일 병원의 이전 결과와 비교하거나, 다른 병원의 환자경험 결과와 비교할 수 있고, 조사

6 https://www.cihi.ca/en/patient-experience/patient-experience-in-canadian-hospitals.

그림 4. 병원용 환자경험 조사 결과 활용 웹 도구

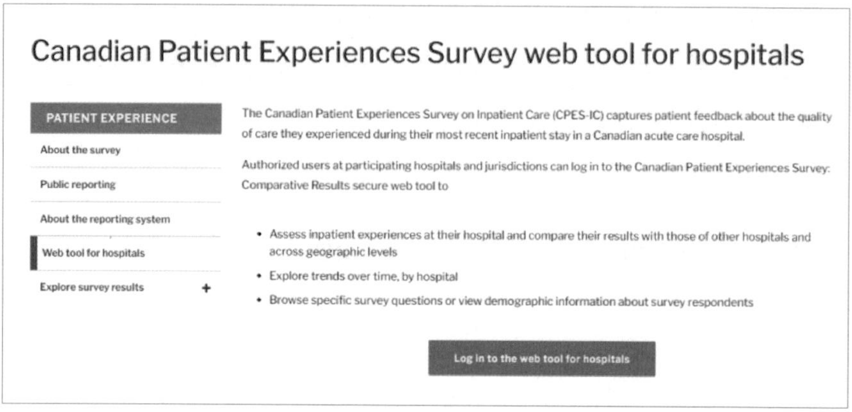

Canadian Patient Experiences Survey web tool for hospitals

PATIENT EXPERIENCE

About the survey

Public reporting

About the reporting system

Web tool for hospitals

Explore survey results +

The Canadian Patient Experiences Survey on Inpatient Care (CPES-IC) captures patient feedback about the quality of care they experienced during their most recent inpatient stay in a Canadian acute care hospital.

Authorized users at participating hospitals and jurisdictions can log in to the Canadian Patient Experiences Survey: Comparative Results secure web tool to

- Assess inpatient experiences at their hospital and compare their results with those of other hospitals and across geographic levels
- Explore trends over time, by hospital
- Browse specific survey questions or view demographic information about survey respondents

Log in to the web tool for hospitals

출처: https://www.cihi.ca/en/patient-experience/canadian-patient-experiences-survey-web-tool-for-hospitals.

에 참여한 환자의 인구사회학적 특성에 따른 항목별 평가결과도 확인할 수 있다([그림 4] 참조).

나가며

환자경험 조사는 환자 중심 의료가 제공되는지를 측정하기 위한 것으로, 앞에서 언급한 미국, 영국, 캐나다 외에도 호주, 덴마크, 네덜란드 등 많은 국가에서 정책적으로 활용하고 있다. 환자경험 조사는 표준화된 도구를 사용하여 환자 관점에서 의료의 질을 측정하는 것으로, 전반적인 환자경험 수준, 의료기관 간 변이, 그리고 개선 영역을 파악할 수 있다는 점에서 의미가 있다. 그러나 환자경험 조사만으로 지속적인 환자중심성 향상을 기대할 수 없다. 환자경험 조사 자체의 신뢰도와 타당도를 높이는 방안을 지속해서 고민하고, 이와 동시에 환자 중심 의료를 위해 다양한 측면에서 다양한 접근방법을 모색하는 것이 필요하다.

4장

감염병 시대의 환자경험평가, 어떻게 준비할 것인가?

권영미[1]

들어가며

병원을 방문하는 환자들은 안전한 의료환경에 안심하고 내 몸을 맡길 수 있기를 기대한다. 그러나 병원에서의 감염, 화재, 무면허 의료행위, 환자안전사고 등에 대한 기사를 보면, 병원은 내 몸을 맡기기에 너무 위험한 곳이 되고 만다. 병원 환경은 질병으로 인해 면역이 저하된 환자가 수술 및 시술로 감염에 취약해질 수 있기 때문에, 병원 내 감염관리는 환자경험에 있어 매우 중요한 부분을 차지한다.[2] 특히 좁은 공간에 많은 환자들이 있는 다인실의 경우 환자뿐만 아니라 보호자 및 간병인이 상주하고 있어 밀집도가 높다. 더구나 세계보건기구WHO에서도 감염병 확산의 주

---

1 은평성모병원 고객행복팀 팀장.

2 대한의료혁신연구회(2018).『병원경영을 위한 환자경험혁신 전략: 병원 CS전문가의 환자경험관리 노하우』. 메이드인. p.70.

범으로 '한국형 병문안 문화'를 꼽을 정도로 체면치레 방문객으로 원내 감염이 매우 취약하여 수년 전부터 이에 대한 개선이 요구되고 있는 실정이었다.[3]

서울의 모 병원은 전 병실을 1인실로 건축하였으며, 많은 병원들이 코로나19 이전부터 한국형 병문안 문화를 개선하기 위해 면회시간 이외에 병원을 방문하는 면회객에 대한 출입을 제한하고 있다. 또한 2017년 12월부터는 응급의료에 관한 법률이 개정되어 응급실 출입 보호자 수를 환자 당 1명으로 제한하는 등 법제화 과정도 진행되었다. 그러나 병실 내 면회를 원하는 사람들을 통제하는 과정에서 많은 민원이 발생하는 등 현실적으로 통제하기 어려운 점이 있었다. 아직까지는 한국 정서에 가족이나 지인이 입원하면 병문안을 가야 한다는 고정관점이 있으며, 종교단체의 병문안은 병실에서 휴식을 취해야 하는 다인실에 다른 환자들에게는 스트레스 요인으로 작용하곤 했다.

코로나19 확산 초기에도 한국형 병문안 문화 때문에 방문객과 병원 간의 갈등이 있었으며, 특히 임종을 앞둔 환자의 보호자들은 병원 출입 통제에 대한 항의로 병원에 민원을 제기하거나 심지어 몸싸움을 일으키기도 했다. 즉 환자의 안전과 감염관리를 위한 통제행위가 환자 보호자에게 적절한 설명과 설득이 되지 않으면, 오히려 불만의 요소가 되어 환자경험에 부정적 영향을 주므로, 병원 출입구 및 안내 직원의 환자중심의 태도로 설명할 수 있도록 응대 매뉴얼을 제작하고 교육하는 것은 매우 중요하다.

코로나19 장기화로 초기 관리가 힘들었던 방문객 출입통제 시스템이

3 매일경제(2015.06.17). '한국형 간병문화가 메르스 키웠다.'

한국형 병문안 문화를 개선하는 부가적 효과를 거두고 있으며, 특히 종교 단체의 단체 방문이 의료현장에서 거의 사라진 것을 보면 정부의 강력한 방역 조치가 의료계의 감염관리수준을 향상시키는 기회가 된 것은 의심할 여지가 없을 것이다.

국민 전체의 감염관리에 대한 인식이 높아져서 마스크 착용, 손 위생, 거리두기를 일상화하고 있으며, 이를 지키지 않는 사람을 신고할 정도로 감염관리 인식이 정착이 되었다. 그러므로 병원에서 의료서비스를 경험하고 있는 환자들은 예전보다 더욱 깨끗하고 안전한 환경에 대해 관심을 가질 것이며, 환자들의 높아진 기대 수준에 부응하여 가장 위생적이고 감염관리가 잘 되어야 할 병원환경을 어떻게 만들고 지키는지가 감염병 시대 환자경험 평가를 준비하는 중요한 관건이 될 것이다.

ㅡ 안전한 환경이라는 믿음을 주어라.

환자경험평가 문항의 주요 내용은 '의료진과의 소통', '개인적 배려', '환자 참여', '안전한 환경' 등으로 구성되어 있다. 이 항목들은 환자중심성 진료의 기본개념이기도 하다.[4]

이 중 환자가 느끼는 '안전한 환경'은 깨끗하고 정돈된 환경뿐만 아니라 식사 시 제공되는 식기류의 세척상태, 직원들의 유니폼, 진료과정에서 의료진 간 소통 등 다양한 상황에서 영향을 받는다. 특히 코로나19 감염

4 Sacristán, J. A.(2013). Patient-centered medicine and patient-oriented research: improving health outcome for individual patients. BMC Medical Informatics and Decision Making 13, article number 6.

예방과 관련된 손 위생과 마스크 착용 및 사회적 거리두기 등에 대한 방역지침준수와 이에 대한 물리적 단서Physical Evidence[5]는 환자들에게 코로나19로부터 안전한 병원이라는 이미지 구축에 중요한 역할을 한다. C대학교 E병원의 코로나 19로부터 안전한 환경 만들기에 대한 개선 활동 사례를 소개하겠다.

C대학교 E병원은 코로나19로 인해 폐쇄의 아픔을 겪었던[6] 병원이었기에 더욱 코로나19에 대한 방역과 감염관리를 강조하였다. 병원에서는 정기적으로 코로나19 예방수칙에 대한 원내방송이 되고 있으며 환자 대기공간은 주기적인 청소 및 소독을 하고 소독상태를 고객이 볼 수 있도록 게시하고 있다. 또한 모든 입원예정인 환자 및 상주 보호자는 코로나19 PCR 검사를 의무화하고 있으며 특히 입원예정환자는 흉부X-ray를 통해 폐렴 여부까지도 확인하고 입원하도록 하고 있어 수술환자가 예정대로 수술을 받을 수 있도록 관리하고 있었다.

입원환자는 PCR 검사 결과 음성을 확인 받았으므로 코로나19로부터 감염을 차단하기 위해 외부인과 접촉되지 않도록 관리하는 것이 무엇보다 중요하여 입원환자의 검사는 외래환자와 겹치지 않도록 동선을 분리하고 검사 시간도 분리하여 진행하였다. 특히 이송 사원의 접촉을 최소화하기 위해 담당 이송 병동제도를 적용하여 담당 환자만을 이송하도록 하였으며, 병동부, 보안요원, 이송 요원 사이의 소통체계를 마련하여 관리하도록 하였다. 또한 입원 중 병실 내에서 마스크 착용에 대해 입원 수속

---

5 1981년 버나드 붐스와 메리 비트너가 고안한 마케팅 7P(Product, Place, Price, Promotion, Physical Evidence, Process, People) 중 하나로 서비스와 고객과의 상호작용이 이루어지는 모든 유형적 요소를 말한다. 즉 고객에게 제공 되어지는 안내문, 표지판, 영수증, 직원의 유니폼 등 물리적 환경과 기타 유형 요소로 고객은 서비스를 이해하게 된다.

6 연합뉴스(2020.02.27). 은평성모병원 코로나19 집단감염 현실화.

시 동의서를 받는 등 코로나 방역과 관련되어 입원 중 발생할 수 있는 불만을 최소화하도록 하는 장치를 마련하였다.

시시각각 달라지는 정부의 방역지침 숙지 미흡으로 인한 고객 불만이 발생되지 않도록 모든 직원에게 새로운 지침이 잘 전달되도록 부서장 책임하에 관리하였다. 여기까지는 아마도 대부분의 병원에서 비슷하게 실시하고 있을 것이다. 그러나 E병원에서는 더욱 철저한 방역과 신속한 진행을 위해 특별한 안전코드를 만들었는데 그 이름이 '코드애플'이다.

'코드애플'의 제작배경은 외래진료 시 코로나19 의심환자를 조기에 찾아내고 방역하여 안전한 외래를 만드는 데 있었다. 당시 외래진료환자는 내원 전 문자발송을 통해 사전문진을 안내받고 정문 통과 시 키오스크 문진과 코로나19 의심증상인 발열을 기준으로 체온이 37.5도 이상의 발열환자는 선별진료소로 안내되어 PCR 검사를 받게 되며, 외래 간호접수에서 2차 발열 검사 시 발열 기준 이상 초과된 경우에는 다시 선별진료소로 안내하여 PCR 검사를 받게 하는 시스템이었다. 이는 외부기온이 낮을 경우 병원 입구 발열 검사에서 감지되지 못한 채 진료실 앞에서 발열이 측정되는 경우가 종종 발생하였기 때문이다. 그러나 외래 진료실까지 온 환자는 기준초과 발열에도 불구하고 선별진료소에 가지 않겠다고 버티며 직원과 언쟁을 하는 등 외래에서 꽤나 소란스러운 사태가 벌어지고 있었다. 또한 선별진료실로 안내하는 과정에서 무엇보다 신속하게 의심환자를 안내하고 접촉자를 최소화하고 주변에 있던 다른 환자들에게 피해가 가지 않도록 주변 공간을 소독해야 하는 일이 중요했다. 이 모든 것들이 신속하면서도 안전하고 친절하게 이루어지기 위해서 '코드애플'이라는 프로세스를 만들었으며 이는 병원에서 위급한 상황 시 발동하는 코드 시리즈 중 하나로 자리 잡았다. 즉 발열, 기침 등 코로나19 의심증상 발견

시 직원 누구라도 코드애플을 방송할 수 있으며 코드애플 방송 시 코드애플팀이 바로 현장으로 출동하여 의심환자 격리 및 안내, 주변 접촉자 정리, 환경소독 등을 일사분란하게 처리하여 기존 1시간 이상 지연되었던 처리 속도를 5분~10분 사이로 단축하였다. 이는 외래진료를 하는 고객들에게는 안심하고 진료를 받을 수 있는 안전한 병원이라는 인상을 주었다.

2020년 4월~2021년 4월까지 419번의 코드애플이 방송되었으며 이중 2명이 PCR 검사결과 양성으로 확진되어 역학조사 후 선제적인 방역조치를 하여 단 한 명도 감염되지 않는 등 병원을 코로나로부터 안전하게 지키는 데 큰 역할을 하였으며, 외래 고객의 불편을 최소화하고 안전한 병원 이미지 조성에 기여했다는 평가를 받았다.[7]

병원은 어느 산업보다 위생적으로 안전한 환경이어야 한다는 환자들의 믿음이 있다. 내부적으로 잘 관리되고 있는 감염관리를 환자가 직접 보고 느낄 수 있도록 가시화, 시스템화하는 것이 감염병 시대 환자경험에서 가장 중요한 포인트가 될 것이다.

― 환자중심의 따뜻한 소통을 만들어라

병원은 환자와 병원 이용 안내, 진료 안내, 입원 안내 등 다양한 내용으로 지속적인 소통을 하고 있으며, 병원과의 소통에서 발생한 환자경험은 매우 중요한 부분을 차지한다. 그러나 이 소통의 방법이 환자중심인지 병원중심은 아닌지 살펴볼 필요가 있다. 환자경험은 병원을 내원하기 전 병

7 이제훈·권영미(2021). 『스마일어게인』. 세광출판사. p.45.

원에서 발송되는 메시지로부터 시작된다. 그러므로 문자를 받는 시간과 문자의 내용이 환자에게 적절한지 살펴보아야 한다.

구구절절 많은 내용을 보내기 보다는 환자들에게 꼭 필요한 내용으로 정확하게 안내하고 내원할 수 있도록 내용을 구성하는 것이 중요하며 적절한 시간을 선정하는 것도 중요하다. 특히 외래 내원객일 경우 사전에 준비할 수 있도록 3~4일 전에 안내하고 전날과 당일에 알림을 하여 잊지 않고 챙겨올 수 있도록 배려해야 하며, 코로나19 사전문진의 경우 문진 절차를 간편하게 하도록 QR코드 시스템을 구축하여 병원 입구 키오스크에서 한 번의 인증으로 인증이 가능하도록 하는 것도 환자를 위한 작은 배려가 될 것이다.

코로나19 방역절차와 관련된 새로운 절차는 환자뿐만 아니라 직원들에게도 생소하기 때문에 이에 대한 혼란이 없도록 안내하는 것은 물론 불안해하는 환자들에게 최대한 따뜻한 언어를 사용하는 것을 잊어서는 안 된다. 그러므로 신설되거나 변경되는 프로세스는 별도 안내 문자 발송과 고객응대 매뉴얼을 만들어 안내 직원뿐 아니라 병원의 전체 직원이 숙지하고 친절히 안내할 수 있도록 신속히 교육해야 한다.

환자경험평가에서 환자에게 낮은 평가를 받는 문항이 '의사와 만날 기회'와 '불만제기 용이성'이다.[8] 이를 해결하기 위해서는 의료진들이 상담의 기회를 자주 갖고 불만이 발생되지 않도록 관리하는 것이 중요하지만 우리나라 의료체계에서는 현실적으로 어려운 환경을 갖고 있다. 더구나 감염병 시대에는 대면 상담이 어려운 경우가 많아, 비대면 상담 시스템에 대한 사례를 통해 해결책을 살펴보겠다.

---

8 건강보험심사평가원 보도자료(2020.07.08). '환자 직접 의료서비스 평가한 「환자경험평가」 공개'.

코로나19가 바꾼 병원의 변화는 대표적으로 면회 시스템이 아닐까 한다. 당연히 입원하는 환자 및 보호자는 PCR 음성을 확인받고 입원하지만 중환자나 신생아처럼 보호자가 상주할 수 없는 상황에서는 매번 보호자 PCR 검사를 할 수 없어서 어쩔 수 없이 비대면 상담이나 면회가 이루어질 수밖에 없다. 환자를 중환자실에 두고 온 가족의 마음을 헤아려 진료 경과를 알려 드려야 하나 전화로 한계가 있고 이로 인한 소통의 오류로 보호자의 불만 민원이 발생하고 있었다. 중환자실과 신생아실 의료진의 고민은 시작되었다. 환자의 치료도 중요하지만 보호자와의 효과적인 소통 방법을 찾는 것이 시급했다.

중환자 실장, 간호사, 전산 담당자 등 다학제팀으로 구성된 '중환자 보호자 비대면 면회 프로젝트'가 시작되었다. 현재는 카카오 오픈톡을 통해 정기적인 경과 알림 및 상담을 진행하고 있으나 면담의 질을 높이기 위해 다양한 어플의 개발이 시도되고 있다. 개발 초기이지만 시범으로 시도된 비대면 면회를 통해 신생아실에서 아기의 모습을 보며 감동의 눈물을 흘리는 부모들을 볼 때 의료진들은 아이를 보고 싶은 안타까운 마음에 대한 부담을 조금은 덜어 드릴 수 있었다.

감염병 시대는 환자와 보호자의 불안감이 증가함에 따라 병원은 소통의 채널을 다양화하여 환자와 보호자의 불만을 경청하고 위로와 공감을 제공하는 따뜻한 소통을 만들어가야 할 것이다.

━ 비대면 진료환경의 환자경험을 디자인하라

코로나19는 우리사회의 모습을 많이 바꾸었다. 비대면 수업, 온라인 쇼

핑, 화상 회의 등 비대면의 사회로 진입하고 있으며 그동안 비대면 진료에 부정적이었던 의료계도 더이상 대면 진료만을 고집할 수 없는 상황이 되고만 것이다. 2020년 2월 24일 보건복지부는 "국민이 의료기관을 이용하면서 신종 코로나 바이러스에 감염되는 것을 방지하기 위해 한시적인 특례를 인정한다"고 발표하며 전국 의료기관에서 한시적으로 전화 상담·처방을 허용하는 특별 대책을 마련하였다. 당시 전화 진료는 코로나19 확진 환자 발생으로 2주 이상 병원 진료가 폐쇄된 E병원 상황에서는 치료 중인 환자를 위해 진료의 공백으로 인해 환자들의 피해를 최소화하기 위한 최선의 선택이었다.

전화 상담·처방이란 표현을 썼지만 사실상의 원격 진료[9]에 가까웠다. 그러나 원격 진료에 대한 경험이 없고 준비도 되어 있지 않은 상태에서 외래 간호사가 예약된 환자들에게 일일이 전화를 걸어 의료진과 연결 후 전화 진료를 진행하였다. 폐쇄기간인 2월 24일부터 3월 7일까지 약 2주간 6,840명의 환자에게 전화 진료를 시행하였으며 이때 참여한 의료진은 320명이었다.

코로나19 상황에서 국내 최초로 이루어진 전화 진료에 대한 의견을 듣고자 참여한 환자와 의료진을 대상으로 설문조사를 실시하였으며 이 중 환자 906명과 의료진 155명이 설문에 응답했으며 그 결과 환자와 의료진 모두 전화 진료의 필요성에는 공감하지만 환자들의 만족도는 86%, 의료진 만족도는 49.7%로 차이를 나타냈다. 세부항목에 대한 내용을 보면 환자들은 편의성(79.9%), 상호 소통(87.1%), 신뢰도(87.1%), 재이용 의사(85.1%) 항목 모두에서 긍정적인 답변을 하여 만족도가 높은 반면, 의료진

---

9 원격 진료는 '상호작용하는 정보통신 기술을 이용해 원거리에 의료 정보와 의료 서비스를 전달하는 모든 활동'으로 정의된다.

은 편의성(33%), 상호 소통(8.4%), 신뢰도(14.2%), 재이용 의사(35.5%) 모든 항목에서 낮은 수준의 만족도를 보였다.

의료진만을 대상으로 이뤄진 추가 조사에서, 의료진의 98%는 전화 진료의 목적과 장단점에 대해 알고 있다고 응답했으며, 85.8%가 코로나19 같은 비상 상황에서 전화 진료가 필요하다고 답했다. 하지만, '대면 진료에 비해 환자 상태에 대한 설명이 어려웠다'(91.6%), '환자 또한 자신의 상태를 이해하기 어려웠을 것이다'(83.9%) 등 전화 진료의 안전성 측면에 문제가 있다는 생각을 가진 것으로 나타났다. 결론적으로 환자와 의료진 모두 코로나19와 같은 비상 상황에서의 원격 진료 필요성에 공감하고 있는 만큼 무엇보다 원격 진료의 안전성 확보와 치료 가이드라인 확립 같은 보완책 마련 등 세부적인 정책이 필요하다.[10]

감염병 시대에는 어쩔 수 없이 비대면 진료 서비스가 확대될 것이다. 코로나19로 인해 준비되지 못한 상황에서 진행된 전화 진료였지만 이 경험을 토대로 비대면 진료에 대한 다각적인 면의 검토가 필요하며 비대면 진료와 관련된 의료패러다임의 변화를 예측하여 새로운 환자경험을 디자인해야 할 것이다.

나가며

병원 내 감염관리는 감염관리실만의 일이 아니며 모든 부서의 협력과

---

10 Hyung-Youl Park, Young-Mi Kwon, Ha-Rin Jun, Seung-Eun Jung, Soon-Yong Kwon(2021), Satisfaction Survey of Patients and Medical Staff for Telephone-Based Telemedicine During Hospital Closing Due to COVID-19 Transmission, Telemed J E Health. 2021 Jul;27(7):724-732.

고객의 협조가 있어야 가능한 일이다. 또한 개선이 필요한 부분은 병원 고객이 불만을 느끼기 전 신속하게 개선하는 것이 필요하다. 이를 효과적으로 대처하기 위해 병원 재개원 시 현직 팀장과 감염관리 의사로 구성된 감염관리감시단을 구성하여 활동하였다. 매일 병원 현장을 라운딩하면서 현장의 직원들에게 감염관리의 어려움을 경청하고 감염관리 모니터링과 모니터링에서 도출된 문제를 개선하는 촉진자 역할을 수행했다.

당시 코로나19에 대한 정확한 지식이 없었던 터라 코로나19에 대한 다양한 지식과 감염관리 수칙을 직원들에게 전달하고 시설환경에서 개선되어야 할 부분과 환자와 보호자의 코로나 방역 수칙 준수(병실 내 마스크 착용) 등을 모니터링한 후 병원의 의사결정기구에 제안하여 병원 환경을 신속히 개선하는 성과가 있었다.[11]

이는 현장에 있는 간호사들이 접근하기 어려워하는 부분에 대해 병원의 공식적인 조직이 직접 현장으로 찾아와 어려움을 함께 했다는 점에서 간호사에게 환영받았으며, 환자 및 보호자의 마스크 착용 우수병동에는 마스크 착용 우수부서 인증서를 수여하고 부서에 포상 간식을 제공하는 등 고달픈 감염관리가 아닌 신나는 감염관리가 되도록 분위기를 바꿔갔다. 그 결과 병동 내 감염 예방을 위한 환자 및 보호자의 자발적 참여를 이끌었고 간호사들의 업무에도 도움이 되었다는 평가를 받았다.

코로나19로 인해 모든 국민들이 힘든 상황이다. 지금 병원은 코로나로부터 안전하게 환자를 지키기 위해 방역, 소독, 면회 제한 등으로 이전보다 몇 배 더 힘든 상황이다. 특히 예전에 없던 선별진료소, 드라이브 스루, 확진자 병동 업무, 코로나 의심환자 격리 등의 새로운 업무들로 인해 의

---

11 최의윤·권영미 외(2020). 코로나 19 감염관리와 예방을 위한 감염관리감시단 활동. 《대한의사협회지》63(9). 574-580.

료인들은 더욱 힘들어졌다. 그러나 의료인들은 그 모든 것들을 소홀히 할 수 없는 이유는 한순간이라도 소홀해지는 순간 감염으로부터 환자를 지킬 수 없기 때문이다.

코로나19로 인해 가중된 업무로 의료진들의 소진 현상이 심화되고 있을 때 의료인들을 위한 회복 프로그램이 필요했다. 그 일환으로 힘든 직원들을 위해 직원끼리 서로 감사하는 마음을 전하는 '덕분에 은평' 캠페인을 실시하였다. 부서 간 새로운 업무가 생기는 와중에서도 서로 업무를 나누고 도와주는 과정에서 고마운 마음을 담은 사연을 알려주면 병원의 보직자가 선물을 준비해서 사연과 함께 부서를 방문해 마음을 전해주는 이벤트였다. 힘든 시기에 서로에게 힘이 되어 주고 위로가 되는 감동의 순간들이었다.

직원이 행복해야 환자를 행복하게 해 줄 수 있다고 생각한다. 좋은 환자경험은 좋은 직원 경험에서 나오기 때문이다.

2부

환자경험평가 기준에 따른 대응 방안

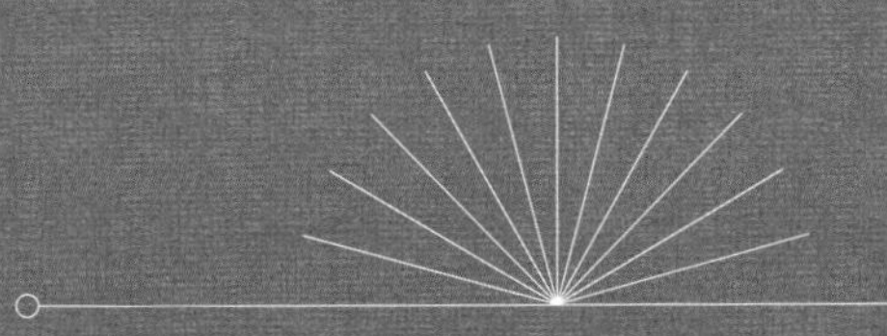

5장

환자와 의료진의 원활한 소통이 환자 경험에 미치는 성과

김세철[1]

들어가며

건강한 생활양식은 질병의 예방뿐만 아니라 질병의 치료와 예후와도 상관성이 높다. 그러므로 병과 치료에 대한 의사의 설명과 환자의 따름이 매우 중요하다. 그러나 건강체계의 복잡성 때문에 의학적으로 주의를 요하는 문제인 줄 모르고 생활하거나, 잘못된 의학상식을 갖고 있어 지도가 필요한 경우가 많다. 설명을 해주어도 오랜 기간 기호식품으로 즐겨 왔는데 의사의 충고 한마디에 중단하는 것도 쉬운 일이 아니다. 의사는 환자에게 검사나 치료의 필요성을 전달할 뿐만 아니라, 건강한 생활양식을 지도하고 치료에 대한 접근 장벽(예; 가족의 반대)이 있을 때 가능한 해결책을 제시할 수 있도록 협력하여야 하며, 특정 의료 서비스를 어디서 받을 수

1 명지병원 의료원장.

있는지 정보를 제공하고, 의료 전문가 간의 협업을 촉진하며, 필요한 의학적 및 지역사회 서비스에 대한 접근을 용이하게 할 수 있다.

최근에는 정보통신기술의 발달로 다양한 매체들을 통해 환자들이 얻는 의학지식이 많아짐에 따라 진료과정에서 환자의 참여 비중이 증가하면서, 의사가 환자의 의견을 존중하는 환자 지향적 진료문화가 중요시되고 있다. 그러나 우리나라는 의료비가 비교적 저렴하므로 병원경영을 고려하여 단시간에 많은 환자를 보아야 하기 때문에 환자와의 소통이 중요하다는 사실을 알면서도 환자 지향적 진료문화 조성에 어려움이 있는 것이 현실이다.

의사와 환자의 원활한 소통은 진료에 대한 환자의 만족도를 높이고 심리적 스트레스를 감소시키며, 치료 협조도 및 순응도를 높이고, 나아가 환자의 삶의 질에도 긍정적인 영향을 미칠 수 있다. 이 결과로 건강도 좋아지고, 의사에 대한 신뢰도가 높아져 의료과실 및 사고도 감소시키며, 의사의 만족도까지 증가시킬 수 있다는 연구가 다수 보고되어 있다. 본 장에서는 이와 관련된 국내외 문헌을 살펴보고 소개하고자 한다.

— 환자가 직·간접적으로 표현하는 대화와 감정을 공감하는 것은 치료 협력을 강화시킬 수 있는 기회를 제공한다.

환자들은 흔히 의사와 대화 중 자신의 삶 또는 감정을 직·간접적으로 표현하는데, 이 같은 단서는 의사가 환자에게 공감과 이해를 표하고 치료의 핵심이 되는 치료 협력을 강화시킬 수 있는 기회를 제공한다. 그러나 레빈슨(Levinson W. 등, 2000)[2]은 1차 의료를 하는 일반 내과, 가정의학과 의사(59명)의 38%, 외과 의사(정형외과, 일반외과 65명)의 21%만이 환자의 얘기에 경청하고 환자에게 긍정적인 반응을 보였으며 환자의 감정을 충분히 인지할 수 있는 기회를 놓쳐버리는 경우가 더 많다고 하였다. 우리나라의 경우, 진료시간이 짧을 수밖에 없는 현실을 고려하면, 결과가 더 좋지 않을 것으로 추정된다.

또한 의사들은 의학적 지식과 기술에 대해서만 교육받고 훈련되었지 사람을 다루는 교육은 제대로 받을 기회가 없었기에 의사전달 능력이 미숙한 것도 원인일 수 있다. 의사가 소통 교육을 받은 경우에 환자의 치료법 준수율은 1.62배 높은 것으로 보고되었다(Doyle C. 등, 2013).[3] [표 1]은 레빈슨(Levinson W. 등, 2000)이 긍정적 반응을 보인 의사와 환자의 감정 인지 기회를 놓친 의사의 반응 형태를 비교한 것이다.

Safran DG 등(1988)[4]의 단면적 연구(7,204명 환자 대상)에서 '의사의 환자에 대한 포괄적 지식'과 '의사에 대한 환자의 신뢰'는 환자가 의사의 처방을 충실히 지키는 것과 가장 신뢰성이 높은 변수로 나타났으며, 신뢰는 의사에 대한 환자의 만족과 가장 상관성이 높은 것으로 나타났다. Doyle C. 등(2013)[5]은 환자경험과 환자안전 및 임상효과 사이에 상관성이 있는지 알아보고자 관련 연구논문 55편을 조사 분석한 결과, 질병의 종류, 연

---

2 Levinson W, Gorawara-Bhat R, Lamb J. A study of patient clues and physician responses in primary care and surgical settings. JAMA 2000;284:1021-1027.

3 Doyle C., Lennox L, Bell D. A systematic review of evidence on the links between patient experience and clinical safety and effectiveness BMJ Open. 2013;3(1):e001570.

4 Safran DG, Taira DA, Rogers WH, Kosinski M, Ware JE, Tarlow AR. linking primary care performance to outcomes of care. J Fam Prat 1998;47:213-220.

5 Doyle C, Lennox L, Bell D. A systematic review of evidence on the links between patient experience and clinical safety and effectiveness BMJ Open. 2013;3(1):e001570.

표1. 의사의 '긍정적 반응'과 '기회를 놓친' 경우의 반응 형태

반응 형태		정의	예
긍정적 반응	알아차리고 인정하기	의사가 환자의 감정을 이해하거나 삶에 대한 관심사를 인정한다.	의사: "저도 너무 답답한데 환자분은 저보다 훨씬 더 답답할 것으로 생각합니다."
	격려, 칭찬, 안심시키기	의사가 격려하거나 칭찬하고 안심시킨다.	의사: "제 생각엔 환자분처럼 당뇨병 조절에 신경을 쓰는 사람이라면 충분히 극복할 수 있을 것입니다."
	지원	의사는 환자의 걱정을 지원한다.	병원, ICT 기업의사: "복잡한 문제에 대해 다른 의사의 의견을 듣는 것은 정말 중요합니다. 환자분은 자신을 위해 최선을 다하고 싶어 합니다."
기회를 놓침	불충분한 인정	의사는 단서를 인지하지만, 환자의 숨겨진 걱정에 대해서 반응하지 않는다.	환자: "그냥 너무 피곤해서…" 의사: "저는 환자분께서 하고 싶은 만큼 했으면 좋겠습니다." "저는 환자분께서 나가서 걷도록 독려하곤 했습니다. 사실 더 이상 말씀드릴 것이 없습니다."
	부적절한 유머	의사가 부적절한 농담을 하거나 웃는다.	의사: "제 생각엔, 우린 그냥, 그러니까... 환자분은 많이 늙어가고 있습니다. 우린 실망하고 희망을 버려야만 할 것입니다. 그게 다입니다..."
	부정	의사가 환자의 관심사를 부인한다.	의사: "이건 정말 별것 아닙니다."
	말을 끝내버림	의사가 감정의 논의를 끝내버린다.	환자: "호호, 전 겁쟁이입니다. 전 상상하고 있습니다." 의사: "좋습니다. 금요일에 뵙겠습니다. 혹시 질문 있으세요?"

출처: Street Jr. RL, Makoul G, Arora NK, Epstein RM. How does communication heal? Pathways linking clinician-patient communication to health outcomes. Patient Educ Couns 2009;74(3):295-301.

구방법과 설정, 대상 환자 수, 결과 측정방법에 관계 없이 환자경험이 임상효과 및 환자안전(객관적 건강 결과, 스스로 보고한 건강 및 안녕, 치료법 준수, 예방 조치, 의료기관 이용, 부작용, 치료의 기술적 질)과 긍정적 상관관계를 보였으며, 이 같은 상관성은 의료기관의 규모(의원, 종합병원)와 관계가 없었고, 만성질환자에게도 상관관계가 있음을 확인하고 환자경험을 의료의 효율성, 환자안전과 함께 의료 질 평가의 주요 지표가 되어야 한다고 주장하였다.

의료진과 환자의 소통이 건강 결과에 영향하는 직·간접 경로

소통이 어떻게 해서 좋은 또는 더 나쁜 건강 결과를 초래할 수 있는지를 이해하기 위해서는 소통이 어떤 경로를 통해 건강과 안녕에 영향을 미치는지에 대해 이해하여야 한다. [그림 1]에서 보듯, 의사와 환자·가족의 소통은 직접적으로 건강 결과에 영향을 미칠 수 있다. 대화는 의사가 환자의 생각을 확인하고 공감을 표현하여, 환자로 하여금 부정적인 감정(두려움, 고민 등)이 줄어들게 하고 긍정적인 감정(희망, 낙관, 자아 존중 등)을 보다 많이 경험하도록 하여 심리적 안녕을 얻는 데 도움을 줄 수 있다는 점에서 치료에 도움이 될 수 있다(Ong LM 등, 2000; Schofield PE 등, 2003).[6][7] 대화는

6 Ong LM, Visser MR, Lammes FB, de Haes JC. Doctor-patient communication and cancer patients' quality of life and satisfaction. Patient Educ Couns. 2000;41(2):145-156.

7 Schofield PE, Butow PN, Thompson JF, Tattersall MH, Beeney LJ, Dunn SM. Psychological responses of patients receiving a diagnosis of cancer. Ann Oncol 2003;14(1):48-56.

그림 1. 소통이 건강 결과에 영향하는 직·간접 경로

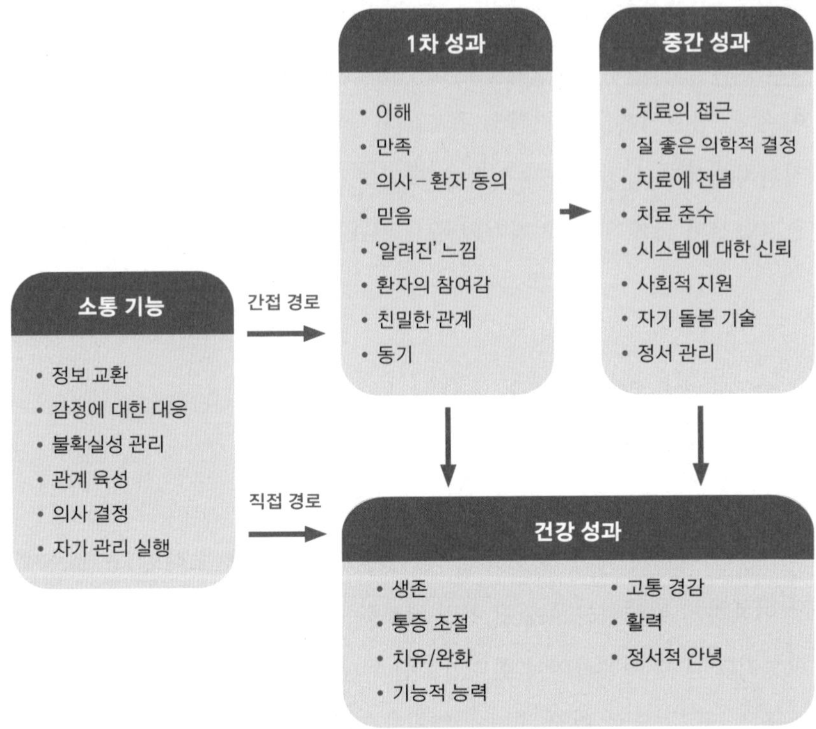

출처: Street Jr RL, Makoul G, Arora NK, Epstein RM. How does communication heal? Pathways linking clinician-patient communication to health outcomes. Patient Educ Couns 2009;74:295-301.

신체적 증상에도 영향을 미칠 수 있다. 공감적 소통은 과민성 장 증상 환자에서 생리적 자극과 통증을 경감시켰다(Kwekkeboom KC, 1997).[8] 접촉이나 목소리 톤과 같은 비언어적 행동은 고민을 완화시키거나 안락하게 하여

8 Kwekkeboom KL. The placebo effect in symptom management. Oncol Nurs Forum. 1997;24(8):1393-1399.

직접적으로 안녕을 증강시킬 수 있다(Henricson M 등, 2008; Knowlton G, Larkin KT, 2006).[9] [10]

그러나 대부분의 예에서 소통의 1차 성과(돌봄에 대한 '이해'와 '만족', 치료방침을 지키려는 '동기'와 '믿음', '의사-환자 간 동의', '친밀한 관계', '환자의 참여감' 등)를 통해, 보다 간접적으로 중개적 경로를 통해 건강에 영향을 미치거나 중간 성과(치료 준수, 자기 돌봄 기술, 시스템에 대한 신뢰, 정서관리, 사회적 지원 등)에 기여하여 더 양호한 건강으로 연결된다([그림 1] 참조).

예를 들면, 의사의 명확한 설명과 지원 의사 표명은 환자로 하여금 더 많은 믿음과 치료 선택에 대한 이해를 유도할 수 있으며(1차 성과), 이로써 추천한 치료를 준수하고 전념하며 추적도 가능케 하고(중간 성과) 이 때문에 건강 성과(생존, 치유/완화, 고통 경감, 통증 조절, 기능적 능력, 정서적 안녕, 생존)를 개선시킨다. 상담에 환자가 참여하는 것은 의사가 환자의 요구와 선호를 더 잘 이해하는 데 도움이 되며, 환자가 치료를 선택하는데 갖고 있을지 모를 오해를 찾아내는데도 도움이 되고, 환자와 위험정보를 교류할 수도 있다. 이렇게 함으로써 의사는 환자가 위험 정보를 이해하여 자신의 상황에 가장 잘 맞는 상호 합의된 보다 높은 품질의 의사결정을 내릴 수 있는 방식으로 소통할 수 있다.

Epstein RM과 Street Jr. RM(2007)[11]은 의사-환자의 소통은 적어도 7개

9 Henricson M, Ersson A, Määttä S, Segesten K, Berglund AL. The outcome of tactile touch on stress parameters in intensive care: a randomized controlled trial. Complement Ther Clin Pract. 2008;14(4):244-254.

10 Knowlton GE, Larkin KT. The influence of voice volume, pitch, and speech rate on progressive relaxation training: application of methods from speech pathology and audiology. Appl Psychophysiol Biofeedback 2006;31(2):173-185.

11 Epstein RM, Street Jr RL. Patient-centered communication in cancer care: promoting healing and reducing suffering. Bethesda, MD: National Cancer Institute; 2007 [NIH

의 경로를 통해 건강 개선에 기여할 수 있다고 하였다. 7개의 경로는 1) 필요한 치료에 대한 접근성, 2) 환자의 지식 증가와 이해의 공유, 3) 환자·의료진의 치료에 대한 결속 강화, 4) 정서적 자기 관리 능력 강화, 5) 가족과 사회적 지원 개선, 6) 치료방법 결정의 질 향상(예; 환자의 가치와 일치하고 환자와 의사가 동의하는, 임상적으로 건전한 정보 제공), 7) 자기 계발과 권한 부여이다. 치료에 대한 결속 강화란 환자, 가족, 모든 의료진 간의 상호관계를 뜻한다. '치료에 대한 결속 강화 지표'는 서로 간의 신뢰, 존중받고 보살핌을 받는다는 환자의 느낌, 조정되고 지속적인 건강 관리를 포함하며, 결속 관계가 형성되면 두 가지 면에서 건강성과에 영향을 미칠 수 있기 때문에 치료 효과를 얻을 수 있다. 첫째는 환자가 좋은 돌봄을 받고 있으며 의사가 치료를 포기하지 않을 것임을 이해하고, 둘째는 환자가 의료진과 시스템을 신뢰하면 치료를 계속 받고 자신의 결정에 대한 만족감과 치료계획에 대해 환자가 인내심을 갖게 해 간접적으로 치료 효과를 얻을 수 있다.

대만의 Lee YY와 Lin JL(2010)[12]은 자율성에 대한 선호도와 환자의 신뢰, 만족, 정신 건강 관련 삶의 질에 상관성이 있었으며 특히 치료 선택의 자율성을 선호하는 환자는 그렇지 않은 환자에 비해 훨씬 높은 신뢰감과 만족도를 경험하였다. 게다가 자율성이 인정된 경우 육체적, 정신적 삶의 질이 모두 개선되었는데 많은 정보가 제공되었을 경우에만 상관성이 있었다.

Publication No. 07-6225]

12 Lee YY, Lin JL. Do patient autonomy preferences matter? Linking patient-centered care to patient-physician relationships and health outcomes. Soc Sci Med. 2010;71(10):1811-1818.

우리나라에서는 아직 관련 연구가 매우 미진한 상태이지만, 이정선과 최민규(2018)[13]는 국민건강영양조사(2015)에서 고혈압, 당뇨, 비만, 고콜레스테롤혈증 중 한 가지 이상의 질환을 가진 1,680명의 성인을 대상으로 의사의 환자 지향적 소통이 만성질환자들의 삶의 질에 어떠한 영향을 미치는지 건강행태의 매개효과를 중심으로 조사하였다. 조사 결과로 첫째, 만성질환자들이 의사로부터 환자 지향적 소통을 더 자주 경험할수록 음주, 흡연, 신체활동 부족 등에 관한 건강행태가 좋았으며, 삶의 질도 높아졌다. 이는 환자의 특성을 고려한 치료와 중재를 가능하게 함으로써 효과적인 만성질환 관리가 이루어질 수 있음을 의미한다. 둘째, 의사의 환자 지향적 소통과 만성질환자의 삶의 질의 관계에서 건강행태의 매개효과를 검증한 결과, 건강행태는 환자 지향적 소통이 삶의 질에 미치는 영향을 부분적으로 매개하는 효과가 있었다. 이는 환자 지향적 소통이 환자들의 삶의 질을 향상시키는데 직접적인 역할을 하기도 하지만, 특히 만성질환자들에게는 만성질환의 위험인자로 알려진 음주, 흡연, 신체활동 부족 등의 건강행태를 관리하게 함으로써 합병증을 예방하고 이를 통해 삶의 질을 향상시킬 수도 있음을 의미한다([그림 2] 참조). 이 같은 결과는 환자 지향적 소통이 이루어질수록 음주, 흡연, 운동 등의 건강행태에 대해 의사의 권고를 잘 수용하며, 만성질환자들의 삶의 질을 향상시킨다는 해외 연구결과(Lee YY and Lin JL, 2019; Kinmonth A, 등. 1998)[14] [15]와도 부합된다.

---

13 이정선, 최민규. 의사의 환자 지향적 커뮤니케이션과 만성질환자의 삶의 질과의 관계: 건강행태의 매개효과를 중심으로. 《보건사회연구》 2018;38(3):279-302.

14 Lee YY, Lin JL. Do patient autonomy preferences matter? Linking patient-centered care to patient-physician relationships and health outcomes. Soc Sci Med. 2010;71(10):1811-1818.

15 Kinmonth A. L., Woodcock A., Griffin S., Spiegal N., Campbell M. J. Randomised

그림 2. 의사의 환자 지향적 소통과 만성질환자의 삶의 질과의 관계: 건강행태의 매개효과를 중심으로

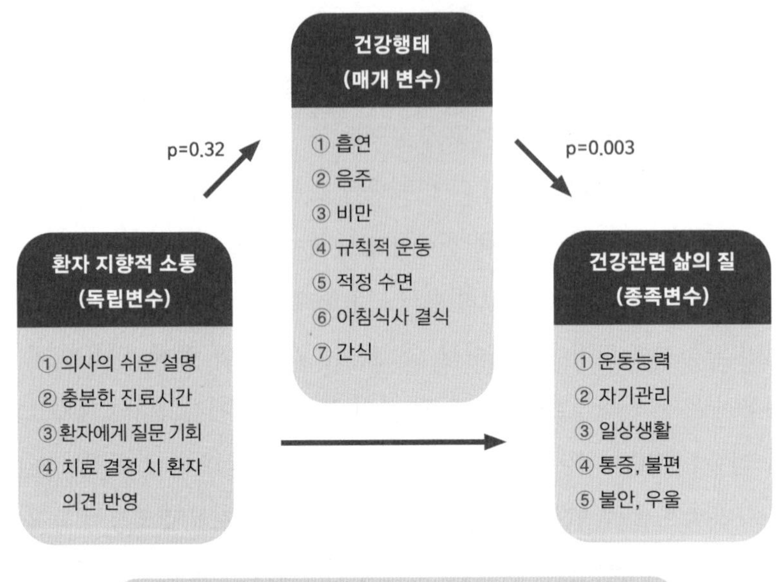

출처 : 이정선, 최만규. 의사의 환자 지향적 커뮤니케이션과 만성질환자의 삶의 질과의 관계: 건강행태의 매개효과를 중심으로. 《보건사회연구》 2018;38(3):279-302

나가며

환자와 의료진의 원활한 소통이 환자 경험에 미치는 긍정적 성과에 대한 지금까지의 연구결과들과 두 차례의 시범사업 경험에 근거하여 2022년부터 본격 시작하는 심평원의 환자경험평가 항목에도 치료 결정 과정

---

controlled trial of patient centred care of diabetes in general practice: impact on current wellbeing and future disease risk. BMJ 1998;317(7167):1202-1208.

에 환자의 참여 기회, 의사와 만나 이야기할 기회, 의료진(의사, 간호사)의 경청, 회진시간 관련 정보제공, 퇴원 후 주의사항 및 치료계획 정보제공 등이 주요 항목으로 설정되어 있기에 이에 대한 교육과 면밀한 준비가 필요하다.

6장

환자가 받아들이는 존중과 경청이란?

조진경[1]

들어가며

입원환자에게 좋은 경험을 안겨줄 수 있는 간호사 서비스의 바탕은 간호의 기본 개념인 '돌보고자 하는 마음'이 우선되어야 한다. 환자들이 여러 가지 육체적인 일을 간호사에게 의지하는 동안 간호사가 건네는 미소, 접촉, 위안을 주는 말과 행동은 매우 큰 힘을 발휘하게 되고, 가장 순수한 의미의 간호에 집중하게 되면 간호사 자신이 느끼는 만족과 보람은 증대된다.[2]

한국고용정보원 '2021 한국직업전망'[3]에 따르면 간호사가 되기 위해 필요한 적성과 흥미에 대해 설명한 바를 보면, '환자 치료나... (중략) 다른 사람들을 보호하고 치료해주기 위한 활동을 선호하는... (중략) 솔직하고

---

1 중앙대학교병원 간호본부장.

2 도나 윌크 카르딜로(2005). 『간호사 프로를 꿈꿔라』. 한언.

3 한국고용정보원(2020). 『2021 한국직업전망』. pp. 351-355. https://www.keis.or.kr/

도덕적인 정직성과 고도의 스트레스 상황을 효과적으로 감내하는 성격과 타인에 대한 배려심의 소유자'가 이 직업에 잘 적응할 수 있다고 하였다. 이러한 소양을 가지고 환자의 곁에서 24시간을 함께 생활하는 간호사는 측은지심惻隱之心의 마음으로 환자를 돌보아야 한다. 측은지심이란 맹자가 주장한 인성론에서 4단 중 하나로, 아무것도 모르는 어린아이가 우물에 빠지려는 상황을 목격하게 되면 사람들은 놀라고 불쌍한 마음을 가지게 되어 대부분 이 상황을 무시하지 않고 아이를 구하기 위해 최선을 다하게 되는데, 그 이유가 그들이 어린아이의 부모와 친하게 지내고 싶거나 보상을 바라기 때문도 아니고, 주변에 있는 사람들에게 칭찬을 듣거나 원성을 듣기 싫어서 그런 생각을 하고 행동으로 옮기는 것도 아니며, 자신도 모르게 본능적으로 달려가는 선한 마음, 잘 안된 것을 보고 불쌍히 여기는 어진 마음이 있기 때문이라고 하였다.[4]

병원에 입원한 환자는 매우 절박한 상황이거나, 심각성이 덜한 상황일 수도 있다. 환자 개인마다 차이는 있을 수 있으나, 모두 육체적, 정신적 어려움에 직면한 사람들이므로 관심을 가지고 돌보는 마음이 필요하다.

환자는 병원에 입원하기 전 가족, 친구, 직업, 종교, 취미 등을 갖고, 각자의 '인생'을 살던 사람들이다. 지금까지 충만한 삶을 살아왔을 것이고, 주변의 사람들로부터 사랑을 받는 사람들이었을 것이다. 만약 자신의 부모나 자녀가 환자가 되어 다른 사람의 보살핌을 받는다고 생각하면, 우리는 간호하는 사람이 자신이 사랑하는 사람을 주의 깊게 돌보고 존중해 주기를 바랄 것이다. 단지 유방암 환자, 뇌수술 환자 등 환자가 앓고 있는 '질병'이나 '○○호에 입원한 환자'로 보는 것이 아니라 인간, 한 개인으로

4 두산백과 http://www.doopedia.co.kr.

바라보며 간호받기를 원할 것이다.

환자경험평가는 환자를 한 '개인'으로 바라보면서, 각 개인인 환자가 의료진이 제공하는 의료서비스를 어떻게 경험하는지 보고reporting하게 되는데, 이번 장에서는 환자가 경험하는 존중과 경청의 의미를 살펴보고, 의료현장에서의 간호사에 대해 고찰해 봄으로써 환자에게 '좋은 경험'을 제공하기 위한 방안을 고민해 보고자 한다.

— 환자 응대의 기본이 되는 '존중'

존중의 사전적 의미는 '상대를 함부로 대하지 않고, 정중하게 대하는 것'[5]으로, 표준국어대사전에서는 '높이어 귀중하게 대함'[6]으로 정의하고 있다. 인간은 존엄성을 가진 존재이므로 어떤 사람이든 예외 없이 독립적, 객관적으로 대우받아야 하며 항상 인격으로 존중받고 대접받아야 한다.[7] 존중은 사람이 살아가는 데 있어 삶의 의욕을 주고 경제적, 사회적, 정신적 욕구를 충족시키며 만족감과 함께 건강하고 행복한 삶을 추구하게 한다. 존중 개념은 다양한 분야에서 행동과 가치관에 폭넓게 영향을 미치고 있으며, 의료 환경과 기업, 상담 분야와 같은 특수 환경에서도 도덕적, 윤리적 지침이 되고 있는 개념이다.[8]

모든 간호에는 존중의 개념이 내재되어 있고 한국간호사 윤리강령 첫

5 나무위키 https://namu.wiki

6 표준국어대사전 https://stdict.korean.go.kr

7 우영효(1998). R. S. Peters의 인간존중 개념과 교육. 《교육철학》16:141-155.

8 유명란(2002). 환자 존중 개념 개발. 연세대학교대학원 박사학위 논문.

문장에도 '간호의 근본이념은 인간 생명의 존엄성과 기본권을 존중하고, 옹호하는 것이다'[9]라고 천명하고 있는 바, 간호직을 수행하고 있는 간호사는 이를 염두에 두고 대상자를 간호하여야 할 것이다.

'환자 존중'은 환자가 인간으로서의 가치와 개별성, 독립성을 인정받고, 있는 그대로의 모습으로 수용되고 배려되며 관심을 가지고 정직하게 대해야 할 인간으로 대접받는 것이다. 환자를 존중하는 환경은 환자에게 치료과정과 전반적인 입원 생활에 대한 더 큰 만족감을 주게 되고 신체적, 정신적 편안함과 함께, 회복 역시 빠르게 하여 환자의 인간다운 삶을 보장해 준다. 존중을 받으며 치료를 받고 있다고 느끼는 환자는 개선된 임상 결과를 보인다. 병원에서 치료과정 및 검사결과에 만족하지 못하여, 이 병원 저 병원을 다니던 환자들을 한 병원에 안주하게 함으로써, 환자의 치료에도 도움이 되며 장기적으로는 병원경영에도 도움이 된다.

그렇다면, 환자가 받아들이는 존중의 의미는 무엇일까? Browne(1997)[10]은 존중의 지표를 '개념 지표', '행동 지표', '조작적 지표' 3가지로 구분하여 제시하였다.

개념 지표로는 인간의 동등성 인식, 모든 사람의 고유한 가치의 인정과 수용, 자기 결정을 위한 환자의 능력 인정, 자신과 다른 문화적, 사회적, 그리고 가치 신념에 대한 수용이 있다. 행동 지표로는 환자의 말을 듣기 위해 시간을 할애하고 적극적으로 듣는 것이며, 환자들에게 고유한 인식과 상황 그리고 생각을 설명하기 위한 시간을 제공하는 것, 환자의 관점을 이해하고 적극적으로 도와주는 것이다. 그리고 초기 상호작용 동안 특

9 대한간호협회(2013). 한국간호사윤리강령.

10 Browne, A(1997). A Concept Analysis of Respect Applying the Hybrid Model in Cross-Cultural Settings. Western Journal of Nursing Research, 19(6):762-780.

별히 정직하고 성실하게 환자를 대하며 그들의 건강관리와 관련된 의사결정과 계획에 있어 환자를 포함시키고 사생활을 보호하고 겸허하게 대함으로써 환자의 존중감을 특별히 보호하는 것이라고 하였다. 조작적 지표로는 간호제공자들이 환자에 대한 그들의 인식을 표현하는 말과 태도, 간호제공자들이 환자에게 그들 자신을 소개하는 방법, 간호제공자에 의해 사용되는 목소리의 톤, 간호제공자들이 환자의 이해를 극대화시키기 위해 절차와 계획을 설명하는 방법, 얼굴 표정, 자세, 환자를 대하는 위치와 같은 간호제공자의 비언어적 행위와 간호제공자들이 환자들이 존재하는 곳에 참여하는 활동들이 있다고 하였다.

유명란(2003)[11]은 환자 관점에서 존중의 속성을 '배려되다, 수용되다, 인정받다, 인간 대접을 받다, 관심을 받다, 정직하게 대하다'로 보았고, 각 속성별 지표는 [표 1]과 같다.

Dickert & Kass(2009)[12]는 심장마비를 경험하고 살아남은 환자가 진술한 존중의 형태는 '요구에 대한 관심Attention to needs, 공감Empathy, 간호Care, 자율성Autonomy, 개별성Individuality, 정보Information, 존엄Dignity'이라고 하였다.

환자들이 말하는 '환자 존중'은 환자의 권리이고 요구이며, 의료인이나 기타 사람들에게 기대하는 바람으로, '존중'은 관계 속에서 확인되는 현상이기에 존중을 바라보는 관점에 따라 속성이 다르게 나타날 수 있다. 결과적으로 존중은 환자를 한 인간, 개인으로 바라보며 제공되는 모든 서비스의 바탕이 되는 개념이며, 환자경험평가의 모든 문항에 걸쳐 포함되어 있는 개념이라고 하겠다.

---

11 유명란(2002). 환자 존중 개념 개발. 연세대학교대학원 박사학위 논문. p.72.

12 Dickert NW, Kass NE(2009). Understanding respect: learning from patients. J Med Ethics, 35(7):419 – 423.

표 1. 환자 존중 지표

속성	환자 존중 지표
배려되다	프라이버시 보호, 사전 동의, 인생 상담, 심리적 안정 도모, 환자가 납득할 수 있는 이유 설명, 환자 개인 사정을 고려해 주는 진료계획, 환자 의사를 확인하는 절차, 충분한 편의시설, 이해할 수 있도록 설명, 환자 요구를 최대한 수용, 최적의 자원 소개, 의료 장비 사용의 용이함, 환자 위주의 병동설계, 전문용어를 사용하지 않는 대화
수용되다	환자 호소에 동감을 표하는 태도
인정받다	환자 간호가 최우선, 인격적 대우, 경어 사용, 환자 의사를 반영하는 의사소통, 정확한 정보 제공, 선택권과 결정권의 보장, 환자의 이름 부름, 예의 바른 태도, 알 권리 보장, 차별하지 않는 간호
인간 대접을 받다	공손한 태도, 자세한 설명, 세심하게 보살핌, 담당 의료진과 최소한의 인원이 회진, 서비스 정신, 고객 만족도, 검사 등의 진료과정에 담당 의사 동참
관심을 받다	환자를 개인별로 관리, 환자 호소에 즉각적으로 반응, 호출 벨 응대 기법, 환자에게 주의를 기울임, 추후 관리, 신중하게 경청, 기억하고 알아봄, 입원 환자를 찾아와 인사, 처치 시간을 정확하게 지킴, 눈 맞춤, 대화하는 자세
정직하게 대하다	정직하고 솔직하게 대함, 전문직 윤리

출처: 유명란(2002). 환자 존중 개념 개발. 연세대학교대학원 박사학위 논문. p.68.

― 치료적 의사소통에서의 '경청'

우리는 어떤 사람을 만났을 때 안정되고 편안한 느낌을 받는가? 처음 보는데도 눈을 마주치고 미소 지으며 상냥하게 인사하는 사람을 만났을 때, 대부분 기분이 좋을 것이다. 또한 나의 이야기를 잘 들어주는 사람을 좋아하는 것은 당연한 이치이다. 병원에 입원하는 환자들은 자신의 상태에 대해 이야기를 하고, 의료진은 눈과 귀를 총동원하여 환자의 말을 경청함으로써 환자에게 어떠한 일이 일어나고 있는지, 어떠한 문제가 있는지 알게 되고 그 해결책도 알게 된다.

경청listening은 상대방으로부터 받은 메시지(말과 행동)에 대한 반응이며, 정보를 받는 적극적인 과정이다. 상호작용을 할 때 상대방이 경청해야 말하는 사람이 자기 생각이나 감정을 좀 더 자유롭게 표현할 수 있다. 듣기hearing가 단어나 소리가 뇌로 전달되는 감각 과정이라면, 경청은 단어나 소리를 받아서 그로부터 의미를 구축하는 것이다.[13]

모든 사람은 각자만의 인식세계를 가지고 있고, 언어생활은 한 사람의 가치관, 신념 및 생활방법을 반영하는 그 사람의 속성이다. 우리가 병원에서 만나는 환자들은 살아온 배경이 모두 다르기 때문에 각기 다른 방식으로 반응한다. 환자와 의미 있는 접촉을 위해 환자들을 가치판단과 전제조건 없이 존중하고 수용하고 있다는 느낌을 전달하는 것이 '경청'이다.

경청은 주의를 집중해서 '잘 듣는 것'과 '적절하게 반응하는 것', 이 두 요소로 구성된다. 주의를 집중해서 잘 듣는 것은 '귀로만 듣는 것'을 의미하는 것이 아니라 '눈으로 상대방을 잘 관찰하는 것'도 포함된다.[14] 귀로는 상대방의 언어적 메시지를 듣고, 더 나아가 상대방이 말하지 못하고 있는 마음속 말까지도 들을 수 있는 능력이 있어야 한다는 것이다. 설명하기 힘들거나 이야기하기 싫은 자신의 감정을 표현해야 하는 경우 비언어적 메시지를 통해 표현하게 되는 경우가 많다. 특히 환자들은 자신의 질병이나 낯선 병원 환경, 익숙하지 않은 사람들과의 만남 등으로 상황적 불안이 생겨, 비언어적 메시지에 의존하여 자신을 표현하는 경우가 많다.

---

13 임숙빈(2009). 간호사-대상자의 치료적 의사소통: 능동적 경청과 피드백. 《의료커뮤니케이션》4(1):43-48.

14 황애란(2008). 호스피스 대상자와의 의사소통. 《한국호스피스완화의료학회지》11(1):1-11.

수동적 경청이 상대방의 말을 들으면서 눈을 맞추고, 고개를 끄덕이는 등 비언어적으로 반응하거나, "아, 예, 음, 알겠습니다" 등 언어적으로 격려하며 상대방의 말을 이해한다는 것을 전달하는 것이라면, 능동적 경청은 상대방의 메시지를 듣고, 의미를 해독하고, 말한 사람에게 이해한 바를 전달하여 지각하게 하는 공감empathy이다. 공감은 다른 사람의 심리적 상태를 그 사람의 입장이 되어 느끼고,[15] 상대방이 경험하는 바를 정확하고 특정한 단어나 온정과 진실성이 담긴 비언어적 행동으로 보여줌으로써 상대방의 입장에서 이해하고 느끼고 있음을 알려주게 된다. 이는 상대방의 고립감을 덜어주고 다른 사람에게 수용되는 경험을 통해 자신의 상태를 객관적으로 파악하게 하여 스스로 문제를 정리할 수 있게 한다.

간호사는 의료서비스의 가장 일차적인 접점에 있게 되므로, 간호지식이나 술기skill 못지않게 중요한 것이 의사소통 기술이다. 좋은 의사소통의 기술은 쉽게 획득되는 것이 아니며, 교육과 훈련이 필요하다. 훈련된 치료적 의사소통의 기술은 환자가 경험하는 것에 관심과 존중감을 보이고, 환자의 여러 가지 느낌을 알고 이해하고자 하는 태도를 갖게 함으로써 환자가 경험하는 부정적인 정서를 경감시킬 수 있다.

경청이 잘 훈련된 의료진은 환자의 마음의 문을 열 수 있다. 의료진의 적절한 반응은 환자에게 집중하고 있다는 느낌을 전해주어 존중받고 있다는 마음을 갖게 하고, 이로 인해 환자는 자유로운 자기표현이 가능해지고 정서적인 해방이 촉진되어 효과적인 치료 관계가 만들어진다.

의료진은 끊임없이 환자, 보호자와 대화하여야 한다. 그들의 말에 귀를 기울이고 또 의료진이 말하는 것을 그들이 이해했는지도 반드시 확인하

---

15 이광자 외(2014). 『인간관계와 의사소통의 실제』. 신광출판사.

여야 한다. 환자에게 가능한 한 많은 정보를 제공하고, 그들의 입장을 옹호하여야 하며, 의료진이 '그들과 다른 입장에 있지만 언제나 그들을 돕기 위한 사람'이라는 것을 밝힘으로써 환자의 마음을 얻는 것이 환자의 치료와 회복을 위해서도 중요하다고 하겠다.

— 의료 현장에서의 간호사

의료현장에서 간호사들은 항상 바쁘게 움직이며, 주어진 시간 안에 많은 업무를 수행하느라 고군분투한다. 이는 어느 병원이나 비슷한 현상일 것이다. 적정 간호 인력을 유지하며 환자 간호가 이루어지고 있는 곳은 많지 않으며, 실제 2019년 우리나라 인구 1,000명당 활동 임상간호사 수는 4.2명으로 OECD 평균인 7.9명보다 3.7명이나 적고, 이에 반해 병원의 전체 병상 수는 인구수 1,000명당 12.4개로 OECD 평균 4.4개의 2.8배에 달해[16] 임상간호사의 어려움을 한층 더 가늠해 볼 수 있으며, 앞으로 의료의 질을 높이기 위한 임상간호사의 수요는 지속적으로 증가할 것으로 보인다.

적정인력 부족과 일의 힘듦, 교대근무, 경직된 조직문화, 열악한 환경 등은 간호사들이 의료현장을 떠나는 원인이 되고 있고, 간호사의 조기퇴직과 높은 이직률은 조직운영뿐만 아니라 환자 진료에도 부정적인 영향을 미치게 되므로 적정인력 보장, 근무환경 및 처우 개선을 도모하기 위한 정부, 간호계, 의료기관의 다각적인 노력이 반드시 수반되어야 하겠다.

간호사는 환자의 입원-재원-퇴원, 전 과정에 걸쳐 환자와 24시간 맞닿

16 OECD Health Statistics(2021). 요약본 소책자.

아 있는 사람들로, 숙명적으로 몸이나 마음이 아픈 사람들을 만나야 하고 다른 사람들을 돌보아야 하기 때문에 간호사 자신이 먼저 활기차고 건강해야 한다. 여기에서 건강은 신체적 건강뿐만 아니라, 정신적, 사회적으로도 완전한 안녕 상태를 유지하는 것으로 건강한 간호사의 좋은 에너지는 환자들에게 좋은 서비스로 나타나 긍정적인 영향을 주게 될 것이다.

병원은 환자들이 좋은 서비스를 받고, 불편함이 없는 진료 절차, 호전된 진료결과를 보이기를 바라며, 이러한 서비스를 받은 환자는 병원에 대해 만족하고 지속적으로 이용하면서 다른 사람들에게도 추천하게 된다. 병원은 환자가 만족하는 서비스를 제공하기 위해 민원관리, QI 활동 진행, 고객 응대 교육 등 각 병원들의 다양한 방법을 동원하여 환자들에게 좋은 경험을 주기 위한 활동을 진행하고 있으나, 이보다 먼저 내부고객인 직원의 만족도를 높이기 위한 활동이 선행되어야 한다. 모든 병원이 좋은 시설과 환경, 최신식 장비, 많고 다양한 인력 보유 등 인프라를 갖추고 있는 것은 아니나, 현재 자신들이 처해 있는 자리에서 최선의 것을 행하고, 환자들에게 좋은 서비스를 제공할 수 있도록 환경과 분위기를 만들어 주는 것이 필요하다.

그러나 위에서 언급한 바와 같이 24시간 환자의 곁을 지키며, 쉽지 않은 업무를 해 나가는 간호사들에게 '어떻게 좋은 간호를 제공하게 할 것인가'에 대해 항시 고민하게 된다. 간호사는 돌봄을 제공하는 사람으로서 육체적, 정신적으로 어려움에 처한 사람을 측은지심惻隱之心의 마음으로 돌봐야 하며, 역지사지易地思之의 마음으로 환자를 한 개인으로 바라보고 존중하여야 하는 사명을 가지고 있으나, 녹록지 않은 현장에서 그 마음을 유지하기란 쉽지 않은 일이기 때문이다.

간호사는 환자나 보호자가 힘들게 하거나 질책할 때, 그것을 개인적인 모욕으로 받아들여 화를 내거나 좌절하지 말고 먼저 상황을 이성적으로 바라보려 노력해야 한다. 단 폭언, 폭행, 성희롱 등 직원을 존중하지 못하는 극단적 행동을 보이는 경우에는 직원을 보호하기 위한 병원 내 처리시스템을 갖추고, 즉시 부적절한 행동이 제지되고 직원이 안전하게 근무할 수 있도록 환경을 만들어 주어야 한다.

환자는 간호사가 매일 만나는, 만나야 하는 사람이다. 간호사는 환자와 함께 하는 동안 그들로 인해 보람을 느낄 수 있도록 스스로 노력하고, 그들이 어려울 때 삶의 한 자락을 보듬어 줄 수 있는 마음으로 다가가야 하지만 이해와 인내하기에 어려움을 느끼게 되는 경우가 종종 발생한다. 육체적으로 힘든 상황보다, 자신의 감정 상태를 통제하면서 환자나 보호자에게 맞춰야 하는 '감정노동'의 어려움에 직면하는 경우가 생긴다.

감정노동이란 조직이 요구하는 감정을 표현하기 위해 외적으로 표정이나 몸짓을 조절하려는 개인의 노력을 의미한다. 감정을 관리하는 노력이 재화나 서비스를 구매하는 데 영향을 미침으로써 상품의 가치를 결정하기 때문에 이를 육체노동, 정신노동의 개념과 더불어 노동의 새로운 형태로 보는 것이다. 감정노동은 자신의 감정을 업무의 한 부분으로 의도적으로 관리하는 것으로써,[17] 다음과 같은 상황에서 감정노동이 발생한다. 친절과 상냥함을 요구하는 조직의 규범, 간호사 업무활동에 대한 조직 및 부서장의 끊임없는 평가와 모니터링, 간호 대상자의 무례함과 높은 수준의 간호 요구, 간호사 지위에 대한 낮은 인식, 대부분 건강하지 못한 고객이므로 환자 자신의 신체적, 정신적 스트레스를 가까이 있는 간호사에게 투사projection, 그리고 환자의 욕구가 여러 가지 이유로 빠르게 해결되지

---

17 Hochschild, A.(1983). The managed heart: Commercialization of human feeling. Berkeley: University of California Press.

않아 불만이 발생하는 경우 간호사가 조직을 대표하여 환자에게 업무 지연 및 불만족 사항에 대해 사과를 해야 하는 상황이 감정노동을 유발하게 한다.[18 19]

간호사가 경험하는 부정적 감정노동은 업무과정에서 실수와 오류를 유발하여 간호업무성과에 부정적 영향을 미치고, 간호사의 자존감을 낮추고 우울과 에너지 소진을 유발하여, 조직을 떠나게 만드는 요인으로 작용하기도 한다.[20]

업무수행에서 개인의 감정을 통제하거나 조직에서 요구하는 감정표현 규칙을 준수하는 감정노동 시 간호사는 '표면 행위'와 '진심 행위'의 형태로 반응하게 된다.[21] 감정노동 시, 그 과정에서 발생하는 '표현된 감정'과 '자신의 감정'이 상이 한 경우 화가 나지만 참고, 속으로는 미안하다고 생각하지 않지만 업무를 수월하게 진행하고 감정적으로 사건을 확대하지 않기 위해 거짓으로 대상자에게 미안하다고 사과하는 '표면 행위surface acting'와 간호사 자신이 표현한 감정을 실제 감정으로 받아들이려고 적극적으로 노력하여 감정의 조화를 이루거나 실제로 개인이 느끼는 감정을 그대로 표현하여 환자를 고객의 차원을 넘어 한 인간으로서 아픔을 이해하고 보살펴 주려고 하며, 이를 통해 간호사는 보람을 느끼고 그동안 대상자나 조직으로부터 경험한 부정적인 감정을 상쇄시키는 '진심 행위deep

---

18 김소연·정희영·김영미(2016). 포커스그룹으로 본 병동간호사의 감정노동 경험. 《한국산업보건학회지》26(3): 377-387.

19 염영희·이현숙·손희숙(2016). 임상간호사의 감정노동 경험. 《임상간호연구》22(3). 314-326.

20 병원간호사회(2015). 병원 간호사의 감정노동에 관한 연구.

21 Brotheridge CM. Grandey AA(2002). Emotional labor and burnout: Comparing two perspectives of "people work". Journal of Vacational Behavior. 60(1):17-39.

acting'를 하게 된다.[22]

간호사가 감정노동을 가장 많이 경험할 때는 바쁜 업무로 환자의 요구를 즉각적으로 해결해주지 못했을 때이며, 많은 간호사들은 진심 행위보다 표면 행위를 더 많이 한다고 하였다.[23] 간호사가 집중해야 할 진심 행위는 대상자가 아픈 사람으로 도움이 필요하다는 것을 간호사가 잘 인식하여 그들을 이해하고 마음을 다해 돌보려는 노력을 보여주는 것으로 간호사는 인간 본성에 대한 기본적인 이해를 바탕으로 대상자의 다양성을 받아들이고, 대상자를 고객의 차원을 넘어 자신들이 보호해야 하는 대상으로 인식하여 진심을 담아 간호하여야 한다. 이때 마음에서 우러나오는 긍정적 감정 행위는 대상자의 감사의 표현으로 나타나고, 간호사는 이를 업무에 대한 보상으로 인식하며, 이러한 정신적 보상은 간호사로 하여금 보람과 자긍심을 높이게 하고 성심을 다해 간호에 임하도록 동기부여 한다.[24]

나가며

환자경험평가 대비를 위한 인프라 구축과 직원교육을 준비하는 병원에서는 직원들이 업무 중 경험하는 부정적인 감정을 간과하지 말고 관리해 나가야 한다. 병원을 방문하는 환자는 신체적, 정신적으로 어려움에 처해 도움을 필요로 하는 사람들로 의료진들은 환자를 한 개인으로

---

22 염영희·이현숙·손희숙(2016). 임상간호사의 감정노동 경험. 《임상간호연구》22(3). 314-326.

23 염영희·손희숙·이현숙·김명애(2017). 임상간호사의 감정노동 실태와 신체적 증상, 소진, 우울 및 사회적 지지와의 관계. 《임상간호연구》23(2). 222-235.

24 병원간호사회(2015). 병원 간호사의 감정노동에 관한 연구.

바라보고 존중하여야 하며, 환자 또한 의료진을 존중하여야 한다. 환자를 가까이서 대하는 간호사들은 환자와의 존중 관계를 바탕으로 효율적인 언어적, 비언어적 의사소통을 사용하여 환자의 스트레스를 낮추고 간호서비스에 대한 만족도를 높이며 간호사에 대한 신뢰를 향상시켜야 하며,[25] 관리자들은 직원들의 의사소통 능력을 향상시키기 위한 교육에 힘써야 한다.

병원의 존재 이유, 의료인이 갖추어야 할 기본적인 마음가짐, 환자 중심의 업무프로세스 구축에 중점을 두고 발전방안을 마련하여야 하며, 직원들의 업무환경과 어려움, 스트레스 관리에도 관심을 가져야 한다. 서로 존중하고 배려하며 문제 발생 시 개선을 위해 노력하는 긍정적인 조직문화가 선행되어야 하며, 환자의 안전과 직원의 안전이 우선시 되는 병원 문화가 정착되도록 하는 것이 무엇보다도 중요하다고 하겠다. 이와 더불어 고객에게 제공되는 의료서비스가 제대로 제공되고 있다는 것을 환자들이 인식할 수 있도록 하는 방법론적인 고민도 함께 동반되어야 할 것이다.

---

25 권명진(2017). 환자가 인지한 간호사의 의사소통 유형별 스트레스, 간호서비스 만족과 간호사에 대한 신뢰.《예술인문사회 융합 멀티미디어 논문지》7(12). 713-724.

7장

간호사와 의사는 서로 정확하게 소통하고 있는가

탁영란[1]

들어가며

병원을 위시한 의료환경은 다학제 간 의료전문인력이 팀으로 급성기 환자의 입원 기간 동안 건강성과를 위한 의료서비스를 안전하고 효율적으로 제공해야 한다.[2] 대상자 경험을 기반으로 의료진의 효과적인 의사소통은 환자 및 의료서비스 제공자 모두에게 직·간접적인 영향을 가져온다. 의료시설 등에서 의료과오의 60~70%는 의료진 간 의사소통의 실패에 기인하고, 의료진 간 의사소통 문제는 환자와 관련한 중요한 정보의 왜곡과 누락을 가져온다.

---

1 한양대학교 간호학부 교수.

2 O'Leary K. J., Sehgal, N. L., Terrell G., Williams M.V. (2012) Interdisciplinary teamwork in hospitals: a review and practical recommendations for improvement. J. Hosp med, 7(1); 48-54.

의료진 간 의사소통 문제는, 특히 의사와 간호사 간 의사소통은 환자의 상태와 반응에 대해 정확하고 신속한 정보교환이 절대적으로 요구되며, 이는 대상자의 경험에 보다 즉각적이고 타당한 의사결정하에 치료와 돌봄 제공이 이루어져야 하는 점에서 매우 중요하다. 그러나, 의사와 간호사는 시간과 인력 등 외부시스템의 지원 부족 외에도, 의료전문직 간 의사소통의 기술, 환자경험과 공감, 그리고 환자가 겪는 고통의 이해 부족 등 대상자 관련 정보의 교환과 공유에 대한 태도에 간극이 크다.

의료진 간 정확한 의사소통은 환자의 경험, 정보의 전달, 의사결정과정에 영향을 주며, 이는 궁극적으로 환자에게 보다 나은 서비스를 제공할 수 있게 된다. 또한 정확한 의사소통은 의료진 간 전문적 업무 범위의 존중은 물론, 직무에 대한 만족, 사기에도 영향을 준다. 환자 안전과 의료서비스의 질적 제고를 위해 의료진 간 정확한 의사소통은 필수적이며 다각적인 접근이 요구된다.

━ 의사와 간호사 간 의사소통, 왜 그리고 무엇이 문제인가?

24시간 환자를 돌보는 간호사는 의사 및 다른 간호사들과의 빈번한 의사소통을 통해 협업하며 간호를 제공하고 있다. 그러나 간호사와 의사 간 의사소통에 대한 연구결과 중환자실, 수술실, 응급실 등 위험도가 높은 환경에서 간호사들의 70%는 의사와의 의사소통이 미흡하고 간호사는 의사 그룹보다 의사소통과 협력의 경험이 기대보다 부정적이라고 보고하고 있다.[3]

3 송미숙·윤혜원(2019). 임상현장에서 간호사가 경험하는 의사와의 의사소통: 포커스그룹 면담을 이용하여. 《디지털융복합연구》17(9):279-290. http://doi/org/10.14400/

간호사와 의사 간 의사소통이 원활한 곳은 환자의 사망률과 투약 오류율이 낮으며, 위험보정 재원 기간이 낮아지고, 간호사의 직무만족도와 조직 몰입도를 높이고, 소진과 사직률에 영향을 미친다. 즉 의사와 간호사 간의 원활한 의사소통은 환자의 건강성과는 물론 조직 성과와 직결되는 결과를 가져온다.

의사소통 영역에서 적시성은 간호사가 환자의 상태변화와 관련된 중요한 정보를 신속하게 얻을 수 있으며, 환자에게 문제가 발생 시 바로 의사에게 전달 혹은 호출하는 것을 의미한다. TJC The Joint Commission[4] 환자안전 목표에는 중요한 검사 결과를 신속하게 관련된 의료인에게 전달할 것을 포함함으로써 의사소통의 적시성을 강조하고 있다.

개방성과 정확성은 상호 관련이 높다. 간호사들이 의사로부터 전달받는 정보의 정확성에 대해 인식이 낮은 경우, 정확성 부족으로 인한 잘못된 정보로 환자 안전을 위협할 가능성이 높다는 점을 의미한다. 이러한 상황에서 의사에게 자유롭게 질문할 수 있어야 하고, 문제해결을 위해 충분한 정보전달과 원활한 의사소통이 필요하다. 결과적으로, 간호사와 의사 간 의사소통의 정확성, 개방성과 직종 간 상호이해에 대해 인식도가 낮은 경우 환자 안전사고를 예방하는데 장애 요인이 될 수 있다.

의사소통 개방성과 직종 간 상호이해는 효과적인 의사소통에 매우 중요하고 의사소통의 만족에도 중요하다. 의사소통에 관한 부정적 경험이 주로 경력이 많은 간호사들에게서 의사소통 장애 요인이 되는 점은 과거 의사소통의 부정적 경험과 부재 등에서 누적된 결과이다. 즉 정확성과 신

JDC.2019.17.9.279

4 The Joint Commission(2021). National Patient Safety Goals® https://www.jointcommission.org/standards/national-patient-safety-goals

속성 등의 의사소통 과정에서 겪게 되는 부정적 경험은 의사소통의 활성과 협업의 장애가 되어 부정적 회환을 가져온다.

정확한 정보를 효율적이고 개방적인 상황에서 전달하는 점이 환자안전에 중요하다. 이에 신규 및 경력 3년 이하의 간호사들에게 정확하고 효율적 인수인계, 적시성의 의사소통에 대한 교육이 필수적이다. 3교대 근무자들이 정확성과 적시성, 상호이해에 대해 부정적으로 인식하는 것은 의료진 간의 근무시간 차이에서 기인하며 특히 정규시간(데이타임) 외 간호사와 의사 간 의사소통의 어려움에 해당한다. 근무시간에 대한 이해와 환자 관련 적시성의 접근이 체계화될 필요가 있다.[5]

간호사가 가장 빈번한 의사소통을 하는 전공의(레지던트)와의 의사소통 향상을 위한 노력과 훈련이 필요하다. 표준화된 의사소통의 도구를 이용하여 의사소통법을 교육하는 것이 필요하다. 정확하고 효율적인 의사소통은 환자 중심의, 최적의 건강성과와 만족도에 가장 핵심적인 요소이다. 환자경험의 중심에는 의료진과의 소통이 중요하고, 의료진 중 의사와 간호사는 환자와 직접적인 의사소통의 대상이자, 직종 간 의사소통으로 환자의 의사소통으로 연계되고 있음은 자명하다. 그러나 임상 현장은 여전히 의사와 간호사 간 의사소통은 제대로 이루어지지 않으며, 여전히 어려움이 존재하며 이로 인해 환자의 안전을 위협을 받고 있다.[6]

효율적인 의사소통은 전문직 업무의 협력적 흐름에 핵심적이다. 특히 의료현장은 지속적이고 일관된 협력체계가 매우 중요하다. 재원 중 장시

5 조용애·김미경·조명숙·남은영(2013). 간호사의 의료인 간 의사소통에 대한 조사연구. 《임상간호연구》 19(1). 20-32.

6 http://health.usnews.com/health-care/patient-advice/artiles/2018-09-05/how-communications-issues-between-doctors-and-nurses-can-affect-your-health

간 다양한 보건 의료인력으로부터 서비스를 받는 환자는, 특히 의료진 간 의사소통의 문제가 있다면, 그 결과를 고스란히 짊어지게 되고 고통을 받게 된다. 재원일 수가 길어지고, 회복이 더디며, 심각한 결과를 가져오게 되는 데에는 의료진의 의사소통 문제와 무관하지 않다.

TJC The Joint Commission는 60%를 상회하는 의료 오류는 의사와 간호사 간 의사소통의 실패로 인한 결과임을 밝혔고, 의료적 과오는 환자 사망의 주요 원인으로, 이는 의사와 간호사 간에 환자와 관련된 중요 정보전달의 실패에 기인한다고 보고되었다.

의사와 간호사 간 의사소통의 문제에는 여러 원인이 있으며, 환자의 주요 정보를 적절히 소통하지 못하는 데에는 두 직종 모두 너무 바쁘기 때문이다. 또한 개인의 인성 문제도 있고, 위계적이고 권위 중심적 구조, 힘의 불균형, 단순히 의사소통의 역량 결여와 대인관계 기술의 부족이 문제이기도 하다.

의료과오와 관련하여 의사소통의 문제가 가장 심각한 것은 환자 이양hands-offs과 관련된 오류이다. 환자 이양은 근무조 변경 시, 간호사 간, 간호사와 의사 간, 의사 간, 의사와 간호사 간의 의사소통이 환자안전과 직결되는 정보전달이 관건이기에, 이양 시 의료인 간 의사소통은 매우 중요하고 결과는 환자안전에 영향을 미친다.

━ 어떻게 의사소통을 효율적으로 할 수 있을까?

의사와 간호사 간 효율적인 의사소통을 위한 실증적 근거가 국내에서는 여전히 제한적이지만, 현재 의사와 간호사 간 의사소통의 장애 요인과 문제점을 중심으로 해결점을 모색할 수 있다. 다음은 효율적인 의사소통을 위한 방안을 현황 중심으로 문화의 변화 필요성, 지속적인 교육과 훈련의 필요성, 표준화된 의사소통의 도구 활용을 제시하고 있다.

문화가 바뀌어야 한다.

의사와 간호사 간 의사소통의 어려움은 서로의 상호존중이 결여된 상황, 직종 간 이기주의가 내재되어 있는 경우, 상대방의 업무에 대한 이해가 부족하여 일어나는 경우이다. 자기중심적인 성향과 더불어 대화가 명령적, 권위적으로 이루어지고, 서로를 동료로 인정하지 않는 갈등 상황에서 주로 발생한다.

위계적으로 이루어진 의료현장 시스템의 문화가 의사소통의 장애를 가져오고, 병원과 진료과에 따라 의사소통의 체계가 다르기 때문에 의료진 간 환자 중심의 의료서비스를 위한 의사소통이 효율적으로 이루어지지 않고 있다. 처방신청의 방식과 처방에 대한 반응 유형 및 의사소통의 문제 및 갈등 해결을 위한 지원 등의 미비, 동료 및 협업 관계의 부족은 불평등과 갈등으로 상호이해의 장벽으로 의사소통이 원활히 이루어지지 않고 있다.

의료진 간의 직무는 전문직 업무 범위로 분리되어 있지만, 환자를 중심으로 의료의 서비스는 다학제적이고 의료인 직종 간의 협업 없이는 불가능하다. 이에 의료진들은 타 분야에 대한 이해를 기반으로 환자의 건강성과와 만족도를 위해 상호의존적이고 협조적인 가치 기준의 의료서비스를 제공하는데 기본적인 태도와 관계를 가져야 한다. 타 직종과의 의사소통은 이러한 업무의 고유 가치이므로 상호존중과 환자 중심의 의료서비스 제공에 협력과 존중이 필수적이다.

효과적인 고도화된 팀워크의 필요성과 의료진 간 정보공유와 협력을 위한 효율적인 의사소통은 조직과 모든 단위에서 매우 중요한 맥락하에 보건의료의 변화가 진행되고 있다. 즉 환자의 안전과 건강성과를 위한 필수적 기능으로 의료서비스의 가장 중요한 요소로 자리매김하고 있기 때문이다. 지난 수십년 간 의료진 간의 고도의 팀워크는 환자의 성과뿐만 아니라 의료진들의 안녕과 서비스의 질에도 영향을 가져옴을 실증적 근거로 명백하게 제시되고 있기 때문이다.[7]

의료인 간 효과적인 의사소통을 위해 지속적 교육과 훈련이 필요하다.

의료조직은 역동적이고 복잡하여 직종 간 갈등 가능성과 규모의 확대 및 세분화, 전문화된 업무로 의사소통은 점점 더 어려워지고 있다. 의료기관 내 의료제공자 간 의사소통은 형식이나 장소에 있어 매우 다양하게 일어난다. 구두口頭, 문서, 이메일, 전화, 문자 등 다양한 형식으로 이루어지며, 입원, 외래, 전원, 전동, 업무인계, 응급상황, 수술 및 시술 등 다양한 상황과 장소에서 일어난다. 의료진이 얻는 정보의 절반 이상은 구두에 의한 의사소통을 통해 얻는다. 구두에 크게 의존하여 다양한 상황과 장소에서 다수 직종 간에 긴급하고 복잡하게 일어나는 소통 구조로 인해, 의사소통이 효과적이지 않을 때 환자는 다양한 종류의 의료사고에 노출된다.

의사소통 능력은 전체 조직 구성원이 갖추어야 할 핵심 자질로써, 상황에 맞는 지속적이고 적시의 교육과 자기성찰이 필요하다.

효과적인 관계 형성과 의사소통을 위해서는 개인적 노력과 더불어 조직적인 노력과 접근이 필요하다. 의료팀의 의사소통과 신뢰와 이해는 환

7 Knorring M., Griffiths, P., Ball, J., Runesdotter, S., & Lindqvist, R. (2020). Patient experience of communication consistency amonst staff is related to nurse-physician teamwork in hospitals, Nursing Open;7;613-617. https://doi.org/10.1002/nop2.431

자와의 관계에 영향을 미치고, 특히 입원환자에게 더욱 중요하다는 점을 인식해야 하므로, 의사-간호사 간 존중과 무조건성을 원칙으로 의사 및 간호사들 자신의 노력과 의식의 전환이 중요하다.[8 9]

환자 이양hand-off은 팀 조직 내 의료 제공자들 간에 이루어진다. 구두로, 혹은 전산으로 이양 시 의사소통 장애 및 문제가 발생하면, 환자의 안전은 위험에 처한다. 다시 말해, 환자 이양을 위한 인계는 어떤 정보를 한 사람에서 다른 사람으로 넘기는 과정으로 고위험 과정이다. 효과적인 의사소통이란 당신의 머릿속에 있는 그림을 성공적으로 다른 사람의 머리로 옮기는 것이고, 이 전달이 성공적으로 되었는지 확인할 수 있어야 한다. 이양과정에서 정확하고 포괄적인 정보가 팀원 상호 간에 전달되기 위한 전략과 도구가 필요하다.

이양단계의 첫 번째는 정확하고 포괄적인 정보 인계로 정성적 정보와 정량적인 정보를 포함한다. 생리적 자료 등 정량적 정보와 행태변화 또는 심리사회적인 관찰과 같은 정성적 자료를 포함한다. 다음 단계는 위험정보 이양 단계로 환자가 가지고 있는 잠재적 위험의 탐색 및 확인이 포함된 이양이다. 세 번째 단계는 사실 정보와 위험정보의 분석 단계로 위험과 잠재적 문제를 연결시켜 인계받는 사람에게 위험 상황이 생겼을 때 대처할 수 있는 방법 등을 계획할 수 있게 하는 것을 말한다.[10 11]

---

8 Weller, J., Boyd, M., & Cumin, D, Teams, trives and patient safety: Overcoming barriers to effective teamwork in healthcare. Postgrad Med J. 2014;90(1061): 149-154.

9 박광옥(2015). 임상실무에서 간호사가 겪은 의사와의 의사소통 경험. 《간호행정학회지》21(1). 53-63.

10 이재영(2005). 환자안전을 위한 효과적 의사소통. Korean Med Assoc 2015 February;58(2): 100-104. http://dx.doi.org/10.5124/jkma.2015.58.2.100

11 박광옥(2015). 임상실무에서 간호사가 겪은 의사와의 의사소통 경험. 《간호행정학회지》21(1). 53-63.

결과적으로 의료인 간 의사소통의 효과적이고 안전한 성과를 가져오기 위해서는 일련의 교육과 훈련을 통해 의사소통 기술과 태도가 직무로 규정되어야 하고, 지속적인 훈련과 평가, 모니터링과 분석이 이루어져야 한다. 의료진들의 임상적 역량에서 의사소통과 환자안전의 관련성을 볼 때 역량 강화를 위한 표준화된 의사소통 교육프로그램은 물론 이를 평가하고 회환하기 위한 교육 평가의 성과 기준도 마련되어야 할 것이다.

성공적인 환자경험 중심의 의사소통을 위해 의료진 간의 상호존중과 협력적 환경으로 다음 [표 1]과 같은 내용을 교육과 환경조성에 적용할 수 있을 것이다. 의사와 간호사 두 그룹은 모두 환자의 상태와 위중 상황, 치료 및 처치 계획 등 환자의 임상적 정보가 적시에 공유되어야 함에 크게 자각하고 있으며, 이는 또한 의사의 치료 과정에 따른 간호사의 업무와 임상 경로 등을 공유함으로 상호 간 적시의 정보와 타당한 계획 등 업무의 최적화를 가져오게 된다. 즉 정보의 지식체계를 기반으로 하는 협력적 의사소통과 문제를 함께 해결하는 파트너로 접근하는 상호존중과 협동심, 관대함, 배려, 친절 등 협업에 대한 자각은 환자의 안전과 요구에 민감하고 신속한 업무를 이행할 수 있다.[12] [13]

---

12 Hettinger A.Z., Brenda N., Roth E., Hoffman D., Iyer A., Fanklin E., Perry S., Fairbanks, R.J. & Bisantz A.M.(2020). Ten best practices for improving emergency medicine provider-nurse communication. The Journal of Emergency Medicine, 5894, 581-593. http://doi/org/10.1016/j/jemermed.2019.10.035

13 Manojlovich M, Harrod M, Hofer T, Lafferty, M., McBratnie, M., & Krein, S.(2020). Factors influencing physician responsiveness to nurse-initiated communication: a qualitative study. BMJ Qual Saf Epub ahead of Print: [28-06-2020]. doi:10.1136/bmjqs-2020-011441

표 1. 환자경험과 안전을 위한 의사와 간호사 간 의사소통

- 간호사와 의사 간 의사소통의 전제는 상호존중과 이해이다. 상대방의 전문적 접근과 선호를 이해하고 환자 중심의 서비스를 위한 최선의 입장을 갖는다.
- '협력-정보공유의 제한/동료의식/적극적·자발적' 행동을 통해 의료진은 환자와 가족 중심의 협력체임을 인식한다.
- 병원의 조직문화는 개방적인 의사소통을 위한 환경과 문화 향상을 위해 지속적인 지원이 요구된다.
- 환자 관련 중요 정보를 의사소통하기 위해서는 적절한 시간과 장소가 제공되어야 하며, 표준화된 의사소통의 도구는 물론 다른 테크놀로지의 지원체계도 필요하다.
- 의사와 간호사 간 의사소통 시 언어적 장애를 최소화하도록 하며, 전문용어 및 약어 등의 사용 시 유의한다.
- 성공적인 의사소통은 상대에 대한 배려와 신뢰가 전제된다. 힘 북돋우기 말투와 수용적인 표정, 상대에 대한 집중을 전달하는 눈맞춤과 주의 깊은 경청, 표정과 긍정의 미소 등이 환자 정보의 상호이해를 가져온다.
- SBAR를 이용한 간호사-의사와의 의사소통 가이드라인을 마련한다.
- 의사소통을 위한 역량은 개인적 차원에서도 훈련이 요구된다. 즉 자기성찰과 인간관계에 대한 자기인식이 필요하다.
- 환자와 가족을 회진 시 참여하도록 하고, 의료진 간 정확한 정보를 공유할 수 있는 의사소통에 참여하는 경험과 함께, 의료진과 함께 의사결정에 참여하는 경험을 제공하게 된다.
- 간호사-의사와의 정보제공에 앞서 환자와 관련된 정보를 체계적으로 확인하고 종합하여 정확하게 전달할 수 있도록 표준화된 의사소통 역량을 강화한다.

구조화된 의사소통 및 정보교환의 틀(SBAR)이 필요하다.[14]

의료인 간 의사소통 과정에서 환자안전을 위한 목표로 가장 중요한 것

14 건강보험심사평가원(2015.08). IHI의 "SBAR Process를 활용한 의사소통 가이드라인". 《뉴스레터》 2015년 8월호(제47호).

은 '표준화'이다. 구조화된 체크리스트의 개발과 가이드라인 및 시뮬레이션과 실행의 과정이 필요하며, 훈련과 피드백feedback을 통해 표준화 도구 및 체크리스트의 질을 확보하는 것 또한 필요하다.

The Joint Commission과 Institute for Healthcare Improvement는 의료진 간의 정확하고 효율적인 표준화된 의사소통 도구로 SBAR Situation-Background-Assessment-Recommendation 사용을 권고하고 있으며, 2003년 의사와 간호사 간의 구조화된 의사소통 도구로 적용된 이후 의료현장에서 의료진 간 의사소통의 향상을 가져왔다.

SBAR 과정은 원래 해군에서 사용하던 의사소통 도구인데, 현재는 의료진 간 의사소통을 위한 표준화된 도구로 널리 사용되고 있으며, 의사소통의 효율을 증진하고, 의사소통 교육 시뮬레이션 등에 적용되는 대표적인 표준화 도구이다.

SBAR의 구조는 위기 시 바람직한 의사결정 사고체계를 훈련하는 데 도움이 된다. 간단하고 명확한 의사소통 방법으로 환자안전을 향상을 가져왔다. 의사소통을 시작하는 사람에게 의사소통 전 해당 문제를 사전에 미리 평가하고, 적절한 해결방안이 무엇일지 생각해 볼 필요성이 있음을 알게 했다.

Situation상황 설명은 무슨 일이 생겼는지, 왜 의료전문인의 도움이 필요한지에 대해 소통하는 단계로 간단해야 하고 10초를 넘기지 않는 것이 좋다. 먼저 전화하는 사람이 누군지, 어디서 전화하는지 밝히고 환자의 이름과 성별과 나이, 그리고 환자의 주요 증상에 대해 간단히 말해야 한다.

Background배경 설명는 상황에 대한 배경을 설명하는 단계로 듣는 사람이 상황에 대한 전후사정 및 경위에 대해 파악할 수 있도록 해야 한다. 입원 사유, 임상적 상태, 기저질환 등에 대해 구체적으로 전달되어야 한다.

Assessment사정, 평가, 판단 단계에서는 가장 적절한 조치를 결정하기 위해 필요한 정보자료로, 환자의 최근 Vital Sign과 Lab data를 포함한 정량적 또는 정성적 정보자료들이 제공되고 환자 상태에 대한 임상적 판단이 포괄적으로 이루어져야 한다.

Recommendation제안 및 추천은 환자에게 현재 상황에서 필요한 조치에 대해 말하는 단계로 정보와 관련하여 구체적이고 묘사적인 설명이 이루어져야 하며, 어떤 의료적 다음 단계와 처치가 취해져야 하는지, 무엇이 필요한지, 얼마나 빨리 조치 돼야 하는지에 대한 명확한 상황적 제안이 제시되어야 한다.

SBAR를 이용한 의사소통은 간호사-의사와의 의사소통의 만족도를 크게 상승시켰고, 표준화된 도구의 사용으로 객관적이고 적시의 정보제공이 이루어짐으로 정확성과 이해도를 높이는 데 도움이 되었다고 보고되고 있다. 이는 표준화된 형식의 사용은 청자와 화자 간의 정해진 형식 하에 소통이 구조화되어지고, 바쁜 상황에서 중요하고 핵심적인 정확한 환자의 정보를 전달하는 과정이 스키마schema로 내재된 틀로 되어 있어, 정보전달의 훈련과 적용에서 정확성과 명확성을 구체화할 수 있다.[15]

구조화된 도구 SBAR을 이용한 의료진 간의 의사소통 효과를 확인한 체계적 고찰에서 의사와 간호사는 환자의 상태와 치료계획 등 공유된 정보로 인해 협력과 상호보완적인 포괄적 이해로 환자의 안전과 건강성과에서 지속성과 효율성을 가져옴을 확인한 바 있다.[16]

---

15 Wang, Y., Wan, Q., Lin, F., Zhou, W. & Shang, S.(2018). Interventions to improve communication between nurses and physicians in the intensive care unit: An integrative literature review. International Journal of Nursing Science;5:81-88. https//doi.org/10.1016/j.ijnss.2017.09.007

16 김미영·김경숙(2018). SBAR를 이용한 의사소통이 간호사의 의사소통 인식과 환자안전에 대한 태도에 미치는 효과. 《임상간호연구》24(1), 23-33. https://doi.org/10.22650/

표 2. 표준화된 의사소통 도구(SBAR) 요약[17 18 19]

S (Situation 상황)	• 당신은 누구인지, 병동·병실·환자에 대해 알립니다. • 당신이 연락하고자 했던 상황이 무엇인가요? • 문제가 무엇이고, 언제 시작되었고, 얼마나 심각한지를 알립니다.	상황 제시를 기본 정보로 전달한다.
B (Background 배경)	• 청자가 정보를 정확하게 인지할 수 있게, 'Mental image'로 전달되도록 한다. • 환자 정보(연령, 성별, medical history)을 전달한다. • 현재 상황과 관련하여 중요한 임상적 정보를 전달한다. - 입원 시 진단명과 입원일 - 최근의 약물 투여, 알레르기, 정맥주사, 혈액검사 목록 - 가장 최근 활력 증후 - 혈액검사 결과: 검사 일자, 시간, 이전 결과와의 비교 - 그 밖의 주요임상적 정보 - 상태 코드 등	상황에 관련된 구체적인 정보를 설명한다.
A (Assessment 평가)	• 환자 평가에 근거한 문제 진단(Diagnosis) • 문제 및 요구리스트(Problem list) • 처치 내용(Actions taken) • 간호사의 상황에 대한 평가와 건강 평가 및 사정 결과는 무엇인가요?	상황과 관련된 간호사의 평가결과를 제시한다.
R (Recommendation 제안)	• 간호사의 상황 해결을 위한 제안 또는 해결 대책을 위한 추천의견은 무엇인가요?	문제해결 및 대책을 위한 의견을 제시한다.
기록을 남긴다: **• 환자의 상태변화와 의사에게 보고된 사항을 기록으로 남깁니다.** **• SBAR 서식에 기록 및 적용점을 기록하고, SBAR 의사소통 내용을 EMR 서식화하도록 한다.**		

JKCNR2018.24.123

17 Institute for healthcare Improvement(2017) SBAR Tool http://www.ihi.org/resources/Pages/Tools/SBARToolkit.aspx

18 NHS England and NHS Improvement(2021) SBAR Communication Tool https://www.england.nhs.uk/wp-content/uploads/2021/03/qsir-sbar-communication-tool.pdf

19 NHS Institute for Innovation and Improvement(2010) Safe Care SBAR Implementation

나가며 : 효과적인 의사-간호사 간 의사소통과 환자안전

의사와 간호사는 의료전문직 군으로 급성기 의료기관에서 무엇보다 중요한 의료제공자이다. 특히 임상 실무적으로는 두 전문직 그룹이 각기 구별되는 업무와 고유의 직무를 담당하지만, 대상자인 환자와 가족의 의료기관 서비스를 경험하고 만족하는 데는 상호 간 긴밀한 연계와 협력적 서비스의 제공이 필수적이다. 정확한 환자의 경험을 이해할 수 있고 관련 정보를 파악하고 이를 통합적으로 의사소통함으로써 두 그룹의 상호호혜적 업무성과를 달성할 수 있다. 의사와 간호사의 정확한 의사소통은 환자의 안전과 직결되므로, 환자를 위한 의료서비스의 협업과 팀워크를 강화해야 한다. SBAR 과정 등 표준화된 의사소통의 도구와 가이드라인이 필요하고, 의사와 간호사 상호 간 직무 이해와 상호존중 및 협업을 위한 조직문화 개선과 지원체계 등 다각적인 접근이 필요하고 의사소통을 위한 지속적인 교육과 훈련이 필요하다.

---

and Training Guide https://www.england.nhs.uk/improvement-hub/wp-content/uploads/sites/44/2017/11/SBAR-Implementation-and-Training-Guide.pdf

8장

의사가 하고 싶은 말과 환자가 듣고 싶은 말의 차이

김현정[1]

들어가며

여러 문제가 뒤얽혀 해결이 쉽지 않아 보이는 우리의 왜곡된 의료 현실에서 '만족스러운 의사와 환자 관계'는 실현 불가능한 것일까?

얼마 전 〈사장님 귀는 당나귀〉라는 일요일 저녁에 방영되는 KBS의 예능 프로그램을 보게 되었다. 프로그램 형식은 사장님의 '갑질'을 보여주고, 갑질을 당하는 직원들의 심정을 들어본 후, 패널들이 '갑질'이라 생각하면, '갑' 벨을 누르는 것이다. 매번 사장은 '그런 의도가 아니었다'고 하며, 직원들은 '참 속상하다'고 하며, 아무런 상관없는 패널이 보기에도 '저건 너무 했다'는 이야기들이 대부분이다. 일종의 '관찰 예능' 프로그램이라 가끔 보면서 그냥 웃고 지나가는 편인데, 지난주에는 환자 경험에 대

1 세종충남대병원 헬스케어센터 센터장.

한 이 책을 준비하는 시점에 봐서인지 심금을 울리는 갑의 이야기가 있어, 그 이야기로 이 글을 열고자 한다.

이날 '갑'인 사장은 유명한 일식집 셰프였다. 직원인 4명의 고용된 셰프에게 30분 만에 비싼 재료로 신메뉴를 만들어내라고 했고, 이들이 불편한 심기를 드러내는 내용으로 시작됐다. 그런데 그 프로그램 말미에 사장이 직원들에게 다음과 같은 말을 한다. "OO과장님, 과장님에게 이 우동은 이번 달에 나가는 500번째 같은 우동일 수 있지만, 이 우동을 먹는 고객은 우리 식당에서 처음 맛보는 첫 우동이라는 것을 잊지마세요"라고 말이다. 정말 식상한 표현 같지만, 그날따라 이 이야기를 듣는 순간, 누군가 나의 머리를 한 대 내리치는 것과 같은 울림이 전해졌다.

대한민국의 의료 현실에서, 특히 대학병원의 외래진료에서 '3분 외래'는 당연한 것이고, 입원한 환자 또한 예외는 아니다. '바쁜 의사 선생님'의 병원 및 연구 일과 중에 잠시 짬을 내어 겨우 와주시는 하루 한두 번 있는 짧은 회진시간에, 환자들은 하루종일 침대에서 궁금했던 질문들을 두서없이 쏟아내고, 그 답을 어떻게든 얻어내야 하는 것이 현실이다. 이러한 상황은 마치 의사가 500그릇의 우동 중 한 그릇처럼 환자를 대하고 있고, 환자는 기대와 궁금증을 가득 담은 마음으로 그 첫 우동을 맛보듯 의사를 만나는 괴리의 순간이 한국 의료의 현재라는 생각이 들었다. 환자를 만나는 것이 업무 중 하나인 의사를 20년 동안 지나오면서, 나는 왜 이제야 깨달았을까?

다른 직종에 있는 사람들은 이미 다 아는 이야기일까 궁금해, 고객관리 전문가에게 바로 질의를 했더니 고객 응대 교과서의 첫 장이 그 이야기로 시작하는 너무나 당연한 이야기라고 한다. 우리는 처음으로 환자를 만나는 의대생 실습 순간에도, 의사면허증을 받아들고 수련의 기간에도, 전임의와 전문의를 거치면서 한 번도 그 당연한 것을 이해하지 못한 채 매일 피로에 파묻혀, 아무리 환자를 봐도 그 숫자는 줄지 않고 끊임없이 나타나는 환자들을 영혼 없이 무심하게 대하고 있었다. 그 무심함을 깨닫지도 못한 채 수십 년 동안 의사 생활을 하고 있다는 현실을 깨닫게 되었다.

다행인 것은 요즘 배출되는 의사들은 의무적으로 의사국가고시 과목에 표준 환자를 진찰하는 과정을 시험 보게 되어있다. 모의 병력 청취를 잘하는지 신체검진을 얼마나 충실히 하는지를 평가하고, 환자 관점에서 그 학생과 대화하는 것이 어떤 느낌이었는지를 알려주는 과정이 들어있다. 하지만 실제 의사·환자 관계에서 필수 요소인 친밀감과 신뢰를 통해 치유를 향한 협력적 동반관계로 발전해나가는 과정에 필요한 '환자와 인사하기', '환자의 이름을 확인하면서 회진하기', 환자를 존중하는 마음과 관심을 표명하는 눈 맞춤이나 자세 등으로 표현되는 '비언어적인 소통을 원활하게 하기', '충분히 경청하고 공감하기' 등에 대한 교육은 의과대학 교육과정에서 그 중요성이 충분히 부각되지 않고 있으며 교육과 실습이 이루어지지 않는 경우가 대부분이다.

효과적인 의사소통은 교육과정에서 충분히 가르칠 수 있고 누구나 배울 수 있다. 효과적인 의사소통을 통해 면담 시간을 줄일 수 있으며, 치료에 대한 환자의 이해와 순응도가 향상되고 의사와 환자 관계의 만족도가 높아진다. 의학적 병력 청취는 과학적 엄밀함이 요구되는 한편 의사·환자 관계 형성에는 '의사소통 기술'과 '사회성'이 필요한데, 이 두 가지 기술은 상반되는 특성을 가지게 된다. 임상의학은 과학이나 인문학으로 분류되기보다 이 둘을 아우르는 융합적인 학문 또는 예술로 불리기 때문이다. 의료 현장에서의 의사소통의 가장 큰 한계를 단 한 줄로 정리한다면, 의사가 하고 싶은 말과 환자가 듣고 싶은 말의 차이가 너무나 크다는 것이다. 이 차이를 극복하는 것이 의사·환자 간 의사소통의 핵심이라고 할 수 있다. 이 장에서는 이러한 차이를 극복할 방법에 대해 논하고자 한다.

— 환자를 안심시키는 가장 중요한 준비: 환자를 파악하라!

피터 드러커Peter F. Drucker는 환자들에게 가장 중요한 단 하나의 니즈needs가 바로 '안심'이라고 했다. 환자의 안심하고 싶은 욕구에 초점을 맞춤으로써 환자만족도와 충성도를 높일 수 있다고 주장했다. 환자의 감정을 이해한다는 공감의 메시지일 수도 있고 환자의 입장과 눈높이를 고려한 설명일 수도 있다. 여기서 가장 큰 문제는 환자의 입장과 눈높이를 파악하는데 의사가 시간을 쓰지 못하고 있다는 것이다.

2003년 필자가 전공의로 근무하던 강남세브란스병원에서의 일이었다. 피부과의 특성상 다양한 협진 의뢰가 오는데, 특히 가정의학과 협진은 특별한 경험이었다. 강남세브란스병원 가정의학과는 은퇴하신 이혜리 교수님의 지도하에 전통적으로 환자 차트를 한 명 한 명의 서사가 담긴 오디세이처럼 기술하였다. 필자는 피부과 의사다 보니 환자에 대해 협진 의뢰를 받을 때 의무기록을 접하게 되는데, 어린 마음에 '이 쓸데없는 대서사시는 누구를 위한 것인가'하는 건방짐에 사로잡힌 적도 있었다. 하지만 20년 정도 임상을 하다 보니 그 대서사시는 환자의 입장과 눈높이를 이해하는데 필수적인 요소라는 것을 새삼 느끼게 된다. 다만 그 대서사시를 '기록하는 사람이 누군가'에 대한 문제는 현재 대한민국 의료의 한계이기는 하나—당시에는 가정의학과 전공의들의 주요 업무이기는 했다—간호사들이 입원 환자에 대해 조사하는 과정에서 효율적으로 정보를 수집하는 방법을 같이 고안하다 보면, 실제 의사가 환자를 회진할 때 이미 숙지한 이 사회적 정보에 기반하여 설명을 할 수 있을 것 같다. 바꿔 말하면, 오지랖 넓게 환자를 이해하는 누군가를 반드시 만들어야 한다. 이러한 환자 인생에 대한 대서사시를 차치하더라도, 병원에 방문하는 그 순간부터 관심 있게 환자를 관찰하고 응대하는 과정에서의 정보도 환자를 이해하는 작은 역사가 될 수 있다.

외래에서의 이야기지만 대부분의 병원은 이미 진상 환자는 접수에서부터 그 기운을 과시하게 된다. 수납, 접수, 외래진료접수 등을 거치면서 그 환자의 진상 포스는 충분히 공유되는 경우가 대부분이다. 솔직히 말하면 이미 이 환자에 대해 경고 메시지는 메모, 카톡, 원내, 메시지 창을 통해서 진료를 보는 의사에게 이미 전달이 되게 되며, 이를 숙지한 의사는 현명하게 난감한 상황들을 모면하게 된다. 이미 정보가 인지되었기 때문이다. 물론 예외적인 어려운 경우도 있다. 진료실에 들어오기까지는 아주 나이스 했는데, 진료실에서 어렵게 하는 경우가 존재하기는 하나 말 그대로 예외의 경우이다. 대부분은 처음부터 진료과정에 대한 '신뢰가 없고, 안심하지 못하는 상황'에서 진상의 시작이 된다고 해도 과언이 아니다.

모든 것을 의사가 파악하는 것이 아니라 환자를 대상으로 하는 모든 병원 내 이해관계자가 환자에 대한 관심을 바탕으로 그 환자가 안심할 수 있는 환경을 만드는 것이 절실히 필요한 상황이다. 입원 환자도 마찬가지 상황이다. 의사가 환자를 만나는 그 순간은 어찌 보면 병원 생활 중 너무나 짧은 시간임에 틀림이 없다. 물론 그 시간은 환자와 보호자가 너무나 기다리고 기다리는 시간임은 환자 경험에 조금이라고 관여하는 이해관계자라면 누구나 주지하는 바이다.

최근에 의료인들은 병원 생활의 에버랜드 또는 디즈니랜드라고 할 수 있는 〈슬기로운 의사생활〉이라는 드라마를 무척이나 부러워하기도, 시기하기도 했다. 어쩌면 저렇게 환자의 모든 것을 알고 그들이 원하는 말만 하는지, 의사들은 부러워하고 환자들은 자신의 의사를 원망하는 시간이었을 것이다. 하지만 드라마에서는 환자 한명 한명의 입원 전 이야기들, 입원 동안의 생활과 감정들이 충분히 노출되고 이를 반영한 반응이었으니 가능했을 것이라는 한 의사의 변명 아닌 변명을 하고 싶다. '누군가 나에게도 저렇게 환자의 모든 것을 알려준다면, 환자가 원하는 말을 좀 더 잘 할 수 있을텐데'라는 의사의 바람을 의료진 모두 합심하여 해결한다면, 결국 이는 환자가 원하는 말을 할 수 있는 의사를 만드는 원천이 될 수 있을 것이다. 우리 모두 환자의 모든 것을 알아내는 탐정detective이 되자.

— 의사들이여, 잊지 말자: 지지적 의사소통, 경청 그리고 예단 및 예측 금지

의사들이 환자를 만나는 과정 중에 무의식적으로 내뱉는 말이 있다. "그건 별거 아니에요"라는 말이다. 의사는 환자가 의사를 만나서 한마디를 하기 위해 고민과 걱정, 염려한다는 것을 모두 무시한 채, 말이 채 끝나기도 전에 재빠르게 "그건 별거 아니에요"라는 말을 내뱉곤 한다. 환자의 감정과 생각을 이해하지 못한 채, "그건 별거 아니에요"라고 말하는 순간, 이후 '그것이 얼마나 별거인지를 설명'하기 위해, 더 많은 시간을 써야 한다는 것을 알면서도 말이다. '공감'의 다른 말은 '이해'이다. '당신이 그렇게 생각하고 느낄 수 있다는 것을 이해합니다'라는 공감이 또 하나의 치료가 될 수 있다는 것을 잊어서는 안 된다.

필자가 환자를 보면서, 치료가 잘 진행된다고 여기는 상징적인 과정이 있다. 수개월을 기다려서 찾아온 환자가 그간의 힘듦을 의사에게 이야기하면, 바로 치료에 대해 안내를 하는 것이 아니라, "그동안 얼마나 힘드셨어요"라는 한 마디를 건네면, 환자나 보호자는 눈물을 흘린다. 이때, 의사는 티슈를 건네며 눈물이 멈출 때까지 기다렸다 눈물이 멈추면 그때 치료에 대해 본격적인 설명을 시작한다. 실제로 그 시간은 2~3분 남짓한데, 그 시간 후 치료 과정들은 마치 물 흐르듯 자연스럽게 지나간다. 환자의 치료 과정에 적극적인 협조와 교육의 수월함은 필연적으로 따라오는 선물이 된다.

환자는 어느 누구도 편안한 상태에서 의사를 만나는 경우는 드물다. 그 불안감과 걱정에 대한 안심을 얻으러 온다. 스스로가 아무리 생각해도 무분별하게 널려있는 의학 지식을 아무리 뒤져도 해결되지 않는 걱정과 아픔 때문에 의사를 찾는 것이다. 그렇다. 그들은 힘든 것이다. 힘든 사람에게 힘들다고 공감해주는 것이 바로 지지적 의사소통이다. 이후에 그 어려움과 난관을 같이 헤쳐 나가는 동지가 바로 의사라는 안심을 주는 것이 그 무엇보다 중요하다. 그 과정을 원활하게 진행하기 위해서 질문을 잘 하는 것도, 잘 듣는 것도, 듣는 중에 상대방 발언의 의도와 감정을 헤아리고 적절한 반응을 보이는 것도 모두 중요하다.

또 하나 염두에 두어야 할 중요한 원칙, '예단하지 말자! 예측하지 말자!'이다. 이는 의사와 환자의 의사소통에 관한 서적이나 자료에 빠지지 않고 등장하는 말이 있다. 시간을 아끼기 위해 환자의 말을 듣지 않고 끊어버리려다가 더 많은 시간을 낭비할 수 있다는 것이다. 환자의 말을 들은 후 이해했다는 피드백을 환자에게 보내지 않고 바로 의사가 처방에 관한 이야기를 하거나, 의사가 하고 싶은 말로 이어가면 안 된다. 이럴 경우 환자는 '내가 한 말을 의사가 듣기는 했나', '내가 표현을 잘못해서 의사가 혹여나 알아듣지 못한 것은 아닌가'라는 생각에 불안해진다. 의사는 반드시 환자가 호소한 증상을 짧게나마 '요약'하고 이를 공감한 표현으로 '피드백 주는 것'이 필요하다. 이렇듯 메시지를 잘 듣고 적절히 반응하는 것이 중요한 대화의 기술이다. 진료 중, 환자의 말에 긍정적인 반응을 보이며 대화한 의사 그룹의 평균 진료시간이 그렇지 않은 의사 그룹의 평균 진료시간보다 오히려 짧게 나타났다. 환자도 자신의 말을 의사가 제대로 이해했다고 느끼면, 더는 같은 말을 반복하거나 길게 말할 이유가 없기 때문이다.

— 의사들이여, 배우가 되어라:
몸짓언어과 목소리 활용

실제로 외래에서보다 입원 회진 시에는 더 효과적으로 '비언어적인 소통'이 가능하다는 것을 유념해야 할 것이다. 외래진료 시, 의사 대부분이 3분도 채 안 되는 시간 동안 모니터를 보면서 기록하고, 처방하고, 설명하느라 극단의 경우 한순간도 환자를 쳐다보지 못하고 내보내는 경우도 발생할 수 있다. 하지만 회진 동안에는 다행히 모니터도 없고, 오롯이 환자의 눈을 보면서 그리고 환자 전반의 상황을 스캔하면서 상태를 이해하는 비언어적인 의사소통이 90% 이상을 차지하는 과정이기 때문이다. 일반적인 의사소통 상황에서 '언어적 표현의 요소', 즉 '말'이 차지하는 비율은 7%에 불과하며, '비언어적 표현의 요소'가 차지하는 비율이 93% 정도로 매우 높아[2] 회진 시에는 비언어적 의사소통을 적극 활용할 수 있는 좋은 기회가 될 수 있다.

회진 시, 되도록 앉아서 이야기하는 것이 좋다. 환자가 누워있거나 앉아있는 상황에서 의사가 서서 이야기하기보다는 침상이나 의자에 앉아 대화를 나눌 때, 환자는 심리적으로 안정감을 느끼고 의사의 말에 대한 집중도 역시 높아질 수 있다. 이때 단조로운 목소리로 비보를 전하는 전령사가 아닌, 환자 앞에 당신과 전쟁을 같이 치르는 장군의 심정으로 조금은 과장되게 환자와 소통하는 것도 효율적인 의사소통의 방법일 수 있다. 조금은 큰 목소리로, 조금은 톤의 높낮이를 만들어서, 조금은 손짓을 섞어서 마치 무대의 주인공이 된 듯이 환자와 보호자를 집중시키는 것이 그 무엇보다 중요하다.

회진이 끝난 후 가장 허무한 순간은 환자가 담당 간호사에게 "그래서 의사 선생님은 뭐라 하신 거에요?"라는 순간이며 그 순간 간호사도 "저도 잘 몰라요, 끝나고 전공의 선생님한테 다시 물어보고 알려드릴께요"라고 답한다면 당신의 그 소중한 회진시간은 차라리 잠과 바꾸는 것이 나은 시간일 것이다. 항상 방송 출연하기 전에 작가나 연출자는 필자에게 요구한다. 상대는 중2 수준임을 잊지 말아 달라는 부탁 말이다. 물론 예외적으로 의학적인 전문가가 나의 환자나 보호자가 될 수 있다. 하지만 그 경우라도 그 몇몇을 제외하고는 모두가 전문가일 가능성은 전무하다.

---

2 1971년 미국 UCLA 심리학과 앨버트 메라비언(Albert Mehrabian) 교수는 『침묵의 메시지(Silent Messages)』(1981)에서 두 번의 실험결과를 통해 다음을 밝혔다. 의사소통 시, 듣는 사람이 말하는 사람의 메시지를 받아드릴 때, 말하는 내용은 7%, 목소리는 38%, 보디랭귀지는 55%의 비중으로 받아드린다는 것이다(7:38:55 비율을 메라비안 법칙이라고 한다). 즉, 커뮤니케이션 상황에서 언어가 차지하는 비율은 7%밖에 되지 않으며, 비언어적인 요소가 93%를 차지한다고 밝혔다.

필자의 시어른이 말기 암으로 치료 중인 기간에 있었던 일이다. 그 담당 전임의는 언뜻 보아도 수십 명의 암 환자에 시달리고 있다는 것을 온몸으로 발산하는 중에 우리 시어른의 보호자 중 사위와 며느리가 의사라는 사실을 인지하였다. 그 이후 설명은 그 두 명에게 집중이 되고, 정작 비의료인 직계 자손인 아들과 딸은 심도 있게 진행되는 그 대화 도중 분노에 찬 목소리로 "제발 알아듣게 설명해주세요"라는 불만을 표시하고 말았다. 의사의 설명 목적은 단 한 가지이다. 환자와 보호자가 알아듣게 설명하는 것, 이 단 한 가지의 목표만을 가진다는 것을 염두에 두어라. 의사는 말, 몸짓, 목소리 그리고 표정을 모두 활용하여 효과적인 의사전달에 집중해야 할 것이다. 설명 중 의료진끼리 소통하는 경우, 환자가 소외감을 느끼지 않도록—마치 해외학회 가서 우리나라 사람끼리 이야기하고 옆에 있는 외국 친구에게 다시 영어로 우리가 한 이야기를 요약해서 설명하는 것처럼—의료진들과 환자가 함께 소통하도록 시간을 가져야 한다. 그래야 회진이 끝나고 간호사들도 같은 내용을 공유하게 된다. 정보의 불균형, 이것이 입원 환자의 불만족 중 가장 큰 원인이기 때문이다. 훌륭한 무대를 끝낸 배우처럼, 설명이 끝난 후 그 멋진 공연에서 박수를 받는 심정으로, 모두가 쳐다보고 이해하도록 말하라.

— 의사들이여, 첫사랑을 기억하자: 시간의 안배

나에게는 밀려오는 환자들 중에 한 명이지만, 환자는 '나'라는 의사를 처음 만나는 순간이다. 이 첫 순간에 가장 중요한 것은 고도의 집중력으로 환자를 응대해야 한다. 그 첫 찰나의 순간에 환자 및 보호자는 의사에 대한 평가를 완성하기 마련이다. 그 순간을 완벽하게 하기 위한 가장 쉬우면서 필수적인 행동은 환자를 힐끗 쳐다보는 것이 아니라 환자의 얼굴에 시선이 잠시 머물러야 한다는 것이다. 약 2~3초 정도의 시간을 투자하면 된다, 첫사랑을 만났을 때 어느 누구도 상대의 눈을 바라보지 않고, 귀 기울여 이야기를 듣지 않고, 내 할 말만 하는 사람은 없다. 첫사랑을 만나고 있는 순간에 우리는 그 첫사랑의 모든 것을 알아내려 최대한 노력한다.

만나야 할 환자가 여러 명인 것은 의사의 숙명이다. 이때 나를 처음 만나는 그 환자에게 조금 더 시간을 들이고 노력을 기울이는 현명한 '시간의 안배'가 중요하다. 이미 파악된 환자를 소홀히 하라는 것이 아니다. 우선, 대화를 시작하면서 환자를 파악하는 것이 가장 좋다. 지난번 진료는 언제였고, 언제 검사 하셨고 등에 대해 이야기 하며 환자를 심층적으로 파악하라. 혹여 정확한 정보를 모르겠으면, "잠시 이전 진료를 좀 확인해 볼게요"라고 말하고, 최선을 다하여 환자를 파악하고 있다는 것을 보여주는 소통을 일상화되는 것이 무엇보다 중요하다. 단지 1분 정도 소요되는 시간이다. 이에 더하여 신상이나 개인정보를 환자 차트에 기록하였다가 다음에 올 때, 물어보라. "여행은 잘 다녀오셨어요?", "학교는 잘 다니나요?" 등을 양념처럼 30초 정도 추가한다면, 의사의 감성적인 접근과 관심을 보이는 추가 소통 기술까지 보유하게 된다.

— 의사들이여, 예의를 갖추자: 킹스맨이 아닌 킹스닥터가 되자

얼마 전 필자가 근무하는 건강검진센터에 칭찬 메세지가 하나 도착했다. 기자의 쓴 글이어서인지 너무나 생생한 그 감동이 전 직원에게 전해졌고, 일부 직원은 눈물을 흘릴 정도로 진심을 담은 감사의 글이었다. 그중 가장 감동한 부분은 '자리에서 일어나 자기를 소개하는 의사'였다고 한다. 예진을 하는 가정의학과 교수가 들어오는 환자를 일어나 맞으며 저는 누구라고 소개하는 그 순간, 검진자는 검진에 대한 두려움을 사라지고 검진 과정 내내 만족감이 충만해졌다고 한다. 솔직히 그 수검자가 기자인지는 그 글을 받을 때 알았다. 모든 병원에는 VIP가 방문한다. 의사들은 자발적이든 타의적이든 그들에게는 대부분이 일어서서 맞고, 소개하고, 인사를 한다. 하지만 평범한 환자들에게 그러한 응대는 이루어지지 않는다. 모두를 VIP라 생각하고 대하는 예의를 갖추는 것이 중요하다.

환자를 진단하기 위해서는 시진, 촉진, 청진, 타진 등의 신체검진을 할 수밖에 없다. 물론 요사이 검사에만 의존하는 의사들만 양산된다고 걱정하는 목소리가 많지만, 의료의 시작은 이러한 신체검진이라는 것은 누구나 부정할 수 없다. 이 과정에서 환자를 배려하는 법을 익혀야 한다. 환자를 당황스럽게 해서는 안 되며 옷이나 방포方袍 등으로 환자의 예민한 부위를 가려주고 진찰하는 중에 환자가 불편해하지는 않는지 살펴야 한다. 환자가 어떤 자세를 취해야 할 때는 쉽게 설명하면서 자세를 잡도록 도와준다. 실제로 촉진이 가장 오래되고 효과적인 의술이라는 말이 있다. 신체검진을 위한 촉진이나 환자를 격려하기 위한 터치 등 환자에 대한 의사의 배려 깊은 신체적 터치는 치유의 본질에 가까운 기술이자 비용효과 측면에서도 더없이 좋은 치료술이다.

이후 검사 처방을 할 때 환자를 납득시키는 데 시간적 제약이 있을 때는 의사가 검사 항목과 목적을 먼저 알려주고 진료실 밖 직원이 검사 방법 등 추가적인 설명을 대신할 수 있다. "검사 방법에 대해서는 밖에 있는 저희 직원이 자세히 알려드릴 겁니다" 정도의 안내를 해주는 것이 좋다. 검사 처방을 하는 과정에서 이루어지는 적절한 설명은 검사에 대한 환자의 불안감이나 걱정을 줄여줄 뿐만 아니라, 검사실에서 일어날 수 있는 불필요한 갈등이나 시간 소모를 막아줄 예방책이 되기도 한다. 무엇보다 이 검사가 환자 자신에게 꼭 필요한 것인지 의구심이 드는 상황을 방지하고, 의사의 결정을 신뢰하도록 돕는다.

검사 결과를 설명할 때도 예의를 갖추어 순서대로 설명하다. 우선 무슨 검사를 설명하려는지 먼저 이야기한다. 이전 검사 결과를 구체적으로 언급하면서 이번 검사가 무엇을 확인하려고 했던 것인지 알려주어라. 검사 결과를 설명하는 상황에서 검사 결과의 의미를 이해하기 쉽게 해석해주는 것이 중요하다. 마치 번역가가 이국의 언어뿐만 아니라 문화적 배경까지 독자에게 전달하는 것처럼 말이다. 이처럼 환자의 언어는 물론 환자가 처한 상황과 개인적 삶의 맥락까지 이해하려고 노력하는 의사의 설명을 듣다 보면, 예술 작품을 감상할 때처럼 나도 모르게 '아하'하고 감탄하게 된다.

환자 행동을 변화시키는 의사의 의학적 조언과 주의사항은 환자의 질환에 영향을 미칠 수 있는 중요한 의학적 조언이다. 다시 강조하지만 주의사항을 알려주는 일이 의례적인 잔소리처럼 들려서는 안 된다. 그러기 위해서는 전달하는 내용과 방법에 대한 고민이 필요하다. 이 조건을 지킬 것인가 말 것인가는 환자의 선택이지만, 의사의 표현 방법이나 설명 방법은 환자의 선택에 영향을 줄 수 있기 때문이다. 물론 이러한 예의를 갖추려면 마치 킹스맨의 요원들이 멋진 수트로 치장을 하듯 깨끗한 가운, 환자의 귀를 거슬리지 않는 신발, 용모 단정함을 챙기는 것이 중요하다. 예의라는 것은 혼자만의 것이 아니다. 상대방에게 보여지는 것이다.

의사들이여, 예습과 복습을 철저히 하자: 예진 설문지를 활용하자

환자들의 가장 큰 불만은 항상 일치한다. 환자들의 기다리는 시간은 통상적으로 일찍 온 시간까지 합하면 한 시간 정도인데, 정작 진료실에서 의사를 만나는 3분 남짓한 시간에 자기의 상태를 만족스럽게 설명하지도 못하고, 의사들은 그 짧은 시간 동안 환자를 파악하기에 힘에 부치는 상황이 환자 눈에도 보인다는 것이다. 이때 가장 효과적으로 환자를 예습하는 방법은 기다리는 동안 환자가 성실히 작성한 예진 설문지를 참고하는 것이다. 진료 중 가장 공허한 문답 중 하나는 "얼마나 오래 되었나요?"라는 질문과 그에 대한 대답이다. 예상했듯 이 질문에는 현답이 나올 수 없다. 미리 예진 설문지에 구체적으로 기술하게 한다면, 이 시간은 2초 만에 마무리 할 수 있는 것이다. 항상 수능이 끝나면 1등의 합격자에게 인터뷰가 이루어지는데, 10중 9명은 "예습 복습을 철저히 했어요"라는 당연한 답변을 내놓는다. 그 당연한 과정이 반드시 의료과정에서도 이루어져야 한다. 예진으로 예습을 완벽하게 했다면, 학습에서 복습이 중요하듯이 진료 상담과정에서 완벽한 마무리 또한 아주 중요한 부분임을 잊지 말아야 한다. 인간의 기억력은 주관적이다. 사람은 주로 절정기와 마지막을 기억하는데 환자에게는 우리의 장황한 진료 과정 중 가장 잘 기억하는 순간이 마지막 순간일 가능성이 높다. 바쁜 상황에서도 환자 한 사람 한 사람의 상황에 맞는 말을 생각해내고 환자가 웃으며 진료실을 떠날 수 있도록 해주는 의사들을 보면서 말로 표현되는 배려의 힘을 새삼 느끼게 된다. 찰나같이 짧은 진료시간이지만 의사가 환자에게 설명한 것들 중 가장 잊지 말아야할 것을 복습노트처럼 한 번 정리해주는 것이 중요함을 잊지말자.

입원 환자에게 담당 의사의 회진은 안도감을 준다. 또한 회진을 도는 동안 현재 진행되는 진료 경과를 이해하고, 입원 기간 전후의 생활을 계획할 수 있게 해주므로 아주 중요한 일정이다. 현재 세브란스병원 등에서 '회진 카드'를 사용하고 있는데, 이는 입원하는 날 환자의 침상에 담당 교수의 회진시간이 적힌 엽서를 올려두고 회진 시 물어볼 상황 등을 환자가 쓸 수 있게 하는 방법이다. 또 의사가 정해진 시간에 회진을 왔는데 환자가 자리에 없어서 못 만나고 갈 경우, 다시 상담할 수 있는 시간이나 기회를 안내하는 엽서도 놓아두었다. 그랬더니 회진에 대한 환자들의 만족도가 눈에 띄게 향상되었다. 이 역시 예습의 중요한 예라고 할 수 있다. 회진 시간 동안 환자에게 공감하고, 진료 및 치료 과정을 환자, 간호사, 의사가 철저한 팀워크로 움직이고 있음을 이해시키는 과정은 거의 예술적인 행위라고 볼 수 있다. 시선을 어디에 두고, 환자에게 어떤 목소리로 이야기하며, 어떤 자료를 적절히 보여주고, 회진에 합류한 간호사에게 이를 효과적으로 전달하는 행위는 마치 연극공연처럼 잘 짜여야 한다. 회진이 끝난 후 우리는 무대의 배우들처럼 박수를 받고 떠나는 것이 아니라 온라인으로, 오프라인으로 그 내용을 공유하는 복습시간을 잊지 말아야 한다. 오늘 회진 중에 나온 이야기는 환자를 중심으로 모든 이해관계자가 같은 정확한 정보를 갖게 하는 복습 노트로 작성되어 공유되어야 한다.

— 의사들이여, 과정을 철저히 이해하자: 회진은 전, 중, 후 3단계이다.

아무리 훌륭한 의사소통 기술이 장착되어도 회진의 전 여정을 시간적으로, 공간적으로, 그리고 내용적으로 구조화하여 이해하지 않으면 중구난방의 과정이 될 수밖에 없다. 구조화된 회진의 필수 요소는 결국 '회진의 전, 중, 후'라는 시간적인 흐름에서 누가 무엇을 이야기하고, 이를 공유하는냐의 예술적인 배치라고 이야기할 수 있다.

회진 전에는 회진이 언제 시작되는지를 서로가 공유하는 것이 가장 중요하다. 준비되지 않은 집에 손님이 찾아오면 최악의 접대가 된다는 것은 누구나 안다. 회진을 일정한 시각에 시작하고, 되도록 이 시각을 환자를 포함한 모든 이해관계자가 인지할 수 있게 하는 것이 중요하다. 의사들은 환자를 만나기 전 환자에 관한 내용을 미리 의료진끼리 공유하는 것이 필수다. 간밤에 환자에게 일어난 상황 및 검사 결과가 철저히 파악되지 않는 회진은 산책일 뿐이다. 회진 카드를 이용하여 예습하고, 환자에게 어려운 이야기를 해야 하는 경우 회진 전 감정관리 및 회진 중 나의 이미지에 대한 트레이닝을 통해 완벽한 공연을 준비하는 배우가 되어야 한다. 의사의 개인적인 감정은 절대 환자에게 전달되어서는 안 된다. 이를 조절하여 회진이라는 여정을 나서는 것이 중요하다. 회진이라는 신성한 의식을 준비하는 사제의 심정으로 의복을 단정히 하고 나의 이름을 정확히 알릴 명찰을 준비하는 의식ritual이 필요하다.

회진을 시작하는 시점에 놓친 정보를 마지막까지 공유하기 위해서 회진전용 엘리베이터를 활용한다면 정확한 시간에 회진을 시작할 수 있을 뿐만 아니라 환자를 만나기 전까지 자유롭게 논의할 수 있는 공간이 마련되기 때문에 좋다. 회진 중 환자의 머리맡에 병동의 의료진이 준비한 대쉬보드에 적힌 환자의 상태를 미리 기록해둔다면 좋다. 검사시간, 금식 상태, 환자가 필요한 서류 등 회진 중에 힐끗 보기만 해도 파악할 수 있는 정보가 시각화된다면, 입원 환자가 처한 어려움에 한 번 더 공감하게 되고 환자도 그들이 처할 운명에 대비할 수 있을 것이다. 혹시 설명이 부족한 경우에 대비해서 인쇄물 등을 미리 준비하는 방법도 있다. 환자에게 반드시 회진의 요약설명을 복습처럼 정리해주어야 한다. 또한 임종 및 말기에 대한 상담을 위한 공간을 반드시 마련하고, 그 안에서 설명이 이루어지도록 한다.

회진에서 가장 중요한 단계는 '회진 후 단계'이다. 회진이라는 과정은 향후 치료에 대한 공유가 너무나 중요하다. 이때 이러한 정보가 관계자들에게 원활하게 공유되지 않는다면, 환자는 입원과정 내내 답답함과 불신을 가진 채, 불안하고 걱정이 가득한 상태로 지낼 수밖에 없는 불쾌한 경험을 하게 된다. 분명히 의사는 검사한다고 했는데 열을 재러 온 간호사는 모르는 일이라고 하면, '정말 미치고 팔짝 뛸 노릇'이라는 표현 그대로 된다. 대부분의 병원에서는 간호사가 회진에 참석하지 못하는 경우가 일반적이다. 그렇기 때문에 반드시 회진 후, 회진을 돈 의사와 간호사 및 기타 관계자들이 서로 내용을 공유하여 한 팀으로 환자에 대해 복습의 시간을 가져야 한다. 회진이라는 과정에서 의사가 하고 싶은 말과 환자가 듣고 싶은 말의 차이를 극복하기 위한 구조화된 이해를 철저히 해야 한다.

나가며

왜 환자들은 우리 말을 못 알아들을까? 의사들은 왜 저따위로 설명을 할까? 이는 의사가 하고 싶은 말과 환자가 듣고 싶은 말의 차이가 너무나 극심함을 대변하는 것이다. '공감'과 '예의', 이것은 인간이 갖추어야 할 필수 요소이다. 이를 갖춘 자만이 그 차이를 극복한다는 원칙을 기억하며, 우리가 환자를 보는 그 순간순간을 분석하고 이해하고 '내가 환자라면 무엇이 필요할 것인가'를 구조적으로 계획하여 적용해보는 연습만이 그 차이를 극복하는 지름길이 될 것이다. 훌륭한 의사는 의료적 기술만을 이야기하지 않는다는 것을 삼척동자도 아는 사실이다. 환자가 알고 싶은 것을 효율적으로 설명하는 기술이 우리에게 더 중요하지 않을까? 최근에 에버랜드의 한 아르바이트생이 장안의 화제이다. 영혼을 뺀 상태soulless이지만, 정확한 발음과 율동으로 아마존이라는 놀이기구에 대해 설명하고, 흥을 돋우는 동영상은 순식간에 수백만 뷰를 달성했다. 소위 '소울리스좌'라 하여 효율적으로 업무를 수행하는 자의 대명사가 되었다. 개인적으로 그 소울리스좌로 불리는 아르바이트생을 보면서, 얼마나 많은 연습을 했고, 그 연습의 결과로 최소의 에너지만 쏟아 업무를 수행하고 있는지를 추측할 수 있었다, 우리가 환자를 보는 모든 시간에 열정과 애정을 광적으로 발산할 수는 없다. 의료계의 소울리스좌처럼 효율적으로 소통하는 기술을 우리는 좀 더 연마해보면 어떨까?

9장

의료서비스의 끝은 퇴원이 아니다:

퇴원 후 주의사항 및 치료계획 정보제공

정소연[1]

들어가며

입원 치료를 받은 환자들에게 과연 퇴원이 치료의 끝일까? 이 질문에 누구나 '아니다'라고 대답할 것이다. 환자 대부분은 퇴원 후 다른 치료를 추가로 받아야 하고, 질병과 치료로 인한 다양한 합병증, 때로는 기존의 건강 문제와 직접적인 상관 없는 새로운 건강 문제를 경험하게 된다. 특히나 암, 뇌·심혈관 질환과 같은 중증질환으로 치료받은 환자들과 그 가족들은 퇴원 후 관리와 이후 치료 및 향후 질병의 예후에 대한 정보의 요구도가 높다.

그렇다면 퇴원을 앞둔 환자들에게 질병이나 치료의 타입에 따른 주의사항과 치료계획에 대한 정보를 제공하면 충분할까? 현실적으로 많은 환

1 국립암센터 유방외과 교수.

자들의 퇴원을 준비하고 안내하는 의료진들 입장에서는 질병별, 치료별 상황에 맞춘 정보를 제공하기에도 버거울 수 있다. 하지만 환자의 건강은 여러 가지 요인들이 결합되어 있으며 동시에 영향을 받는다. 살고 있는 곳, 주변 환경 상태, 유전적 특성, 경제적 수준 및 교육 수준, 친구 및 가족과의 관계 등 모든 요소가 건강에 상당한 영향을 미칠 수 있다. 즉 퇴원을 앞둔 환자의 퇴원 후 상태는 환자의 질병과 치료 결과 이외에도 환자의 거주환경, 질병 돌봄자care-giver의 여부와 지지수준, 환자의 상황 판단 및 정보 이해 수준이나 재정상태에 영향을 받을 수 있다. 특히 우리나라는 고령 인구가 증가함에 따라 퇴원하는 환자도 고령이 되어가고 있으며, 이러한 고령 환자들에게 맞춘 정보제공이 필요한 상황이다.

— 퇴원 후 주의사항 및 치료계획 정보제공에 대한 결과

그동안 퇴원환자들을 위한 퇴원 후 주의사항 및 치료계획에 대한 정보제공에 대해 환자들은 어떤 평가를 했을까? 건강보험심사평가원(이하, '심평원')이 2017년과 2019년에 시행한 1, 2차 환자경험평가 결과 보고서를 살펴보자. 환자경험평가 도구의 평가 영역 중 '3. 투약 및 치료과정' 영역 '퇴원 후 주의사항 및 치료계획 정보제공'에 관한 질문에서 조사되었다([표 1] 참조).[2]

2017년 환자경험평가는 총 1만 4,970명의 환자가 참여하였고, 참여자들의 의료서비스에 대한 전체 입원경험 수준은 83.9점으로 나타났다. '투약 및 치료과정' 영역은 82.3점으로 '의사 서비스' 영역과 함께 타 영역에

2 건강보험심사평가원(2017). 환자중심성 측정을 위한 환자 경험 평가의 도입.

표 1. 환자경험평가 도구

평가 영역		질문 문항 내용
입원 경험	1. 간호사 서비스	• 존중/예의 • 경청 • 병원생활 설명 • 요구처리 노력
	2. 의사 서비스	• 존중/예의 • 경청 • 의사와 만나 이야기할 기회 • 회진시간 관련 정보 제공
	3. 투약 및 치료과정	• 투약/검사/처치 관련 이유 설명 • 투약/검사/처치 관련 부작용 설명 • 통증 조절 노력 • 질환에 대한 위로와 공감 • 퇴원 후 주의사항 및 치료계획 정보제공
	4. 병원 환경	• 깨끗한 환경 • 안전한 환경
	5. 환자권리보장	• 공평한 대우 • 불만 제기의 용이성 • 치료 결정 과정 참여 기회 • 수치감 관련 배려
	6. 전반적 평가	• 입원경험 종합평가 • 타인 추천 여부
개인특성		• 응급실 이용 여부 • 주관적 건강 수준 • 교육 수준

비해 낮은 점수를 받았다. 다행스러운 점은 질문 항목 중 '퇴원 후 주의사항 및 치료계획 정보제공'은 84.9점으로 다른 항목들에 비해 상대적으로 좋게 평가되었다([표 2] 참조).

표 2. 평가영역 및 문항별 점수 현황

(기준: 14,970명, 단위: 점)

평가 영역 (평균)		번호	세부 설문문항	설문 문항	
				평균	순위
입원 경험	간호사 서비스 (88.8)	1	존중/예의	**89.9**	**1**
		2	경청	**89.3**	**2**
		3	병원생활 설명	87.3	7
		4	요구처리 노력	**88.9**	**3**
	의사 서비스 (82.3)	5	존중/예의	88.8	4
		6	경청	88.8	5
		7	의사와 만나 이야기 할 기회	**74.6**	**20**
		8	회진시간 관련 정보 제공	**77.0**	**19**
	투약 및 치료과정 (82.3)	9	투약/검사/처치 관련 이유 설명	83.0	14
		10	투약/검사/처치 관련 부작용 설명	81.6	16
		11	통증 조절 노력	84.1	11
		12	질환에 대한 위로와 공감	78.2	18
		13	퇴원 후 주의사항 및 치료계획 정보 제공	84.9	9
	병원 환경 (84.1)	14	깨끗한 환경	83.1	13
		15	안전한 환경	85.1	8
	환자권리 보장 (82.8)	16	공평한 대우	87.6	6
		17	불만 제기의 용이성	**73.0**	**21**
		18	치료 결정 과정 참여 기회	79.7	17
		19	신체 노출 등 수치감 관련 배려	84.8	10
	전반적 평가 (83.2)	20	입원경험 종합 평가	83.8	12
		21	타인 추천 여부	82.6	15

그림 1. '투약 및 치료과정' 영역 내 문항별 점수

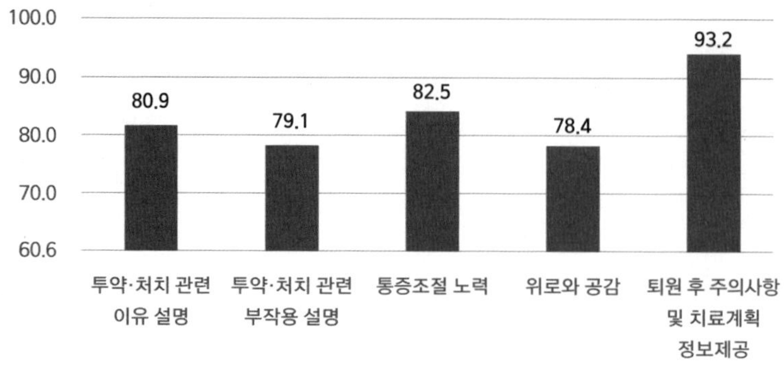

2019년 시행된 2차 환자경험평가에서는 의료서비스에 대한 '입원경험' 전체 평균은 82.7점이며, 그 중 '투약 및 치료과정' 영역은 82.8점이다. '투약 및 치료과정' 문항 중 '퇴원 후 주의사항 및 치료계획 정보제공'은 93.2점으로 전체 문항 중 가장 점수가 높았을 뿐만 아니라, 1차 환자경험평가(84.9점)보다 개선된 것을 확인할 수 있다([그림 1] 참조).

그렇다면 현재 '퇴원 후 주의사항 및 치료계획 정보제공'만으로 충분할까? 실제 환자 경험 평가의 전체 항목들을 살펴보면, '투약 및 치료과정' 영역 내 질문 문항 중 '퇴원 후 주의사항 및 치료계획 정보제공'을 현재보다 더 개선하기 위해 노력한다면 환자경험평가 전체적인 내용과 '투약 및 치료과정' 영역에도 긍정적인 영향을 미칠 수 있다. 왜냐하면 한 환자의 치료계획과 주의사항을 입원이 결정된 시점부터 환자에게 선제적으로 정보를 제공한다면, 치료와 그에 대한 합병증 조절 노력 부분들도 개선할 수 있고 그 과정 중에 의료진에게 자연스럽게 위로와 공감을 느낄 수 있을 것이기 때문이다.

— 퇴원 후 주의사항 및 치료계획 정보제공에 고려될 사항들과 실제

퇴원하는 환자들에게 제공되어야 하는 주의사항과 치료계획 정보 내용에는 어떤 것들이 있을까? 환자가 처한 의학적 상태나 사회적 환경에 따라 다를 수 있겠지만 공통적으로는 아래의 항목들이 포함되어야 할 것이다.

- 다음 외래방문 일시, 외래방문 전 검사 항목 및 검사 전 지켜야 할 사항
- 권고되는 식사 및 영양 관련 내용
- 가능한 운동과 질환 및 치료 맞춤형 운동 사항
- 샤워, 가사, 여행 등을 포함한 가능한 일상생활
- 상처 및 배액관 (또는 장루, 요루 등) 관리
- 통증에 대한 사정과 복약 관리
- 복약 관리: 처방 약의 종류와 목적, 복약방법 및 부작용
- 퇴원 후 겪을 수 있는 증상과 이상 증후
- 응급상황, 이상 증후 발생 시 대처 방법
- 기타 문의할 수 있는 연락방법 및 연락처(병동, 외래, 응급실, 전담팀 및 병원 대표전화)

실제 유방암으로 부분절제술과 겨드랑이의 감시림프절 생검술을 받고 퇴원하는 70세 여성 환자의 사례를 살펴보자. 일반적으로 입원 중에 환자는 유방암의 전반적인 치료나 자가 관리, 운동, 영양 등에 교육을 받게 된다. 이러한 내용을 다시 되짚어주면서, 위의 항목들을 포함한 내용으로 정보를 제공해보면 다음과 같다.

① 다음 외래 일은 앞으로 일주일 후인 2022년 ○월 ○일 ○시 ○분에 유방암 외과 외래 ○○○ 교수님 (수술을 진행해주신 교수님) 외래진료에 방문하시면 되겠습니다. 수술 후 회복과 추후 치료를 위해 환자분의 기본상태를 확인하기 위해 외래 시간 2시간 전 (또는 ○○시경에) 병원 1층 채혈실에서 채혈을 하셔야 합니다. 혈액검사에 혈당과 고지혈증 검사 등이 포함되어 있기 때문에 ○○시간 공복을 하셔야 합니다.

② 퇴원 후 식사는 특별한 제한은 없고 균형 잡힌 식사를 하는 것이 좋습니다. 그러나 영양 보충을 하겠다는 이유로 한꺼번에 너무 많은 음식을 드시면 안 됩니다. 또한 암에 좋다고 생각하고 근거 없는 이런저런 보조식품/약 등을 섭취하시는 것은 제한해주세요.

③ 현재 걷기운동, 산책 등의 전신 운동은 가능합니다. 무리되지 않는 적절한 운동을 하는 것은 건강 회복에 도움을 줍니다. 수술한 쪽 팔의 부종을 예방하기 위해 적절한 스트레칭과 림프 순환 운동 및 마사지를 추천합니다. 다만 지나치게 무거운 물건을 든다거나 팔과 겨드랑이에 통증이 있는데도 과도하게 수술한 쪽 팔을 스트레칭 하는 것은 피해주세요(림프부종 예방 운동 및 림프순환 운동 안내서 참조).

④ 다음 외래방문 전까지 수술한 부위를 제외한 부위를 물로 씻는 것은 가능합니다. 오염된 칼이나 물건에 베이지 않는 선에서 일상적인 요리나 가사 활동은 가능합니다. 보호자와 함께 근교 여행 등도 가능합니다.

⑤ 수술 상처와 배액관 제거 부위의 별도의 소독은 필요하지 않습니다. 다만 체액이 고여 불룩해지거나 상처 부위가 벌게지고 열이 나는 경우는 ⑩의 연락처로 문의하셔서 안내를 받으시고 필요한 경우 병원으로 방문하시길 권합니다.

⑥ 수술 부위, 배액관을 제거한 부위, 수술 자세로 인한 어깨 부위의 통증

이 있을 수 있습니다. 아래 통증 표에 따라 ○○점 이상인 경우 처방된 진통제인 ○○약을 복약하되 심한 통증이 있거나 진통제로 호전되지 않은 경우 ⑩의 연락처로 문의하셔서 안내를 받으시고 필요한 경우 병원으로 방문하시길 권합니다.

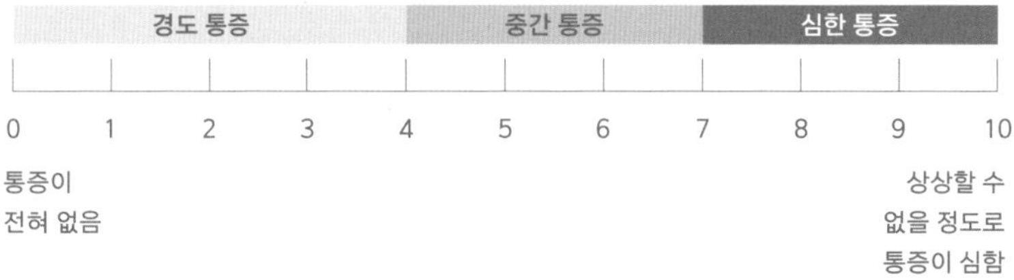

경도 통증				중간 통증			심한 통증			
0	1	2	3	4	5	6	7	8	9	10
통증이 전혀 없음										상상할 수 없을 정도로 통증이 심함

⑦ 처방된 약은 ○○약이 있습니다. 하루 식후 30분에 물과 함께 복약하시면 됩니다. 입원 중에도 드셨던 약이지만 ○○ 부작용이 있을 수 있습니다. ○○○한 부작용이 있는 경우 우선 복약을 중단하시고 ⑩의 연락처로 문의해주세요.

⑧ 퇴원 후 수술 부위 이외에도 수술한 쪽 팔이나 어깨, 등도 불편함이 있을 수 있습니다. 겨드랑 부위에 체액이 고이면서 불룩해질 수 있습니다. 외래진료를 보시면서 제거할 수 있기 때문에 놀라거나 불안해하지 않으셔도 됩니다.

⑨ 다만 상처 부위가 심한 통증과 함께 붉어지는 경우, 오한이나 발열이 동반되는 경우, 상처부위에서 맑은 물이나 농이 흘러나오는 경우, 상처가 벌어지는 경우 등은 ⑩의 연락처로 문의하시고 바로 내원하실 수 있도록 안내를 받으세요.

⑩ 문의할 수 있는 연락방법 및 연락처는 다음과 같습니다. (병동, 외래, 응급실, 전담팀 및 병원 대표전화) 우선은 입원하신 병동으로 연락 주셔서 확

인하시고 연락이 되지 않거나 통화 중인 경우 ○○전담팀으로 문의해 주세요.

— 환자 맞춤형 퇴원 후 주의사항 및 치료계획 정보제공을 위한 노력

위에 예로 든 환자에게 정보를 제공하는 것은 기본적이고 기초적인 내용이다. 환자가 가진 기저질환 여부에 따라 추가적인 정보가 제공되어야 할 것이고, 환자가 고령으로 이러한 정보제공을 충분히 이해하기 어려운 경우에는 보호자에게도 함께 정보를 제공해야 하며, 심혈관 또는 뇌혈관 질환 등의 중증질환으로 재활이 필요한 경우, 치료 후 이상징후가 생명을 위협하는life-threatening 상황으로 이어질 수 있는 상황의 환자라면 이보다 더 복잡하고 방대한 정보를 기초로 한 퇴원 후 주의사항이 있어야 할 것이다.

효과적이고 유용한 정보제공은 입원 당시 환자의 신체적, 사회적 상태, 환자의 질병과 치료 내용, 회복 중 환자의 합병증 여부 및 상태 등 전인적인 평가가 이루어져야 한다. 입원에서 퇴원까지의 전반적인 평가는 Screening선별, Triaging정도 분류, discharge Care Planning퇴원 계획수립 과정을 거쳐 이루어져야 한다. 환자의 나이, 신체 건강상태, 거주상태, 치료 돌봄자의 유무 등의 기초적인 선별이 이루어져야 하고, 치료와 이후 합병증 유무와 회복 상태를 기초로 한 정도 평가 과정, 선별과정도 평가를 기반으로 '환자 맞춤의 퇴원 후 주의사항 및 치료계획 정보제공'이 이루어져야 할 것이다.

이러한 과정은 퇴원계획을 수립하고 안내하는 전담팀이 있다면 최선이겠지만 그렇지 못한 경우들이라면 숙련된, 경험 많은 간호사나 전문간호사의 중재가 더 효과적일 수 있다. 또한 이러한 정보제공은 퇴원일 당일에 일회성 안내만으로 퇴원 후 주의사항과 이후 치료에 대한 정보제공은 충분하지 않을 수 있다. 충분한 설명과 환자의 이해를 위해 퇴원이 사전에 예고가 되어야 하고 퇴원이 예고된 시점부터 충분한 설명과 안내, 이해의 확인, 질의응답의 과정을 거쳐야 할 것이다. 이러한 정보가 분실되기 쉬운 종이 안내지로만 제공되기보다는 다양한 IT 기기나 사진 등에 담아 안내 내용의 보관 방법도 고려해야 할 것이다. 또한 퇴원 이후 문의사항이 생기는 경우 연락하여 안내받을 수 있는 부서도 제공되는 것이 효과적일 것이다.

나가며

정리하자면, 퇴원 후 주의사항 및 치료계획 정보제공은 질병별, 치료별로 기본적으로 정리된 내용 이외에 환자의 전반적, 전인적 평가를 기반으로 입원에서 치료 및 퇴원, 퇴원 후 예상되는 상황까지 파악하여 정리된 환자 맞춤형 정보제공이 필요하다. 이를 위해 단계별 접근이 필요하고 전문적으로 수행할 수 있는 전문인력과 제공 방법 및 수단이 고려되어야 한다. 또한 아무리 좋은 내용의 정보라도 환자나 치료 돌봄자의 이해를 위해 충분한 시간이 제공되어야 하기 때문에 이를 위해 퇴원을 미리 예고하고, 예고된 시점부터 퇴원 전까지 충분한 시간을 가지고 이해시키고 궁금증을 해소해주어야 할 것이다. 성공적인 퇴원 후 주의사항 및 치료계획 정보제공 과정을 통해 자연스럽게 의료진으로부터 위로와 공감을 경험하게 된다면 환자의 입원경험은 훨씬 더 개선될 것으로 기대된다.

10장

환자가 원하는 깨끗하고 안전한 병원 환경은 무엇일까?[1]

이승지[2]

들어가며

환자경험평가 중 '병원 환경' 평가영역은 병원 환경에 있어서 '깨끗'과 '안전'을 필수적인 최소한의 규범적 표준으로 인식하고 이에 대해 전반적인 평가를 한다. 하지만 깨끗과 안전은 추상적이고 중의적인 개념으로 구체성이 떨어지므로 병원 입장에서는 대응책 및 개선방안의 마련에 어려움을 겪고 있는 실정이다. 따라서 본 장에서는 환자 183명에게 어떤 환경을 경험했을 때 깨끗하고 안전하다고 느끼는지 직접 물어보는 설문조사를 통하여 환자의 경험을 물어보고 그 결과를 바탕으로 병원의 대응전략을 모색해보고자 한다.

1 본 글은 "이승지(2022.3). 환자경험평가의 병원 환경 영역에 대한 환자 인식 연구.《의료경영학연구》16(1). 63-72"를 바탕으로 재정리하였음을 밝힙니다.

2 인천가톨릭대학교 융합디자인학과, 대학원 헬스케어디자인 전공 교수.

— 환자경험평가의 병원 환경 영역 : 예외적인 전반적 평가 항목

환자경험평가는 거스를 수 없는 세계적인 추세이다. 우리나라는 2012년 국제기구인 OECD로부터 의료의 질 개선을 위하여 환자경험평가 체계가 필요하다는 권고 이후, 2014년부터 연구를 시행하면서 도입을 준비하였다. 이후 2017년 1차 평가를 시행하기까지 발표된 자료들을 보면 그렇지 않아도 여러 가지 평가에 시달리고 있는 병원의 상황 때문에 환자경험평가의 필요성을 설득하기 위하여 고심한 흔적이 보인다. '환자만족도'는 의료 이용 시 일어난 일에 대해 환자가 주관적으로 '평가'하지만, '환자경험평가'는 환자가 의료 이용 과정에서 실제로 일어난 일을 '보고'하는 것이며, 개인의 기대 수준과 응답 경향에 영향을 덜 받는다고 설득한다. 어쩔 수 없이 '평가'라고 이름을 붙이지만, 이는 환자가 경험한 일을 '보고'받는 것으로, 실제 병원의 의료서비스의 문제점을 명확하게 파악할 수 있어, 의료의 질 향상을 유도할 수 있다고 하였다.[3]

환자경험평가의 정책을 설명한 자료에서 도영경(2017)[4]은 환자경험평가의 문항은 단위 문항 당 개념적 구성이 갖는 포괄성을 축소하되 의료의 질과 직접적으로 관련성이 높고 환자의 관점에서 중요하다고 합의된 대인적 요소의 구체적인 개별 항목을 포함한다고 하였다. 즉, 회진시간 준수, 정보제공, 의사와 이야기할 기회, 함께하는 의사결정 등과 같이 의료적 성격이 강한 문항으로 한정하였음을 밝히고 있다. 그런데 이와 함께

---

3 건강보험심사평가원·서울대학교 산학협력단(2015). 환자중심성 평가모형 개발 연구.

4 도영경(2017). 환자경험평가를 통한 환자중심성 향상: 근거, 의의, 과제. 《HIRA 정책동향》11(3). 7-24.

환자경험평가에는 진료환경에 관한 항목이 일부 포함되지만, 이는 청결과 안전과 같이 환자의 관점에서 의료적으로 중요한 항목에 집중하고 그마저 전체 평가 문항 중에서 작은 비중만을 차지한다. 그리고 구체적 항목을 측정하는 환자경험 조사 도구라 할지라도 소수의 전반적 평가 문항을 포함할 수는 있다고 설명하였다. 즉, 환자경험평가의 문항에는 예외가 있는데, 바로 이 장에서 다루고자 하는 '병원 환경' 영역이라는 것이다. 간호사 영역, 의사 영역, 투약 및 치료과정, 환자권리보장 영역과 다르게, 병원 환경 영역은 대인적인 요소는 아니며, 구체적인 평가가 아닌 전반적인 평가를 의미함을 설명하였다.

환자경험평가의 '병원 환경' 영역은 "병원이 전반적으로 깨끗하였습니까?"와 "병원 환경은 안전하였습니까?"로 2개 문항으로 구성된다. 즉, 병원 환경에 있어서 '깨끗'과 '안전'을 필수적인 최소한의 규범적 표준으로 인식하고 이에 대해 전반적인 평가를 하는 것이다. 문제는 이 '깨끗'과 '안전'이 추상적인 개념이며 중의적인 표현이라는 점이다. 각 환자마다 깨끗하고 안전하다고 느끼는 상황과 지점과 정도가 다르다. 구체적이지 않은 질문은 문제점을 명확하게 파악할 수 없게 하고, 문제점을 파악할 수 없으니 대응책을 마련하거나 개선할 수 없다는 본질적인 한계에 봉착한다. 2006년부터 도입하여 연간평가를 수행하고 있는 미국 환자경험평가Hospital Consumer Assessment of Healthcare Providers and Systems, HCAHPS의 경우에도 병원 환경과 관련하여 2개 문항이 있으며, 이는 병실과 화장실의 청소 빈도와 밤 시간 동안의 소음 빈도를 질문한다. 1997년 첫 조사가 시행되어 2004년부터는 연간평가를 수행하고 있는 영국 국립보건원NHS, National Health Service의 입원환자조사Inpatient Survey는 밤에 수면을 방해하는 요인이 있었는지, 병실을 옮긴 적이 있는지, 병실 또는 병동이 청결하였는지를 묻는다.

2017년과 2019년 2회차에 걸쳐 국내에서 시행된 환자경험평가의 결과를 놓고 그 경향성을 의미 있게 도출할 수는 없지만, 병원 환경 영역은 두 번 모두 표준편차가 가장 큰 영역이었다. 표준편차가 크다는 것은 병원 간 점수 차가 크다는 의미이다. 시험으로 치자면 난이도가 높은 영역으로, 표준편차가 큰 과목에서 점수를 높이는 것이 가장 효율적이다. 즉, 환자경험평가에 있어 병원 환경 영역은 전체 평가 문항 중 작은 비중을 차지하고, 다른 항목이 대인적 요소의 구체적 항목인 것과는 달리 문항의 구체성이 떨어짐에도 불구하고, 평가결과가 큰 편차를 보임으로써 평가에 있어 중요한 항목이라고 정리할 수 있다. 따라서, 이 장에서는 환자가 생각하는 깨끗하고 안전한 병원 환경에 대한 환자의 경험을 직접 물어보고 그 결과를 바탕으로 병원의 대응전략을 모색해보고자 한다.

— 환자가 생각하는 깨끗하고 안전한 병원: 깨끗≒안전

환자가 도대체 어떤 환경을 경험했을 때 깨끗하고 안전하다고 느끼는지 조사된 자료도 없고, 잘 알지도 못하니, 환자경험에 있어서 제일 중요한 것이 무엇인지 알기 위해, 환자의 경험을 직접 물어보기로 하였다. 우선 두 단어의 개념적 범위가 너무 넓어 필자가 재직 중인 인천가톨릭대학교 대학생 47명을 대상으로 '깨끗한 병원', '안전한 병원' 하면 떠오르는 키워드를 각각 종이에 자유롭게 작성하도록 하였다.

'깨끗한 병원'과 관련하여서는 소독, 환기, 정리정돈, 배식과 같은 구체적 행위에서부터 화장실, 주차장, 흡연공간, 조경, 의료기기, 바닥, 밝은 조명, 통일된 색채, 사인디자인에 이르기까지 다양한 키워드들이, '안전한 병원'과 관련하여서는 경비, 경호, 위험 물품 관리에서부터 핸드레일, 침대 난간, CCTV, 비상구, 넓은 복도, 밝은 조명 등 역시 다양한 키워드가 제시되었다. 밝은 조명, 색채, 높은 층고 등 외에도 열 체크, 공간 및 동선 분리와 같은 감염관리와 관련된 키워드는 '깨끗'과 '안전' 모두에 중복되어 제시되었다.

학생들이 제시한 키워드를 바탕으로 환경과 관련된 26개의 변수를 도출하고 설문지를 작성한 후, 병원 환자들에게 직접 물어보았다. 코로나19 상황에서 병원에서의 설문조사가 수월하지 않았다. 대부분 입원 경험이 길지 않고 퇴원 후 오랜 시간이 흐른 경우, 왜곡이 심한 경향이 있으므로, 의미 있는 결론을 도출하기 위해 병원 현장에서 설문조사가 필요하다고 판단하였다. 다행히 명지병원의 도움으로 총 183명을 대상으로 한 설문조사가 가능했다.

우선적으로 도출한 변수들이 깨끗과 안전과 어떤 상관관계를 가지는지 분석해보았다. [표 1]을 보면, 두 개 키워드 모두 26개 변수 중 24개 변수가 상관관계(Pearson 상관계수 0.4 이상)를 가지며, '자연 친화적'과 '환기'의 2개 변수는 상관관계가 거의 없거나 낮은(Pearson 상관계수 0.4 미만) 것으로 분석되었다. '깨끗'과 높은 상관관계를 가지는 순위를 살펴보면 1위가 정리정돈, 2위가 조명, 3위가 방문자 관리, 4위가 감염관리, 5위가 쓰레기 관리 순서였다. '안전'은 1위가 감염관리, 2위가 정리정돈, 3위가 쓰레기 관리, 4위가 핸드레일, 5위가 게시물 관리의 순이었다. 인천가톨릭대학교 학생 대상 조사에서 사람들이 깨끗과 안전을 명확하게 구분하지 않는 것이 드러났었는데, 명지병원 환자 대상 조사를 통해 다시 한번 확인되었

표 1. '깨끗'과 '안전' 변수의 상관관계 분석 결과

변수	상관관계			
	깨끗		안전	
1. 정리정돈이 잘 되어 있다.	○	(1순위)	○	(2순위)
2. 환기가 잘 된다.	×		×	
3. 햇빛이 충분히 들어온다.	○		○	
4. 조명이 적절하다.	○	(2순위)	○	
5. 개방적인 느낌이다.	○		○	
6. 자연 친화적이다.	×		×	
7. 냄새가 나지 않는다.	○		○	
8. 청소를 자주 한다.	○		○	
9. 손세정제가 곳곳에 비치되어 있다.	○		○	
10. 색깔이 적절하다.	○		○	
11. 쓰레기가 잘 관리되고 있다.	○	(5순위)	○	(3순위)
12. 기기와 집기들이 잘 관리되고 있다.	○		○	
13. 필요한 실 분리가 잘 되어 있다.	○		○	
14. 유지보수가 잘 되어 있다.	○		○	
15. 밤에 잠을 방해하는 소음이 없다.	○		○	
16. 게시물이 잘 관리되고 있다.	○		○	(5순위)
17. 핸드레일이 잘 설치되어 있다.	○		○	(4순위)
18. 길찾기가 쉽다.	○		○	
19. 노약자와 장애인이 다니기에 불편하지 않다.	○		○	
20. 감염 관리가 잘 되고 있다.	○	(4순위)	○	(1순위)
21. 방문자 관리가 잘 되고 있다.	○	(3순위)	○	
22. 비상구가 잘 표시되어 있다.	○		○	
23. 경비가 잘 되고 있다.	○		○	
24. 소화기가 비치되어 있다.	○		○	
25. 위험 물품이 잘 관리되고 있다.	○		○	
26. CCTV가 적절한 곳에 설치되어 있다.	○		○	

* ○ : 상관관계가 있다. × : 상관관계가 거의 없다. (p<.01)

다. 물론 가장 기본적으로 깨끗은 청결에 관련된 정리정돈이, 안전은 감염관리가 가장 강한 상관관계를 보여 근원적인 개념 차이는 있지만, 전반적으로 환자는 깨끗한 환경이 안전한 환경이라고 생각하며 안전한 환경이 깨끗한 환경이라고 인식한다고 볼 수 있다. 이는 특히 코로나19의 영향으로 병원 내 감염이 깨끗과 안전 모두의 측면에서 강하게 부각되었기 때문이라고 판단된다. 특히 안전의 경우 낙상, 위험 물품 관리 등과 같은 사고와 관련된 요인보다 감염관리 측면에서의 안전이 더욱 부각되었음을 주지할 필요가 있다.

일반적으로 환자경험평가의 '병원 환경' 영역은 신축한 병원이 평가를 잘 받을 수밖에 없다고들 얘기한다. 실제로 2019년 평가의 병원 환경 영역의 1~4위는 2017~2019년에 개원한 병원들이었다. 하지만 조금만 화각을 넓혀보면, 2017년과 2019년 병원 환경 상위 10개소 중, 2010년 이전에 개원한 병원이 5개소, 2010년 이후에 개원 병원이 5개소이다. 2010년 이전에 개원한 병원이 절반에 해당하며, 이러한 병원들은 지속적인 리모델링을 통하여 병원 환경을 쾌적하게 잘 유지하고 있었기에 높은 점수를 받을 수 있었다. 이러한 결과는 이번 조사에서도 읽어낼 수 있다. '깨끗'과 '안전'과 상관관계가 거의 없는 변수들은 자연 친화적, 환기였으며, 상관관계의 낮음과 높음의 경계에 있는 0.4점대의 변수들은 '깨끗'의 경우 개방적, 길찾기 변수이며, '안전'의 경우 개방적, 햇빛 변수이다. 이는 건물의 기본적인 공간구조와 관계를 가지는 변수들로서 쉽게 변경하기 쉽지 않은데, 다행히도 이러한 변수는 환자의 깨끗하고 안전한 병원 경험과 상관관계가 낮은 것으로 조사되었다.

정리정돈을 잘하고, 적절한 조명을 유지하고, 쓰레기 관리를 잘 하고, 방문자 관리와 감염 관리를 잘 하는 것은 기존 환경에서도 충분히 개선할 수 있는 요소들이다. Cor Wagenaar, 등(2018)[5]은 병원 환경 개선을 위하여 대대적인 리모델링이 아닌, 각 침대 옆에 손 세정제 설치, 환기구에 헤파 필터 장착, 소음 감소, 스트레스 저감을 위한 음악 활용, 명확한 길찾기 시스템 구축 등과 같은 작은 변화부터 시작할 것을 권장하고 있으며, 이러한 디자인에 투자한 비용의 회수 기간은 평균 1년이라고 언급하였다. 이제 나열된 변수들을 조금 더 체계적으로 정리하고 병원의 대응방안을 제시해보고자 한다.

— 환자경험을 반영한 깨끗하고 안전한 병원 디자인: 정리정돈부터

환자의 경험으로부터 상관관계가 있다고 도출된 변수들을 통계를 활용하여 유사한 변수들끼리 묶어주었더니(요인분석), 6개의 요인으로 구분되었다. 묶인 변수들의 특징을 반영하여 각 요인에 이름을 붙여주면 [표 2]와 같다. 한 개소의 병원에서 한 번의 설문 결과로 추출한 요인이기 때문에 아직은 기초적인 수준이다. 그럼에도 불구하고, 전반적인 경향은 파악할 수 있기 때문에 이를 활용하고자 한다. 6개의 요인과 '깨끗하고 안전한 병원 환경'의 상관관계를 분석해보니(회귀분석), (1) 청결, (2) 환경 관리, (3) 시설 안전, (4) 방문자 관리 순으로 높은 상관관계를 보였다. (5) 친환경과 (6) 환기는 상관관계가 낮게 나왔는데, 이는 앞서 요인으로 묶지 않고 개별 변수들의 상관관계에서 경향성을 살펴보았기 때문에 충분히 예측

5 Cor Wagenaar, Noor Mens, Guru Manja & Colette Niemeijer(2018). Hospitals: A Design Manual.

가능한 결론이다. 높은 상관관계를 보인 항목부터 개선해 나갈 필요가 있다. 상관관계가 높은 요인별로 그 내용을 살펴보겠다.

표 2. 유사한 변수끼리 묶는 요인분석 결과

1. 정리정돈 4. 조명 8. 청소 9. 손 세정제 10. 색깔 11. 쓰레기 12. 기기와 집기 관리 13. 적절한 실 분리	7. 냄새 관리 14. 유지보수 15. 야간 소음 16.게시물관리 18. 길찾기 19. 노약자/장애인 보행 편의	17. 핸드레일 20. 감염 관리 22.비상구표시 23. 경비 24. 소화기 25. 위험 물품 26. CCTV	21.방문자관리	3. 햇빛 5. 개방적 6. 자연친화적	2. 환기
↓	↓	↓	↓	↓	↓
① 청결	② 환경 관리	③ 시설 안전	④방문자관리	⑤ 친환경	⑥ 환기

*KMO 0.959, x^2(카이제곱) 4016.349, df 325, 유의수준 .000

청결

환자가 생각하는 병원의 청결은 단지 청소를 자주하는 것에 국한되지 않는다. 정리정돈이 잘 되어 있고, 조명과 색깔이 적절하고, 손 세정제가 곳곳에 비치되어 있고, 쓰레기, 기기, 집기 등이 잘 관리되고, 이용하는 목적에 따라 실室이 적절하게 분리되어 있고, 감염관리가 잘 될 때 환자는 깨끗하고 안전하다고 경험한다.

특히 '정리정돈'은 매우 높은 상관관계를 나타내는 변수이다. 병원 건축계획 시 환자가 스트레쳐 및 휠체어로 이동하고 다양한 장비가 이동해야 하므로 복도 폭을 일반 사무실보다 넓게 계획한다. 하지만 이러한 여유 공간이나 이용되지 않는 구석에 휠체어, 스트레쳐, 이동형 서브스테이션, 의료장비, 의료용 트레이 등 장비들을 적치하는 경우가 많다. 의료진 입장에서는 용이한 이용을 위하여 그 위치에 잘 정리하여 둔 것이라고 생각하지만, 환자경험은 그러한 환경의 정리정돈이 필요하다고 얘기해준다. 실제로 이는 해외의 여러 문헌에서도 많이 언급되는 사항으로, 특히 환자는 누워있거나 휠체어에 앉아있는 경우가 많기 때문에 병동과 병실에서 주로 서서 일을 보는 의료진의 시야보다 낮고 좁으므로 적치된 물품들로 시야가 차폐되어 훨씬 지저분한 환경으로 인지하는 경향이 있다. 또한 적치된 장비들은 환자 이동 시 사고의 우려가 있다.

간호스테이션은 환자와 의료진 모두에게 매우 중요한 공간이다. 컴퓨터, 장비, 게시물 등 다양한 요소들이 혼재되어 있고, 바쁜 움직임이 계속 발생하는 곳이다. 역시 의료진들은 각 간호스테이션의 장비들이 익숙하고, 의료진 사이의 교류는 체계화되어 있겠지만, 각종 차트, 전화기, 프린트기, 라벨, 문구용품 등이 어지럽게 배치되어 있는 환경은 체계화된 행동마저 혼란스럽고 무질서하게 보이도록 만들어 환자를 불안하게 하고 접근을 주저하게 한다. 무질서한 환경은 뇌의 불필요한 긴장과 자극으로 스트레스를 유발하고 인지 기능을 저하시킨다고 하니 의료진들의 업무 효율을 위해서라도 간호스테이션의 정리정돈에 더 관심을 기울일 필요가 있다.

이 외에도 병원에서는 오염물질이 쌓일 수 있는 불필요한 선반이나 장식을 배제하고, 모든 표면은 청소와 유지관리가 용이한 마감재를 적용한다. 특히 바닥재는 오염과 마모가 가장 많은 부분일 뿐만 아니라, 청결과는 무관하지만 스트레쳐를 통한 환자 이동 시 바퀴의 소음이 발생하는 요인이 되므로 특히 신중히 선택하여야 한다. 또한, 병원에서는 청소 및 소독에 최선을 다하지만 이를 환자가 직접 지각할 수 있도록 시스템과 매뉴얼을 구축한다. 미화팀이 청소하는 시간과 청소 순서뿐만 아니라 미화팀의 복장과 청소도구까지 고려한다.

환경 관리

'병원 냄새'와 '야간 소음'을 관리하고, 낡았다는 느낌이 들지 않도록 지속적으로 유지보수를 해준다. 점점 복합화되고 대형화됨에 따라 병원 내 길찾기는 주요한 이슈가 되었는데 환자의 불안이 가중되지 않도록 길찾기를 용이하게 하고, 확장 및 부서 이동 등으로 지속적으로 변화하는 공간에 대응할 수 있도록 '사인'을 관리할 수 있는 시스템 구축이 필요하다. 다양한 정보를 제공하는 게시물에 대한 관리도 필요하다. 필자가 진행한 선행연구[6]에서 병원 게시물이 병원 만족도에 유의미한 영향을 미치는 것으로 분석된 바 있다.

또한 병원은 그 어떤 시설보다도 모든 사람들의 이동 및 접근이 가능한 유니버설 디자인이 적용되어야 하는 공간이다. 하지만 접수창구 높이가 너무 높거나 휠체어가 들어가지 못하게 하단부가 막혀 있는 경우가 많고, 장애인 화장실이 없거나 문의 크기 및 형태가 부적절한 경우 등 의외로 노약자와 장애인이 배려되지 못한 공간들이 많다. 노약자 및 장애인이 병원 내에서 활동하기에 불편하지 않고 휠체어, 보행보조기, 링거 폴대 등이 이동하기 편한 시설로 디자인을 개선해 나가야 한다.

시설 안전

최근에는 건물 내 사건과 재난 등으로부터 대피하기 위한 시설에 대한

6 이승지·권영미·전수연(2021). 병원 게시물 개선을 통한 병원 만족도 향상 방안 연구. 《의료·복지건축》27(2), 49-56.

관심이 증대되고 있다. 특히 빠른 대처가 불가능한 환자가 모여 있는 병원에서는 그 중요성이 배가된다. 환자가 대피 방향을 빠르게 인지할 수 있도록 비상구 표시를 명료하게 하고, 소화기를 적절한 곳에 비치한다. 경비, 위험 물품 관리, CCTV와 같은 항목은 환자가 중요하다고 생각하지만 쉽게 인지할 수 없으므로, 환자가 인지할 수 있고 체감할 수 있도록 디자인을 활용하여 그 존재를 부각시킬 필요가 있다.

방문자 관리

메르스 사태 이후 병문안 문화 개선 캠페인이 시작되고 코로나19를 겪으면서 병문안에 대한 인식이 상당히 개선되었다. 환자는 외부에서 오는 방문자의 관리가 깨끗하고 안전한 병원을 위해서는 필요하다고 생각하고 있고, 특히 '안전'보다는 '깨끗'한 병원과 높은 상관관계를 보였다. 앞으로 팬데믹 발생 주기가 더욱 짧아질 것이라는 전망에 따라, 스마트 기술 등을 활용하여 팬데믹 시기와 팬데믹이 아닌 시기에 모두 활용 가능한 방문자 관리 시스템을 구축하고 운영한다.

— 깨끗하고 안전한 병원에 있어 중요한 공간 : 병실, 병동 복도, 화장실

이 설문조사에서 병원 내 입원과 관련된 공간 12개소를 제시하고, '깨끗한 병원'에 있어 중요한 공간 3개소, '안전한 병원'에 있어 중요한 공간 3개소를 각각 선택하도록 하였다. 두 경우 모두 병실이 압도적으로 높았고, 그 다음으로 화장실과 병동 복도가 높았지만, 이 두 공간의 순위는 차

이를 가진다([표 3] 참조). 깨끗한 병원에 있어 중요하다고 생각되는 공간으로 두 번째 많이 선택된 공간은 화장실이며, 선택된 비율이 다른 공간에 비하여 상당히 높다. 사람들이 화장실이 깨끗하면 병원을 깨끗하다고 생각한다는 일각의 말들이 사실로 확인되었다. 안전한 병원에 있어 중요하다고 생각되는 공간은 병동 복도와 화장실이 비슷한 수치로 나타났는데, 화장실보다 병동 복도가 조금 더 높았다. 이는 앞서 병동 복도에 장비 등을 적치하지 않고 정리정돈이 필요함을 다시 한번 보여준다.

표 3. '깨끗', '안전'에 중요하다고 생각되는 공간

	병실	병동 복도	간호사실	화장실	목욕실	계단실
깨끗	82.0	32.2	18.6	59.0	16.4	2.2
안전	76.0	37.7	27.3	37.2	25.1	9.8

	오물 처리실	내부 휴게공간	외부 휴게공간	편의 시설	흡연 공간	주차장
깨끗	15.3	28.4	14.8	13.7	9.8	7.7
안전	11.5	20.8	12.0	14.2	7.1	18.6

(중복응답, 단위: %)

나가며

환자경험평가에서 '병원 환경' 영역에 문항은 2개뿐이다. 전체 평가 문항 중에서 보면, 적은 비중을 차지한다. 그러나 다른 영역이 대인적 요소의 구체적 항목인 것에 비해, '병원 환경' 영역은 질문 문항의 구체성이 떨어짐에도 불구하고 평가 결과가 큰 편차를 보이기 때문에 평가에 있어 중요한 항목이라고 정리하였다. 병원 환경이 깨끗하였는지, 안전하였는지를 묻는데 이 두 단어는 추상적이고 중의적이라는 문제가 있으므로, 환자의 경험을 직접 물어보는 설문조사를 시행하고 그 결과를 바탕으로 대응전략을 제안하였다. 분석 결과, 환자는 '깨끗'과 '안전'을 명확히 구분하지 않고, 전반적으로 깨끗한 환경이 안전한 환경이라고 생각하며 안전한 환경이 깨끗한 환경이라고 인식하는 경향을 확인하였다. 유사한 변수끼리 묶어 분석한 결과, '청결', '환경 관리', '시설 안전', '방문자 관리' 순으로 높은 상관관계를 보임에 따라 제안된 대응전략의 우선순위를 가늠할 수 있다.

병원은 물리적 환경이 모두 다르고 진료를 받는 환자도 모두 다르기 때문에 제안된 내용이 모든 병원에 적용될 수 없을 뿐만 아니라 전략 수준에서의 대응방안이 제안되었기 때문에 구체적인 개선안으로 발전되어야 한다. 이를 위해서는 서비스 디자인 과정을 통하여 각 병원에서의 환자의 경험을 이해하고 문제가 되는 지점을 찾아 각 병원에 맞는 솔루션을 찾을 것을 제안하는 것으로 마무리하고자 한다.

11장

서비스디자인 관점으로 본 회진 프로세스

이주명[1]

들어가며 : 환자경험평가와 회진 서비스

2019년 실시된 건강보험심사평가원의 제2차 '환자경험평가'에서 평균적으로 가장 낮은 점수를 받은 문항 3가지는 17번 '불만 제기의 용이성'(71.58), 7번 '의사와 만나 이야기할 기회'(74.37), 8번 '회진시간 관련 정보 제공'(76.60)이다. 공교롭게도 이 문항들은 회진시간 정보 제공과 같이 회진과 직간접적으로 관련된 것이라는 점에 주목하게 된다. 해당 병원을 찾는 환자들의 회진 경험이 개선될 수 있다면, 그 병원의 환자경험평가 결과도 상승할 것으로 보이는 것이다.

[그림 1]은 어느 병원의 홈페이지에 올라있는 주치의 회진시간에 대한 안내다. 이는 기본적인 안내일 뿐이고, 병동이나 병실마다 세부적인 안내

1 연세대학교 산업디자인전공 교수, 대학원 디자인경영학협동과정 주임교수.

그림 1. OO병원 홈페이지 회진 안내 사례

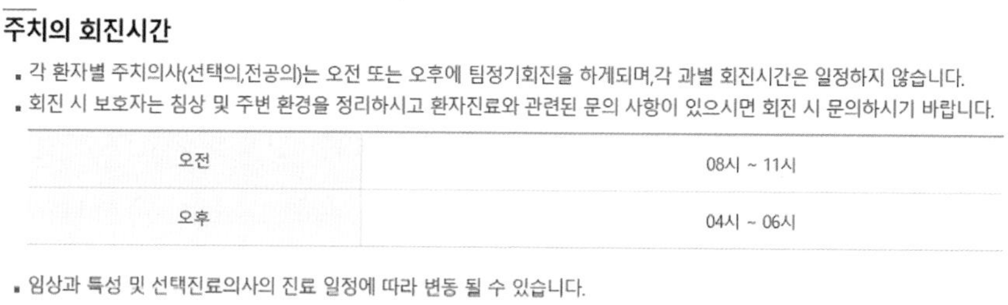

주치의 회진시간

- 각 환자별 주치의사(선택의,전공의)는 오전 또는 오후에 팀정기회진을 하게되며,각 과별 회진시간은 일정하지 않습니다.
- 회진 시 보호자는 침상 및 주변 환경을 정리하시고 환자진료와 관련된 문의 사항이 있으시면 회진 시 문의하시기 바랍니다.

오전	08시 ~ 11시
오후	04시 ~ 06시

- 임상과 특성 및 선택진료의사의 진료 일정에 따라 변동 될 수 있습니다.

가 있겠지만 처음 병원을 살피는 고객의 입장에서 보자면 의아한 부분이 있을 것이다. 먼저 표에 나온 시간대의 폭이 2~3시간으로 너무 크고, '회진시간이 일정하지 않고, 변동될 수 있다'고 몇 줄 되지 않는 설명에서 2번이나 강조한다. 환자는 하루 종일 병동에 머물고 특별히 할 일이 없기 때문에 큰 문제가 아니라고 생각할 수도 있겠지만, 일상을 병원으로 옮겨온 환자라고 하더라도 나름의 사생활이 있는 것이 아닐까? 또한 '회진 보호자는 침상 및 주변 환경을 정리'하라는 것은 어떤 의미일까 생각해본다. 물론 정돈된 환경에서 만난다면 좋겠지만 그래도 점호 시간이 연상되는 것은 왜일까? 주변을 정리하면 좋은 이유를 환자 입장에서 좀더 잘 설명할 수 있다면 좋겠고, 만약 특별한 이유가 없다면 회진을 바라보는 병원 측의 시각을 무심코 드러내고 있는 것이 아닌가 생각된다.

회진은 의료진과 환자가 대면하는 매우 중요한 장면이다. 의료의 중요성과 고귀함에도 불구하고 환자는 고객이다. 종교인들이 신자를 대하는 과정을 생각한다면 입원 환자의 거의 유일한 의사 소통 통로인 회진은 그에 걸맞는 신중함을 바탕으로 다뤄질 필요가 있다. '회진'을 서비스디자인의 관점에서 보면 의료진과 환자는 협력해야 회진의 목적을 달성할 수 있다. 협력은 자발성을 바탕으로 할 때 가장 효율을 낸다.

서비스란 무형의 상품을 의미하지만 일반적인 제품과 마찬가지로 개별적인 요소들이 서로 조화되어 고객의 필요성을 충족시키는 특정의 목표를 달성한다. 서비스의 관점에서 병원은 환자라는 고객을 치료하고 건강을 회복시키는 목표를 달성하기 위해 병원의 구성 요소들이 유기적으로 협력하는 곳이다. 자동차 부품이 하나 고장 날 경우 당장은 큰 문제가 발생하지 않을 수도 있지만 제때 수리하지 않는다면 결국 자동차가 제대로 된 기능을 하지 못하게 되는 것과 마찬가지로 회진의 시간이 짧더라도 그 중요성을 간과해서는 안 된다.

병원은 진료와 간호, 기타 다양한 지원 서비스들이 공간과 시설, 장비와 상호작용하면서 환자들에게 회복이라는 총체적인 서비스를 제공한다. 특히 회진이 이뤄지는 병실과 병동, 의료진과 관련 도구, 정보들이 환자가 접하는 주요 접점을 이룬다. 하지만 더 넓게 본다면 병실에 함께 있는 다른 환자와 보호자들, 평상시 갖고 있는 다양한 정보 수요와 병실 내에서 이뤄지는 일상 24시간도 관련되어 있음을 알 수 있다. 환자는 병원 서비스를 '접점'에서 '경험'하고 이는 총체적인 만족, 불만족으로 이어져 이후 병원 선택의 요인이 된다. 환자의 좋은 경험은 일차적으로 접점을 관리함으로써 가능하지만 바람직한 상태를 지속시키려면 말단의 접점을 생성하는 시스템 본체를 건드려야 보다 근본적인 대책이라고 할 수 있다.

또한 서비스는 무형성intangibility, 비분리성inseparability, 이질성heterogeneity, 소멸성perishability의 특징을 갖고 있다. 서비스란 원래 형태가 없고, 생산과 소비가 한꺼번에 일어나고, 매번 서비스가 이뤄질 때마다 다르며, 서비스가 종료되면 그 서비스 자체가 소멸한다는 의미다. 회진 서비스를 다시 디자인하려면 이런 서비스의 특징을 고려해야 한다. 회진은 물리적 실체가 없고, 의료진과 환자가 나누는 대화가 핵심이며, 오늘 회진과 내일 회진은 다를 수밖에 없고, 오늘 회진이 저장되어 내일 회진으로 이어지지 않는다. 회진의 구조를 서비스 차원으로 바라본다면 회진과 관련된 환자의 경험을 다뤄볼 수 있는 여지가 생긴다.

— 회진 서비스를 디자인한다면?: 디자이너의 접근법

원래 디자이너의 문제 풀이 방식이었던 디자인 씽킹design thinking은 2000년대 들어 일단의 연구자들이 보편적인 문제해결 방법론의 가능성에 주목하고, 그 구조를 전달되기 쉽도록 정리, 전파하면서 정립되었다. 디자인 씽킹의 특징은 문제와 고객 니즈를 깊이 있게 이해하고, 반복적인 개선작업을 통해 그것을 현실에 적용시킬 수 있도록 구체화하는 것이다. 전반부 이해의 단계에서는 정성적 방법으로 공감에 이를 수 있도록 노력하고, 후반부 개발 단계에서는 디자인의 다양한 프로토타이핑prototyping 방법을 사용하면서 고객과의 협업으로 완성해나간다. 최근 디자인 씽킹은 상품디자인으로부터 서비스디자인, 사회혁신에 이르기까지 여러 분야에서 방법론으로 쓰이고 있으며, 그중 하나가 의료 또는 헬스케어 분야다. 의료를 포함해서 디자인 씽킹을 낯설게 생각하는 다양한 분야에 뛰어든 전문 디자이너들의 지원사례를 찾는 것은 어렵지 않다.

디자인 씽킹은 다음과 같이 문제를 이해하는 전반부와 해결책을 발전시키는 후반부로 간단히 풀어 설명할 수 있다.

① **문제를 이해하는 전반부:** 당면한 문제를 충분히 이해한다. 힘든 환

자들의 처지에 공감하는 것이 시작이다. 그리고 문제의 원인이 무엇인지 현장을 살펴보면서 여러모로 생각을 거듭하며 정리한다. 어느 순간이 되면 '아, 그렇구나'라고 이해되었다는 통찰의 신호가 내면에서 올라옴을 느낄 수 있다.

② **해결책을 발전시키는 후반부**: 전반부를 통해 문제와 그 원인이 명료해지면서 대안이 떠오르기 시작한다면 후반부가 시작된 것이다. 떠오르는 생각을 적고 시안도 대충 그려본다. 대충 그려졌더라도 시안은 다음 버전의 시작점이 되고, 실제 상황을 전제로 시험하면서 차츰 견고한 형태가 된다. 시안은 현장과 결합되면서 적용되고 실현된다.

그림 2. 디자인 씽킹 과정의 단순화

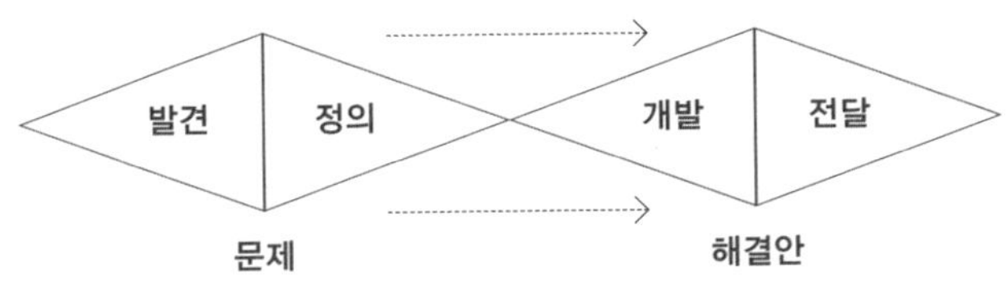

* 마음으로 이해하고 (공감, 문제의 명확한 인식)
* 해결책을 의논하며 (떠오르는 아이디어 붙잡고, 구체화)
* 차츰 개선시키기 (실행될 수 있도록 끈기 있게 발전)

디자인 씽킹을 경영계에 처음 소개한 토론토대 로트먼경영대학 학장이었던 로저 마틴Roger Martin은 긍정적이고 낙관적인 태도의 중요성을 강조하였다. 문제를 해결하겠다는 생각을 갖고 좀 두려운 마음이 들어도 떨치고 만들어보는 것이 중요하다는 것이다. 당연히 첫 생각과 첫 시안은 부족한 것이 되겠지만 긍정과 낙관이 있다면 그것을 차츰 발전시키는 디자인 씽킹의 과정이 가능해지기 때문이다.

환자경험평가에서 회진 관련 항목들의 점수가 낮다는 것은 '문제가 있다'라는 의미다. 의료 현장의 일원으로 여러분들도 그곳에 뭔가 문제가 있다는 것은 느끼고 있을 것이다. 그것이 출발점이 된다. 병원의 고객인 환자는 어떤 생각을 하고 어떤 어려움을 겪고 있는가를 생각해보는 것이 디자인 씽킹의 출발점이다.

— 환자의 정보 수요와 회진

입원환자는 증상이 호전되길 바라면서 병실에서 하루 종일 시간을 보낸다. 특별히 검사받을 일조차 없다면 종일 낯선 사람들에게 둘러싸여 불편한 몸을 부여잡고 침대에서 뒤척이며 24시간을 보내는 것이다. 자주 지적되는 외래환자의 대기시간 문제와 비슷하지만 그보다 훨씬 길 수밖에 없는 시간 동안 입원환자들은 무슨 생각을 할까? 수술은 잘 되었는지, 앞으로 어떤 일이 생길지, 언제쯤 이 불편한 장소를 벗어날 수 있을지 온갖 생각을 떠올리겠지만 병실 주변의 누구에게도 속 시원한 대답을 얻기는 어렵다. 병세의 진전이 불확실한 중증환자라면 그런 궁금증은 더욱 절박해진다. 그래서 환자는 회진을 기다린다. 그런 궁금증을 풀어줄 사람들이 바로 주치의들이기 때문이다. 물론 가끔 오가는 담당 전공의들이 있지만 그래도 자신을 담당하는 책임자의 말을 가장 듣고 싶다. 질병의 고통과 입원의 불편을 견디는 나의 투병 성적이 어떤지 의사 선생님의 평가를 듣고 싶은 것이다. 회진은 진료 활동 속에서 정보 약자인 입원 환자의 궁금증을 해소할 최선의 통로다.

회진 관련된 환자 경험을 디자인 씽킹의 경험 가시화 도구 중 하나인 여정의 개념으로 본다면 다음과 같은 구조로 볼 수 있다.

① **평상시:** 병실 내에서 시간을 보내면서 다양한 궁금증을 가진다. 회복이나 병의 진전 여부, 검사나 수술의 결과, 오늘 내일 일정, 치료 과정, 복약, 내 몸 변화의 원인, 고통 해소의 방법, 퇴원이나 전원 정보 등에 관한 것이다.

② **회진 이전 대기:** 회진 오실 시간은 경험으로, 감으로 알고 있다. 그래도 언제 오실지 시간을 좀 더 자세히 알아야 나름 몸의 준비, 마음의 준비를 할 수 있다. 병실 주변에서 시간 정보를 찾아본다.

③ **회진할 때:** 3분 정도 대화를 한다. 평상시 궁금한 것(위 ①의 내용)을 해소하고 싶다. 하지만 조리 있게 말하는 것이 어렵고, 긴장되어 할 말을 잊는다. 시험을 봤는데 내가 받은 점수의 의미를 잘 모르고 공부 방향도 막막한 학생의 상태와 비슷했다. 하지만 어느 정도 해소된다.

④ **회진 이후 입원 일상:** 자리에 누워 뒤척이면서 주치의와 짧은 대화를 여러모로 재해석한다. 회진 때 잊었던 질문이 다시 떠오르며 불확실성이 또 마음을 채워간다.

진료와 관련된 사항은 근본적으로 불확실해서 모든 의문이 해소되기는 절대적으로 어려운 측면이 있다. 그래서 때로는 잘 해결되지 않더라도 해결하고자 하는 의료진의 노력에 감동하고 문제해결이 어려운 현 상황을 인정할 수도 있게 된다. 회진이 정보 수요로부터 비롯된 것임에도 정성 어린 대화는 '정보 수요 미충족'을 보완하는 매우 좋은 방법일 수 있다.

무엇보다 좋은 서비스는 문제가 빠르게 해결되는 것이다. 환자가 병원에서 가장 바라는 것은 회복되어 빨리 병원을 벗어나는 것이다. 아무래도 집이 주는 친숙함과 편안함, 프라이버시를 병원은 줄 수 없기 때문이다. 아무래도 병원은 호텔 수준의 서비스를 제공할 수 없기 때문에 환경의 문제만으로 입원의 문제를 풀 수는 없다. 보다 중요한 것은 회복되리라는 희망이다. 그 희망을 줄 수 있는 병원 내 활동이 바로 회진이다. 회진 때 의료진은 환자의 궁금증을 해소하면서 동시에 용기를 불어넣어 줄 수 있기 때문이다. 의료진의 환자 커뮤니케이션 능력은 그래서 중요하다. 실제로 자신의 회복에 대한 환자의 긍정적 인식과 자각이 치료에 도움 된다는 다양한 보고가 있다.

— 회진 관련 정보 수요에 대처하는 방법들

환자의 회진 관련 정보 수요는 회진시간이 언제인지와 자신의 치료에 관한 사항으로 나눠볼 수 있다.

회진시간에 대한 정보

이 항목은 환자경험평가 문항 중 8번 '회진시간 관련 정보 제공'과 직접적인 관련이 있어서 2017년 1차 평가를 전후해 많은 병원들이 '회진 예고제' 또는 '회진 알림서비스'를 시작하는 등 다양한 노력을 하고 있다. 회진시간에 대한 정보인 만큼 회진 자체와는 분리된 사전 정보다.

• 입원할 때 회진에 대한 기본 정보 제공

입원안내문과 함께 병원 전체의 회진시간 범위(예: 오전 8-9시)를 안내한다. 입원 생활에 대한 대체적인 얼개를 이해할 수 있도록 해준다. 원무 담당자 또는 병동 간호사가 구두로 설명하고, 종이 안내문이 전달되므로 환자가 보관했다가 궁금하면 꺼내 볼 수도 있다. 하지만 이것만으로는 정확한 시간을 알 수 없어서 환자의 정보 수요는 여전히 충족되기 어렵다.

• 병동 게시판 활용

가장 간단하고 전통적인 방법은 병동의 게시판에 안내하는 것이다. 그 병동에 관계된 주치의 이름(또는 사진) 옆에 시간을 표기하는 방식이다. 대개 시간 범위를 30분 내지 1시간 정도로 알린다. 필요에 따라 수기로 수정할 수 있는 형식이라면, 시간이 변경될 때 곧바로 쉽게 반영할 수 있다. 하지만 병동 내 환자별로 다를 수 있는 주치의의 시간 정보를 모두 반영하려면 게시판이 복잡해지므로 간호사의 수고와 표기 요령이 필요하다. 그래서 수기 게시판 대신 모니터를 설치해서 운영하면 정보를 명확히 전달하고 수기 작성에 따른 문제를 피할 수 있다. 환자가 병실에 자리 잡을 때 회진안내판이 어디 있는지, 주치의의 이름은 무엇인지 확실히 안내할 필요가 있다. 환자가 병동 복도에서 자기 주치의를 찾는 수고를 덜어주도록 병실 앞 환자명패를 모니터로 만들어 환자별 주치의를 표시하고 더 나아가 회진시간을 알리는 방법도 고려할 수 있다.

• 앱으로 회진 알림 문자 전송

범용 문자서비스(앱)를 활용하여 회진시간 또는 변경된 시간을 개인 환자에게 직접 알리는 방식이다. 범용 앱이라서 작성하기도 편하고, 받는 사람도 쉽게 사용할 수 있다. 사전에 전화번호를 확인해서 발송 시스템에 입력해 놓아야 한다. 회진시간은 주치의의 일정에 따라 결정되므로 주치의가 직접 문자를 쓰는 경우도 있고 담당 전공의가 주치의의 지시를 받아 대신 쓸 수도 있으며 병동 간호사가 카운터에서 PC를 통해 보낼 수도 있다. 도착하기 10~30분 정도 전에 문자를 보낼 수 있다면 병동 게시판을 활용하는 것보다 더 자세한 시간 안내가 가능하므로 게시판 서비스보다 더 의미가 있다.

• 원내 EMR과 연결

EMR과 연결된 병원 전용 앱을 통한 알림이 환자 개인 휴대전화로 전달된다. 주치의별 담당 환자를 지정하기 쉽고, 알림 문자도 사전 지정 문구를 선택하는 방식으로 쉽게 보낼 수 있다. 회진이 끝난 후 경과 기록 기능도 포함시켜서 회진 관련된 모든 정보의 입력, 저장, 출력이 통합된다. 회진 이외의 정보를 전달하는 데에도 활용할 수 있다. 다만 시스템 구축이 필요하고 그 전에 적절한 업무 절차의 표준화 작업을 거쳐야 한다. 회진 알림을 독려하는 용도로 관리부서에서 관련 정보를 실시간으로 모니터링 할 수 있고, 더 나아가 시간 준수 여부, 실시 여부 등 다양한 관련 정보를 수집하는 것까지 확대시킬 수도 있다.

회진이 환자와 소통하는 중요한 업무요, 회진시간은 약속이라 생각한다면 그 중요성을 다시 깨닫게 된다. 약속 시간은 정확한 것이 제일 좋다. 관념적으로 볼 때 약속을 지켰다는 것은 '정시+10분' 정도의 여유는 있을 것이다. 하지만 30분 이상 초과되면 그것은 일반적인 허용치를 넘어서게 되므로 회진시간의 범위를 작게 설정하여 안내하고, 잘 지키는 것이 중요하다. 응급수술을 많이 하는 진료과 등 쉽지 않은 경우라도 긴급함의 경중을 좀 더 따져볼 필요가 있고, 정말 불가피한 경우라면 중간이나 이후라도 환자에게 사정을 설명하는 것이 필요할 것이다. 평상시 환자와 담당 전공의 사이에 라포rapport가 형성되어 있는 경우라면, 환자는 그 불가피성을 좀 더 잘 이해하게 될 것이다. 담당 전공의가 주치의를 대신할 수는 없지만 주치의의 마음을 대변하는 것은 가능할 것이기 때문이다. 이는 주인이 친절한 가게라면 점원도 친절하다는 일반적인 경험 규칙과 다를 바 없다.

시간을 맞춰 갔음에도 시간의 범위가 있다 보니 환자가 잠시 자리를 비워 만나지 못할 수도 있다. 그때는 '부재중 방문' 표시를 통해 다녀갔고, 여전히 배려하고 있음을 보여주는 것이 좋다. 카드를 놓고 가거나 스티커를 붙이는 방법을 쓸 수 있다. 당일 꼭 하고 싶은 이야기가 있다면 담당 전공의에게 전달하도록 안내하는 문구를 써넣는 것도 배려의 마음을 표현해준다.

환자의 치료에 관한 정보

환자가 자신의 치료에 대한 설명을 충분히 들을 수 있다면 환자경험평가의 다양한 영역에 긍정적인 영향을 줄 것이다. 특히 의사의 존중·예의·경청하는 태도, 의사와 이야기할 기회[2], 그리고 '투약 및 치료 과정' 영역의 대부분 문항[3]들이 치료 설명과 관련이 깊다. 특히 이 장의 주제인 회진이라는 '짧은 시간의 대화'에 초점을 맞춘다면 더욱 그렇다. 조금 거리가 있어 보이는 다른 항목들도 환자가 병원 생활을 하며 치료 관련 내용을 듣거나 체험하면서 인식을 형성하는 다양한 장면과 마주치기 때문에 아예 무관하다고 볼 수는 없다.

---

2 '의사 서비스' 영역에서 질문 문항은 존중/예의(문항5), 경청(문항6), 의사와 만나 이야기할 기회(문항7)가 있다.

3 '투약 및 치료과정 영역'의 투약/검사/처치 관련 이유 설명(문항9), 투약/검사/처치 관련 부작용 쉽게 설명(문항10), 위로,공감(문항 12), 퇴원 후 주의 및 계획(문항13)이 관계되어 있다.

일상에서 벗어나 병원에서 머물며 무료한 하루를 보내는 환자는 궁금증이 많다. 회진의 짧은 순간 주치의와 '대화를 통해' 그것을 해소하려면 환자는 질문을 미리 생각해보아야 한다. 회진 동안 듣기만 하는 것이 아니라 자신이 원하는 의미 있는 대화를 나누었다면 환자는 '의사와 만나 이야기할 기회(문항7)'를 평가할 때도 긍정적인 생각을 하게 될 것이다.

• 단순 서식을 통해 질문 정리하기

입원 초기, 환자가 병원의 일상을 이해하고, 회진을 질문의 기회로 삼기까지는 시간이 걸린다. 그래서 환자나 보호자가 질문을 준비하도록 안내하는 것이 좋다. 질문을 써볼 수 있는 서식을 병동 잘 보이는 곳에 비치하거나 입원 안내서의 일부로 제공한다. 칸이 쳐진 낱장 종이는 환자가 작성하기 쉽고 전달하기 간편해서 의료진도 빠르게 확인할 수 있는 장점이 있다. 일종의 병상 수첩 형식으로 계속 기록할 수 있는 것을 배려의 차원에서 제공할 수도 있으나, 의료진과 공유 목적으로 쓰기에는 내용과 형식이 적합하지 않은 면이 있다.

• 선택지가 들어간 서식으로 질문을 좀더 구체화하기

내용을 그냥 기술하는 것보다 문진표처럼 선택지가 있으면 모든 것을 직접 쓰는 수고를 덜어주고 자신의 질문 내용을 더 잘 떠올릴 수 있어 도움이 된다. 선택지 하단에 원하는 것을 쓸 수 있도록 빈칸을 두어 자기 질문의 상세한 내용도 보충할 수 있도록 한다.

• 환자 학습을 위한 질환 설명 등 안내문 개발

환자의 질환에 대한 설명이 미리 제공된다면, 환자경험평가의 '투약/

검사/처치 관련 이유 설명'(9번 문항)과 '투약/검사/처치 관련 부작용 설명'(10번 문항), '퇴원 후 주의사항 및 치료계획 정보 제공'(13번 문항) 평가에 도움을 줄 것이다. 환자가 자신의 병과 관련해서 아무것도 모르는 상태라면 회진의 짧은 시간 동안 환자가 이해할 수 있도록 의료진이 전달할 수 있는 말은 매우 제한적이다. 또한 환자가 자신의 질병을 이해하고 치료에 협조하는 것은 자신의 회복을 진전시키는 것과도 깊은 관련이 있다. 환자도 그것을 알기 때문에 스스로 다양한 경로를 통해 정보를 모으곤 한다. 하지만 그 정보가 주치의의 치료 방침과 맞지 않을 경우가 있고 또한 잘못된 정보를 믿게 되는 경우도 많다. 그래서 질환이나 수술, 처치 관련 설명문을 개발하고 환자에게 제공하는 것이 바람직하다. 수술이나 처치 외에 할 일이 별로 없는 일상을 보내는 환자에게 병원이 일종의 '회복 학교'로써 '교재'를 제공하는 기능도 하는 것이다. 질환별 학·협회 등을 통해 개발된 범용 표준안도 사용할 수 있지만 '교재'는 '교사'인 주치의의 방침 및 '교육과정(치료과정)'에 맞고 환자들의 수준에 맞아야 '학습효과(치료효과)'를 높일 수 있으므로 적절히 디자인되는 것이 중요하다.

• 애플리케이션을 통한 작성과 전달

범용 앱이나 전용 앱을 사용해 환자가 질문을 작성하는 방식은 첨단기술을 사용한다는 점에서 매력적으로 보인다. 하지만 시스템 구축과 유지관리의 노력 대비 효과와 적절성을 놓고 본다면 부정적인 측면도 있다. 질문을 건네기 쉬워지는 만큼 불필요한 소통이 늘어나 전체 진료의 체계상 과부하를 일으킬 가능성도 있다. 또한 연령대별로 IT기기의 사용 능력과 친밀도에 편차가 크고 개인이 소유한 단말기의 제약도 원활한 서비스를 저해할 수 있다. 단순 서식이나 제한된 선택지가 들어간 서식을 그냥 작고 복잡한 화면으로 옮겨놓은 것이라면 환자 측면에서는 오히려 불편함이 가중된 것일 수도 있다. 앱을 통한 소통은 인간적인 대면 소통의 보조 수단일 뿐이라는 것도 잊지 말아야 한다. 대형병원과 중소병원의 차이도 충분히 고려할 필요가 있다.

• 질문 취합과 의료진 논의

환자가 준비한 질문은 미리 취합해서 회진 전 의료진 논의를 통해 적절한 메시지를 도출할 필요가 있다. 전날 간호사가 직접 다니면서 질문을 취합하거나, 시스템을 통해 들어온 내용을 종합해서 회진 전 의료진 미팅을 하며 담당의에게 그 내용을 전달하고 질문의 의미와 맥락을 의논한다.

• 회진을 안도감을 주는 대화로 이끌기

실제 회진은 환자 1인당 3분 내외의 짧은 시간에 이뤄지지만 이미 언급한 바와 같이 환자경험평가의 다양한 문항과 연관되어 있다. 짧은 시간의 효율적인 활용을 위해서 필요한 것들의 단계를 정해놓으면 유용하다. 은평성모병원의 '의4소통'(인사〉 통증 확인〉 검사 및 수술결과 설명〉 추가 질문), 서울아산병원의 'CICARE'(호명 경어 사용〉 의사 이름과 역할 소개〉 환자에게 필요한 정보 전달〉 궁금한 점 확인〉 환자 요청에 즉시 응대〉 나오기 전 다음 방문 안내)의 방식은 행위의 효율을 높이는 데 도움이 된다. 하지만 이 방식의 기계적 적용보다 더 중요한 것은 존중과 예의, 경청의 마음을 갖고 위로·공감하는 방식으로 환자를 대하는 것일 것이다. 쌍방향 대화로 이뤄지는 소통인 만큼 환자에게 시간적 여유를 주는 것도 중요하다.

• 회진 이후 기록하고 결과를 반영

회진 서비스의 마지막 단계는 회진 결과를 기록하는 것이다. 회진 대화 내용을 메모 형식으로 기록하여 필요한 추가 조치의 근거로 삼는다. 회진 시간은 짧지만 다행히 매일 이뤄지는 것이므로 그 전체를 연속 커뮤니케이션으로 생각하면 소통의 시간이 늘어나는 효과가 생긴다. 회진 기록은 그 연속성을 유지시키는데 큰 도움이 된다. 최근 의료진의 직접 음성 기록 방식이 첨단인 것으로 제시되고 있지만 소음, 음성의 톤이나 말하는 방식의 차이에 따라 불필요한 정보가 부가될 수 있어서, 결국 내용을 명료하게 정리하는 단계가 추가로 필요할 수도 있다. 또한 음성 기록은 시각적 정보와 달리 한눈에 전체를 파악하기 어렵고 그 시간의 흐름을 따라가야 하는 단점이 있다. 그래서 의료진이 시간의 제약이 없이 직접 핵심을 요약하는 문자 방식이 더 적절한 것으로 보인다.

━ 회진의 재인식과 구조적 접근

환자경험평가 문항인 '회진시간 관련 정보 제공'(8번 문항)을 통해 드러난 회진의 성격은 '시간 약속'이라는 것이다. 다른 문항들을 통해 간접적으로 확인되는 회진은 '경청, 배려, 위로, 설명'이라는 말로 표현될 수도 있다. 환자경험평가의 고득점을 위해 노력하는 관련 부서의 관점에서 회진은 '통제와 관리'의 대상이고, 회진을 포함해 환자 경험 전반을 개선하기 위한 여러 노력은 병원 간 '경쟁'의 일환으로 진행되고 있다. 이런 모습들은 모두 나름의 맥락에서 의미를 가진 것이겠지만, 이를 모두 아우를 수 있는 회진의 핵심 키워드는 무엇일까?

서비스디자인의 관점에서 본 회진의 핵심은 '협업'이다. 의료진 사이의 협업, 시스템 구성 요소 간의 협업이기도 하지만 무엇보다 '의사와 환자의 협업'이다. 치료라는 서비스의 핵심 요소로서, 환자가 충분한 협력 의지를 갖도록 해주지 않으면 '협업'은 불가능해진다. '환자 중심 의료'로 패러다임이 전환되는 상황에서 '의료진이 환자와 파트너십을 이뤄 치료를 실현'한다는 관점은 의료계에서도 낯선 것은 아니다. 환자와 의료진이라는 서비스의 양쪽 이해관계자가 정보를 상호 교환하며 총체적인 서비스의 성공을 위해 힘을 합하는 것이다.

파트너 관계라면 시간 약속을 하고 그것을 지키는 것은 너무나 당연하다. 상대방을 이해시키고, 서로 마음을 맞춰나가는 것도 그렇다. 그렇게 된다면 굳이 그것을 통제와 관리의 대상으로 둘 이유도 없고 그것을 가지고 경쟁할 필요도 없다. 그런 것들은 모두 좋은 치료의 일부이고, 협업을 통해 치료의 질을 고도화한다면 자연스럽게 따라올 것이기 때문이다. 그래서 '회진은 환자와 협업하는 필수적인 치료과정'이라는 의료진의 인식은 개선의 출발점이 될 것이다.

다음 단계로 인식을 뒷받침할 시스템을 구성하고 지속적 운영을 통해 경험을 쌓게 되면 결국 병원의 역량이 축적된다. 시스템을 구축하는데 무형성, 비분리성, 이질성, 소멸성이라는 서비스의 4가지 특성은 여전히 어려운 상대이지만 방법이 없는 것은 아니다. 무형적이라도 유형적인 부분이 있기 마련이고, 또한 가시화시킬 수도 있다. 게시판을 만들고, 서식을 돌리며, 문자를 보내는 것이다. 환자와 협업이라는 측면이 혹시나 아직 껄끄럽다면 서비스의 생산과 소비가 분리되지 않는다는 비분리성을 상기해보자. 의료진이 생산하고 환자는 소비하는 것처럼 보이지만 서비스에서 그 두 가지는 분리되지 않는 하나다. 즉, 의료진과 환자의 상호작용성을 강화시키는 것, 협업이 답이 된다. 매번 달라지는 이질성을 회피하기 위해서라면 절차의 수립과 매뉴얼화, 실천을 위한 교육이 해결해줄 것이다. 그리고 회진 과정의 친절한 미소나 따듯한 말 한마디는 기억으로 남아 서비스가 그냥 소멸되지 않도록 해줄 것이다. 이 내용 들을 종합하고 실행하면서 차츰 고쳐나가면 된다.

구성원이 그 가치를 인식하고 꾸준히 전진할 수 있는 여건을 조성하는 것은 경영진의 몫이다. 환자경험평가는 원래 평가 자체보다 근본적인 환자 중심 의료 실현이 목적일 것이다. 이 부분에 동의하는 경영진이 운영하는 병원이라면, 회진시간 안내를 포함한 모든 환자경험평가 결과가 실질적으로 향상될 수밖에 없을 것이다.

3부

환자경험 향상 전략의 개발 및 실행

12장

효율적인 조직구성과 성과달성을 위한 전략

이경숙[1]

들어가며

2018년 국내에서 처음으로 '환자가 직접 참여한 의료서비스 환자경험평가 결과'[2]가 발표되었다. 의료서비스 수준을 5개 영역으로 나누어 각 영역별 점수는 물론 전체 기관의 평균 점수와 함께 게재되어 있는 결과를 받아든 의료기관들은 각자의 상황에 맞는 개선 방안을 마련하기 위해 적합한 인력 배치와 조직구성에 대한 고민을 시작했다. 본 장에서는 각 의료기관의 환자경험평가 실무 담당자와 인터뷰한 내용을 통해 현장에 있는 그들의 경험을 들어보고, 바람직한 조직구성과 성과달성을 위한 효율적인 방안에 대해 제언하고자 한다.

---

1 명지병원 케어디자인센터 센터장.

2 보건복지부(2018.08.10). 환자가 직접 참여한 "의료서비스 환자경험평가 결과" 첫 공개.

— 환자경험평가 전담조직, 꼭 필요한가?

환자경험평가에 대비하여 각 의료기관에서 어떠한 조직을 구성하고, 그 구성원들에게 필요한 역량은 무엇인지에 대하여 8개 병원 실무 담당자들과 2021년 9월부터 10월까지 2개월에 걸쳐 인터뷰를 진행하였다. 의료기관의 병상 수와 종별에 따라 조직의 구성 유무와 전담인력 배치가 상이하였고, 종합병원은 기존에 운영하고 있던 고객지원 서비스 관련 부서, QI 부서에서 추진하고 있었으며 일부 상급종합병원은 별도의 전담직원을 확보하여 운영하고 있었다. 조직의 총괄 책임자는 의사 직군, 실무 담당 팀장은 간호직이 일반적인 형태였다. 인터뷰 대상병원의 조직구성과 주요 업무 등 일반적인 특성은 다음과 같다([표 1] 참조).

표 1. 병원 종별 조직구성 현황

종별기준	병원 명	병상 수	담당 부서	지역	인원	주요 업무
상급종합 (A)	A-1	1,885	의료혁신실	서울	4	VOC, CS, 환자경험평가관리
	A-2	959	QI팀	경기	1	VOC, CS, 환자경험평가관리
	A-3	839	QI팀	서울	6	지표 관리, 환자 안전관리, 직원 교육, 고객만족 활동, 평가관리, 표준진료지침관리, CS
2차종합 (B)	B-1	810	고객행복팀	서울	4	환자경험평가, VOC, 직원 교육
	B-2	606	QI팀	경기	4	환자경험평가, 서비스 디자인 개선
	B-3	361	고객경험 관리과	경기	3	환자경험평가, CS, QI, 감염 관리
	B-4	331	TF팀	부산	-	환자경험평가
	B-5	200	고객지원팀	충북	1	환자경험평가, VOC, 직원 교육

담당자들은 기존에 고객서비스 또는 QI팀에서 업무를 추진하던 경험 많은 간호직으로 구성하고 대부분 기존 업무와 병행하여 환자경험평가 업무를 수행하고 있었으며, 부서의 명칭은 각 병원의 특성에 맞게 상징적인 명칭을 사용해 운영되고 있었다.

"환자경험평가 자체로 전담 부서는 없으며, 고객 만족조사/CS를 수행하던 의료혁신실이 담당하고 있습니다. CS 관련 자체 평가, 환자경험 향상 활동, VOC 민원과 관련된 상담업무를 주로 하고 있습니다." A-1

"병원장님 직속 부서로 QI와 CS를 같이 담당하는 팀이 있고, VOC와 직원 행복을 관리하는 부서가 같이 운영되고 있습니다." B-1

3차 평가가 진행되는 동안 인터뷰에 응한 병원들은 환자경험평가만 관리하는 별도의 조직구성 보다는 고객 지원 또는 인증 담당 부서 내에 환자경험평가 담당자를 배치하거나 업무분장을 조정하여 운영하고 있었다.

"2017년도부터 고객경험 관리과로 운영이 되고 있습니다. CRM/VOC 시스템이 원내에 구축이 되어 있으며 브랜치 병원까지 통합적으로 운영되고 있습니다." B-3

"초기에 QI팀에서 담당자 한 명만 추가하여 운영하다, 4주기 인증 준비로 인해 현재는 병원장님 직속 기구로 케어디자인 센터 간호부에서 파견된 임상경력 11년차 전담 직원과 함께 운영하고 있습니다. 매달 개최되는 각 분야별 실무자로 구성된 환자경험 소위원회에서 각종 개선사항에 대

한 논의를 하고 있습니다." B-2

병원의 규모가 클수록 당연히 전담 직원의 수가 많고 이를 지원하는 조직이 체계적으로 마련되어 있음을 알 수 있다. 인력난으로 고민이 많은 지방에 소재한 병원의 경우, 전담 직원의 필요성을 인지하고 있지만 추가 인력 배치에 어려움이 있어 별도의 직원 배치는 하지 않고 TF팀Task Force Team을 운영하고 있었다.

"지방은 간호사 뽑기도 너무 어려워요. 추가로 배치를 하려니 간호부에서 직원을 빼기 어렵다고 하고, 할 수 없이 기존의 고객지원팀에서 우선 대응하는 것밖에 방법이 없네요." B-5

인터뷰 담당자들의 공통적인 이야기는 인력을 충원하기 쉽지 않고, 외부에서 새롭게 충원된 인력이 전사적인 환자경험 업무에 대응하기는 쉽지 않다는 것이다. 업무의 특성상 타 부서와의 협업이 가장 중요하기 때문에 담당자의 업무역량과 협업능력에 따라 성과 또한 달라질 수 있다는 이야기는 시사하는 바가 크다.

"같은 재단 병원에서 동일한 캠페인을 시작해도 결과나 성과가 다르게 나타나는데, 우리끼리 한 이야기가 '우리 병원에서 20년 이상 근무한 경력 직원이 담당자인 경우와 외부에서 영입한 지 얼마 되지 않은 직원이 담당자인 것의 차이가 아닐까'라고 이야기 한 적이 있어요. 다른 업무와 달리 직원들의 공감을 얻어내고 움직이는데, 기본적으로 신뢰를 바탕으로 한 라포가 형성되어 있지 않으면 협조하고 받는 과정에서 어려움이 있더라

고요." B-4

가능하다면 전담으로 맡아 관리하는 직원이 있으면 이상적이고, 병원의 상황에 따라 어렵다고 하면 다른 부서와의 협업 시스템을 구축하는 것이 매우 중요하다는 것이 담당자들의 한결같은 목소리이다. 2023년에 4주기 인증을 받아야 하는 병원에 적용되는 4주기 급성기 병원 인증기준 및 표준지침서에 따르면, 의료기관 조직체계 내에 정식으로 편제되어 있는 독립된 부서로 의료기관의 전반적인 향상과 환자안전 활동과 관련된 교육 업무 수행 부서(타 업무를 수행하는 직원이 속해 있지 않아야 함)를 설치하게 되어 있다. 다시 말해 QI에서 겸직으로 혹은 QI 부서 안에 의료기관 인증에 필요한 항목과 관련이 없는 업무를 배제하도록 하고 있어, 대상이 되는 의료기관에서는 환자경험평가 관련 조직을 새로 만들거나 타 부서로 이관해야 한다[3]는 점도 같이 고민해야 하는 부분이다.

— 조직의 리더와 구성원은 어떤 사람이 적합할까?

환자경험평가를 준비하고 있는 조직의 책임자에 대한 질문에 모든 병원이 의사 직군의 실장과 간호사 직급의 팀장을 두고 운영하고 있었다. 병원의 규모나 운영진에서 가지고 있는 전략의 성격에 따라 호칭은 다르지만 병원에서 주요한 보직을 맡고 있는 의사 직군에서 겸직으로 환자경험 관련된 업무를 같이 추진하고 있었다.

---

3 의료기관평가인증원(2021.10.29). 급성기병원 인증기준(4주기). p.194.

The Beryl Institute에서 미국과 6개 국가의 의료기관 230여 개를 대상으로 조직에 관한 설문조사 결과를 발표하였다.[4] 보고서에 따르면 응답기관 62.3%에서 환자경험평가만을 담당하는 리더가 있고, 리더의 백그라운드는 임상 37%, 행정 39%로 구성되어 있었다. 실무자 구성 또한 32%가 1~2명, 33%가 3~5명으로 구성되어 있으며 6~9명까지 구성되어 있는 기관도 16%나 되었다.

총괄 책임자를 지칭하는 호칭도 다양했는데, 환자경험 전문가Patient Experience Specialist, 환자경험 코디네이터Patient Experience Coordinator, 환자경험 책임자Patient Experience Officer 등으로 해당 조직의 특성을 반영하여 지칭하고 있었다. 성공적인 조직구성에 시니어Senior급의 환자경험 전문 리더가 있고 명확한 업무 정의와 함께 언제든지 의사결정자 혹은 운영진에게 보고할 수 있는 결재 라인이 구축되어 있는 것이 매우 중요하다고 언급하였다. 즉 임원급의 책무를 가진 리더를 선정하는 것이 업무의 효율적인 추진을 위해 중요하다고 보았다.

"의사들은 일단 환자경험평가 문항에 불만이 많고 내 일이 아니라는 식으로 책임의식이 없는 분들이 많습니다. TF팀에 들어와 있어야 관심을 가지는 정도입니다. 병원마다 다르겠지만...환자경험에 대한 인식공유가 제일 먼저인 듯해요." B-2

"의사 직군들을 설득하기 위해 아침 일찍 열리는 컨퍼런스 장소에 간식거리를 준비해 직접 찾아가 5분 정도 시간을 할애하여 설명하였습니다. 다

4 Jason A. Wolf(2017.12.10.). Structuring Patient Experience Reveling Opportunities for the future. The Beryl Institute.

른 직종과 달리 발로 뛰는 교육과정이라고 할까요... 이후 의사 직군들의 변화를 감지할 수 있었고 환자들에게 긍정적인 변화를 가져오는 것을 확인할 수 있었습니다. B-1

"가장 중요한 것은 리더십에서, 운영진에서 정확한 목표와 핵심가치를 공유하고자 하는 노력이라고 생각됩니다. 힘을 실어 주시지 않으면 아무리 발로 뛰고... 노력을 해도 결과는 달라지지 않습니다." A-1

"오히려 규모가 작은 중소 병원은 의사직의 경우에도 어느 정도 라포가 형성되어 있기 때문에 병원장님이나 부원장님이 '우리 다 같이 잘 해보자'라고 하면 훨씬 그 효과가 잘 나타나는 것 같아요. 장점이 될 수도 있고." B-5

Kennedy Denise는 메이요 병원의 사례를 토대로 발표한 논문에서 환자경험을 총괄하는 리더는 신뢰를 얻고 조직 개선을 촉진하기 위해 다른 리더들과 제휴하고 조직 내외에서 평판과 존중을 활용하여 공감대를 형성하고 현상을 변화시키는 역할을 해야 한다고 언급하고 있다.[5]

"다른 직군도 마찬가지겠지만 특히 의사 직군들을 움직이기 위해서는 당근과 채찍이 중요하다고 생각합니다. 객관적인 성과평가와 그에 따른 보

---

5 Kennedy, Denise M.(2015). "Creating and integrating a new patient experience leadership role: A consultative approach for partnering with executive and clinical leaders", Patient Experience Journal: Vol. 2: Iss. 1, Article 21. Available at: https://pxjournal.org/journal/vol2/iss1/2.

상을 명확히 해준다고 하면 담당자 입장에서 일하기가 수월할 것 같아요." B-2

종합해 보면 환자경험을 담당하는 총괄 책임자는 기본적인 환자경험 개선 서비스 질에 대한 지식을 바탕으로 최고 의사결정자와 언제든지 소통이 가능하고 조직 내, 특히 타 부서의 의사직과 언제든지 원활한 협업과 소통을 할 수 있는 사람이어야 한다. 실무를 담당하는 사람 역시 조직에서의 경험을 바탕으로 계획된 사업을 위해서라면 언제든지 기 형성된 라포를 바탕으로 협조를 구할 수 있는 사람이 적합하다는 것을 알 수 있다. 무엇보다 중요한 것은 운영진 또는 리더십에서 환자경험평가에 대한 중요성을 지속적으로 강조하고 부서에 힘을 실어 주어야지만 변화를 가져올 수 있다고 보았다. 그리고 보다 중요한 것은 새로운 직책과 성과에 대한 명확한 보상체계를 갖추어야지만 운영하기 훨씬 수월하다는 것도 언급하였다.

— 조직구성에 앞서 조직문화 만들기가 우선

Peters and Waterman(1982)은 조직문화는 조직의 안정과 조직의 정책성을 확인시켜 줌으로써, 조직의 성공을 만드는 근본요소라고 하였다.[6] 환자경험평가 실무 담당자들은 환자를 접점에서 관리하는 직원들의 경험 개선을 위하여 실시한 다양한 프로그램들이 결국 환자경험 개선에 직접

6 Peters, J. T., & Waterman, R. T.(1982). In Search of excellence: Lesson from america's best-run companies. New York: Haper & Row Publishers.

적인 영향을 미친다고 보았다. 즉, '직원의 경험개선'이 곧 '환자의 경험개선'과 연계된다는 것이다.

"병원 모든 부서가 대응하고 협조하는 조직문화가 조성되어야 한다고 생각해요. 이를 위해서는 경영진의 리더십이 가장 중요하다고 생각합니다. 경영진의 분위기에 따라서 업무별로 집중해야 하는 부분이 달라지고 있어 흐름에 따라야 하지 않을까 생각합니다. 보통 중소병원은 기존 QI팀이 연장선상에서 업무를 겸직하는 경우가 많은데 담당자 혼자서는 할 수 없는 부분이 있습니다." A-1

"직원 간 '칭찬마당'도 운영하였는데, 이는 직원들 간 서로 배울 수 있게 하는 조직문화를 형성하는 게 매우 중요하다고 생각합니다. 그리고 의사-간호사 간의 문제 등 다양한 내부직원 관련 사항을 취합하여 경영진에 보고하고 해당 부서 및 부원장님께 전달하여 해결하려고 노력하고 있습니다." A-3

"우리 병원에는 조금 특이한 조직문화가 있는데, 행복공작소, 병원문화창출위원회, 직원 행복 프로젝트 같은 것들이 있습니다. 다른 병원에서도 소소한 직원 만족프로그램을 운영하면 도움이 될 것 같습니다. 결국은 직원이 행복해야 환자에게 행복한 서비스가 가능하거든요." A-2

현장에 보이는 불편한 사항이나 개선사항을 거침없이 소통할 수 있는 조직문화를 만들어가고 직원을 존중하는 조직문화야말로 환자경험을 위한 다양한 개선 활동을 할 수 있는 중요한 자원으로 형성되는 것이다. 민원을 해결하는 과정에서 환자나 동료, 혹은 상사로부터 누군가는 지적을 받게 되는데, 서로 간의 관계 형성이 되어 있지 않다면 해결책 마련도 쉽지 않고 직원들도 문제의식 자체가 흐려질 수 있기 때문이다.

리더십이나 조직문화에서 보여지는 정책에 대한 방향성 제시나 추진력이 조직의 일원으로 하여금 보다 적극적으로 참여할 수 있게 혹은 자발적으로 지속성을 가질 수 있게 하는 가장 중요한 근간이 될 수 있다. 특히 많은 예산이 수반되는 실행전략을 수립하는 경우는 더욱이 그 중요성이 강조된다. 기업도 마찬가지로 병원도 결국은 의사결정자가 생각하고 있는 철학과 가치관에 따라, 병원이 가지고 있는 조직문화가 직원들의 적극적인 참여와 역량을 발휘할 수 있게 된다는 것을 보여준다.

━ 성과달성을 위해 시작한 일은 VOC에 기반한 교육과 캠페인

현장에서 환자경험 실무를 담당하고 있는 평균 경력 20년 이상의 담당자들에게 '환자경험을 향상시키기 위해 중점적으로 추진하고 있는 업무'에 관한 질문을 하였다. 공통적으로 문제를 발굴하기 위해 현장을 자주 점검하고 접점에 있는 부서원들이 불편사항을 발굴하여 이를 바로 알리고 해결하는 것을 중요하게 생각하고, 문제도 해결책도 현장에서 찾아야 한다는 것을 강조하였다.

"환자경험 지표를 취합하고 관리하고 있습니다. 부서의 지표로 NPS Net Promoter Score를 활용하여 매월 초, 말 집중관리하고 있습니다. 아울러

VOC도 같이 취합해서 매달 이를 근거로 각 부서의 향상 정도를 체크 합니다. 진료부의 지표를 매우 타이트하게 관리하는데 각 부서의 부장님들이 책임지고 관리하고 있습니다. 신입 과장님들은 기본적으로 VOC, CRM 지표 관련으로 1:1 교육을 진행하고 있습니다. 의사 교육 영상은 따로 제작해서 배포하고 있고요." B-3

"자주 담당자들이 라운딩을 돌고 관심을 가지고 개선을 해나가는 부분이 매우 중요하다고 생각합니다." A-3

"시스템을 구축하는 것도 중요하지만, 환자가 입원 생활을 하는 과정에 적정한 포인트에서 관련된 인력이 제공하는 서비스의 일관성도 매우 중요하다고 생각합니다." A-1

"2차 경험 평가 이후 개선사항으로 CRM 프로그램을 EMR에 구축해서 직원 누구나가 VOC를 등록할 수 있게 구축해 놓았습니다. EMR ID가 있는 직원은 누구나 등록할 수 있고(현장에서 듣는 즉시 직원이 등록) 그 내용을 우리 부서에서 관련 부서 팀장님께 배분하여 바로 조치가 이루어질 수 있게 합니다." B-3

"VOC 업무에 집중하고 있는데 직접 발로 뛰는 것은 기본이고, 해피라운딩을 루틴화 해서 진행하고 있습니다." B-1

"실제로 환자분의 동선을 따라가는 쉐도잉을 진행했었습니다. 코로나가 확산되기 이전에는 병원 자체에 공간과 공감이라는 이름의 서비스 디자인 팀을 구성해서 시행하고 나서 환자들이 불편해하는 것을 병원 중간 관리자나 부서장이 직접 체험해 보는 프로젝트를 한 적이 있습니다. 현장에서 인터뷰를 통해 불편, 개선사항에 대한 내용을 취합했는데 지금은 코로나로 인해 중단된 상태입니다." B-4

"케어디자인 센터 주관으로 현장에서 관찰된 부분을 담당자들과 주기적으로 논의하는 회의를 개최하고 있습니다. 디자인 씽킹 툴을 활용해 문제 해결방법을 찾고 도출된 아이디어를 바로 실행해보고 있고요." B-2

모든 것은 고객으로부터 시작한다. 고객을 관찰함으로써 고객에 대한 이해를 돕고 새로운 고객 니즈를 꿰뚫어 볼 수 있다.[7] 서비스 디자인 방법론 중 의료서비스 현장에서 많이 적용하고 있는 디자인 씽킹의 시작점이 현장에서 공감하고 문제를 찾아가는 이유가 바로 '현장에서 답을 찾기 위해서'이다. 환자경험 개선을 위한 서비스 방법론으로 많이 쓰이고 있는 이유이기도 하다.

"환자들에게 건의사항이나 불편사항을 이야기하라고 해도 잘 안 하시더라고요. 나중에 물어보니 '혹시 입원하는 동안 불이익이 있으면 어쩌나 걱정돼서'라고 하더라고요. 그래서 익명의 게시판을 만들었더니 의견이 급증했습니다. 놀라운 건 칭찬의 의견도 많다는 거였어요." B-4

변화하는 외부 환경변화에 민첩하게 대응하기 위해서는 새로운 환경

7 패트릭 반 더 피즐 외(2018). 『디자인 씽킹 비즈니스를 혁신하다』. 틔움. p.12.

에서 요구되는 변화에 대하여 조직 차원에서 바르게 대응할 수 있는 능력과 이러한 변화를 학습하고 적용할 수 있는 기회를 조직 차원에서 구성원에게 제공하여야 한다.[8] 현장의 담당자들은 환자경험평가를 대비하기 위해 우선적으로 CS 교육을 시작으로 환자경험에 대한 조직 내 인식확산을 위해 다양한 노력을 하고 있었다.

"환자경험 향상을 위한 환자 및 직원 대상 캠페인을 진행하고 있습니다. 세부적으로 직원들 대상으로는 환자 응대를 위한 포스터 제작과 교육이 진행되었고 환자분들을 대상으로 어떤 것이 환자 경험인지에 대한 홍보팀과의 협업으로 메시지를 도출 후 내부 홍보를 진행 했습니다." A-1

"고객 응대, 미소, 감동을 주제로 CS 캠페인을 진행했습니다. 기획부터 직원을 참여시키고자 아이디어를 모으고 선정된 주제로 진행을 하였고요(포상금 및 커피 쿠폰 지급). 원내에 CS 강사들과 논의하여 모니터링도 같이 진행하고 있습니다." A-3

"병원에는 병원 직원이 아닌 외부 용역직원들이 많이 있습니다. 예를 들면, 경비, 주차, 청소 등을 하시는 분들인데, 이런 외부 용역직원들에 대한 CS 교육도 진행할 예정입니다. 병원 직원들을 대상으로만 교육을 시행해 왔는데, 환자분들의 VOC 분석 결과, 의외로 외부 직원에 대한 불만의 목소리가 많이 나오고 있습니다. 환자분들은 당연히 병원 직원이라고 생각

---

8 Lee, S., Lee, D. and Kang, C.(2012). The impact of high-performance work systems in the health-care industry: Employee reactions, service quality, customer satisfaction, and customer loyalty, Service Industries Journal, 32(1), 17-36.

하고요." B-2

"CS 교육을 줌이나 소그룹 규모로 진행하고 있습니다. 가장 비중 있게 진행하고 있는 프로젝트는 서비스 디자인 프로젝트이고 직원 코칭까지 같이 운영하고 있습니다." B-1

나가며

본 장에서는 현장에서 근무하는 실무 담당자들의 경험을 토대로 타 의료기관의 조직구성 형태를 알아보고 효율적인 조직구성 방법, 조직문화의 중요성, 그리고 업무성과를 도출해내기 위해 중점적으로 추진하고 있는 현장의 목소리를 정리해 보았다. 3차에 걸친 환자경험평가를 준비하면서 담당자들의 전문성과 역량은 축적되고 있었으며, 병원의 조직문화도 환자 중심으로 변화되어 가는 것을 담당자들의 이야기를 통해 알 수 있었다. 그리고 이를 추진하는 과정에서 나타나는 다양한 혁신사례들이 공유되고, 각자 병원에 맞게 진화해 나간다면 환자, 의료기관, 의료진을 포함한 모두가 만족하는 진정한 환자중심성을 실현하게 될 것이다.

13장

환자경험평가 향상을 위한 코칭 전략

양미경[1]

들어가며

건강보험심사평가원의 환자경험평가가 시행되면서 의료서비스 조직의 구성원 중 환자와의 접점이 가장 많은 간호조직의 부담감은 더욱 가중되고 있다. 이러한 부담감을 해소하고, 성과창출을 위한 방법을 코칭에서 찾을 수 있다. 이직률이 낮고 성과를 지속적으로 창출하는 조직을 보면 내부에 일을 효과적으로 하게 하는 문화와 시스템이 갖춰져 있는 경우가 많다. 코칭은 쌍방향 의사소통 방식을 통해 구성원의 행동의 변화를 유발하며 구성원이 능력이나 지식을 갖고 있음에도 불구하고 성과가 떨어질 때, 이를 다시 상승시키는 데 매우 유용하다. 또한 코칭은 조직문화로 자리 잡았을 때는 더욱 강력한 효과를 발휘한다. 이에 환자경험평가에 효과

1 대전보건대학교 교양교육원 교수, 한국코칭학회 부회장.

적으로 대응하기 위한 코칭 전략을 제안해 보고자 한다.

━ 환자경험과 조직문화

건강보험심사평가원에서 실시하고 있는 '환자경험평가'는 국민들에게 의료서비스의 '결과'가 아니라 의료서비스의 '경험'에 대해 묻는 것으로 '환자 중심 의료문화 확산'을 그 목적으로 하고 있다. 병원은 기업의 하나로서 의료인에게 의존하는 고객(환자)이 많아야 영리를 취할 수 있고 특히 신규 환자 모집보다 재방문 환자가 많아질수록 환자유치 비용이 적게 들고 이익이 더 높아진다. 의료기관으로서의 철학이나 사명감, 심사평가원의 순위 매김이 아니더라도 병원이 '고객(환자)'에 집중하는 것은 당연하다. '환자경험평가'는 측정 없이 향상 없다는 관점에서 환자경험 측정이 가능해지고, 보다 환자의 권익을 보호한다는 측면이 있으나, 필연적으로 의료기관 간 비교를 하게 됨으로써 의료기관 구성원들의 심리적 부담감이 증대되고 있다. 그중에서도 직접 환자들의 대면 서비스를 제공하는 간호사들의 부담감은 가장 클 것이다.

2017년과 2019년에 실시 된 두 차례의 환자경험평가 결과에 의하면([표 1] 참조), 환자들이 '의사와 만나 이야기할 기회'는 2회 연속으로 최하위권인 20위를 나타내고 있다. 이것은 대부분의 환자들은 주로 간호사와 접촉하게 되고 간호사의 의료서비스에 많이 의존하게 된다는 것을 의미한다. 그 외의 질의항목들도 사실상 간호사들을 거쳐야 하는 서비스들이어서 환자경험평가에서 간호사들의 역할이 절대적임을 부인할 수 없다. 한편 간호사와 관련된 평가는 모두 상위 10위 내에 포함되어 있다. 환자

표 1. 2019 환자경험평가 항목 순위

2019 순위	2017 순위	구분	항목
1	9	투약 및 치료 과정	퇴원 후 주의사항 및 치료계획 정보 제공
2	4	의사	존중/예의
3	5	의사	경청
4	2	간호사	경청
5	3	간호사	도움요구 처리 노력
6	1	간호사	존중/예의
7	6	환자 권리 보장	공평한 대우
8	7	간호사	병원 생활 설명
9	8	병원 환경	안전한 환경
10	12	전반적 평가	입원경험 종합 평가
11	11	투약 및 치료 과정	통증 조절 노력
12	13	병원 환경	깨끗한 환경
13	15	전반적 평가	타인추천 여부
14	14	투약 및 치료 과정	투약/처치 관련 이유 설명
15	10	환자 권리 보장	신체 노출 등 수치감 관련 배려
16	16	투약 및 치료 과정	투약/처치 관련 부작용 설명
17	18	투약 및 치료 과정	위트와 공감
18	17	환자 권리 보장	치료 결정과정 참여기회
19	19	의사	회전시간 관련 정보 제공
20	20	의사	의사와 만나 이야기할 기회
21	21	환자 권리 보장	불만 제기 용이성

출처: 건강보험심사평가원이 2019년에 시행한 '제2차 환자 경험평가 결과'(2020.7)를 바탕으로 필자 재구성.

경험 측면에서 매우 만족에 가깝다고 볼 수 있다.

그럼에도 불구하고 현실적으로 간호사들 스스로의 업무 만족도는 떨어지고 특히 신규 간호사의 이직률은 매년 최고를 경신하고 있다. 병원간호사회의 통계자료에 의하면, 신규 간호사의 이직률은 평균 38.1%로 일반 간호사의 이직률의 3배 정도 높은 것으로 나타났고(병원간호사회, 2017), 신규 간호사의 70%가 이직 의사가 있는 것으로 조사[2]되고 있다. 이러한 상황 하에서 환자경험평가에 주도적 역할을 하는 간호사들의 심리적 부담감을 줄이고 성과 향상을 이끌어내는 것은 쉽지 않을 것이다.

코칭을 통한 조직문화의 변화와 혁신이 이 문제를 해결할 수 있다. 피터 드러커는 "문화는 아침식사로 전략을 먹는다"고 했다. 문화와 맞지 않는 전략은 작동하지 않는다는 뜻이다. 코칭이 조직문화로 자리 잡게 되면 강력한 효과를 발휘한다. 세계적인 리더십 연구기관 CCL의 조사에 의하면, 코칭이 조직에 정착되면 직무 만족과 사기 진작(62%), 협력과 팀워크 제고(58%), 전략 실행능력 향상(52%), 퇴사율 감소(45%), 변화에 대한 적응력 향상(42%)의 효과가 기대된다.[3]

또한 혁신기업의 리더십을 얘기할 때 자주 거론되는 70:20:10 법칙에 의하면 조직의 성과창출은 단 10%만이 공식 학습을 통해 일어나고 '70%'는 업무 경험을 통해서, '20%'은 타인과의 상호작용을 통해서 일어난다고 한다. 즉 100% 중 90%의 변화가 이러한 무형식 학습, 즉 비공식적 학습에서 일어난다는 것이다. 조직문화의 중요성을 말하는 것으로 코칭은 이 변화를 가장 지속적이고도 효과적으로 만들 수 있는 방법이다.[4]

---

2 윤혜미·김정순(2012). 신규 간호사의 이직 의도 관련 요인. 《글로벌 건강과 간호》2(2).

3 고현숙·김병헌·김혜경·박찬구·배재훈 등(2019). 『코칭하는 조직만 살아남는다』. 두앤북.

4 홍의숙(2017). 코칭을 일터에 효과적으로 적용하라!. 《한국코치협회 코칭 칼럼》. http://www.kcoach.or.kr. 2017.01.07.

— 코칭이란?

"지금 우리나라가 빠르게 발전하다 보니, 세대 간 단절이 생겨납니다. 젊은 세대의 지식 파워와 리더 층의 삶의 지혜가 서로 융합이 되기 위해서는 대화 방식, 관계 설정 방식이 달라져야 합니다. 코칭이 그것을 위한 효과적인 도구 중의 하나가 될 것입니다."

- SK그룹 김신배 부회장[5]

모든 사람에게는 무한한 잠재력과 가능성이 있으며, 누구나 내면에 창의적이고 변혁적인 해답을 가지고 있다는 것이 코칭 전반을 지배하는 중요한 철학이다. 코칭은 경청, 질문, 인정하기 등을 통하여 코칭 대상자 개개인의 특징을 정확하게 파악하고, 대상자의 사고의 확장과 대상자가 가진 에너지와 능력을 스스로 깨닫게 하는 기법으로, 코치와 코칭 대상자 간의 상호작용을 촉진하여 대상자가 스스로 문제해결 방안을 찾아가며, 자신의 잠재력을 최대한 발휘하게 하는 의사소통 과정이다.[6] 풍부한 경험과 지식으로 지표를 제시해주는 멘토링이나 지식을 전달해주는 티칭, 상담과 조언 역할을 하는 카운슬링과 달리 코칭은 개인의 변화와 발전을 지원하는 수평적이고 협력적인 파트너십이다.

코칭은 코칭 대상자가 원하는 답을 스스로 찾고 목표를 달성할 수 있도록 하기 위해 구조화된 대화의 틀을 사용하는데 이것을 코칭대화모델이라고 부른다. 가장 일반적인 코칭 프레임워크인 GROW 모델을 예

5 한국코치협회(2012). SK그룹 김신배 부회장 인터뷰.《한국코치협회 협회지》.

6 이정민·도미향(2018). 상사의 코칭리더십이 부하직원의 개인 창의성에 미치는 영향.《코칭연구》11(1).

표 2. 주요 코칭대화모델

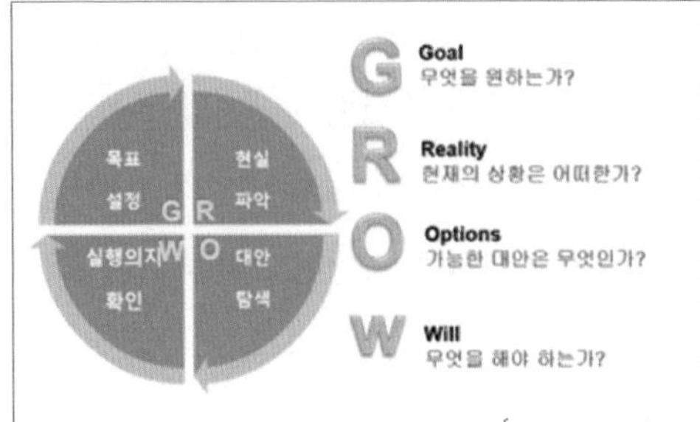

GROW 모델

출처: 고현숙(2019). 자신만의 성과향상 모델을 갖춰라. 《인터비즈》. https://blog.naver.com/businessinsight/221559311433

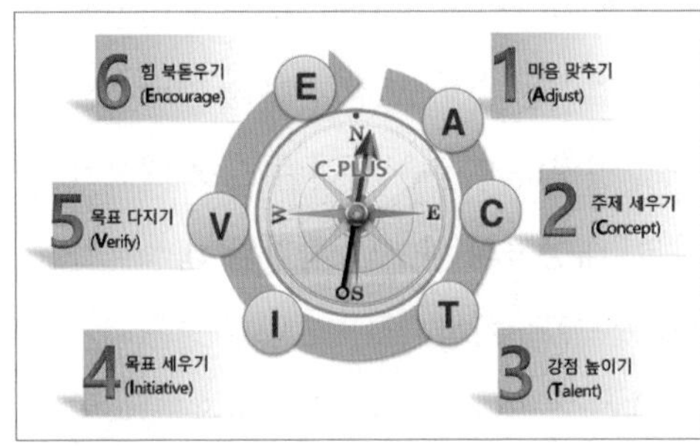

ACTIVE 모델

출처: 도미향(2019). 전문코치양성을 위한 CPA코칭모델 개발: ACTIVE 코칭대화모델 기반 C-PLUS 코칭프로그램. 《코칭연구》 12(3).

를 들면 목표를 설정Goal하고, 그 목표를 달성하기 위한 현실을 점검Reality하고, 그것에 기초해 여러 가지 실행 대안을 탐색Options하고, 실행 과제를 달성할 수 있도록 코칭 대상자의 의지를 강화Will하는 전형적인 대화 구조를 가진다. ACTIVE 대화모델은 1 마음 맞추기Adjust, 2 주제 세우기Concept, 3 강점 높이기Talent, 4 목표 세우기Initiative, 5 목표 다지기Verify, 6 힘 북돋우기Encourage의 프로세스를 통해 코칭을 진행한다.

— 환자경험평가 향상을 위한 코칭 전략

"리더십에서 가장 중요한 것은 커뮤니케이션이고 그것을 배양하려면 코칭기술이 필수적이다."

- 이토 아키라[7]

『부하의 능력을 열두 배 키워주는 마법의 코칭』의 저자인 에노모토 히데타케는 부하의 자발적인 성과 향상을 위해서 2가지의 환경변화를 제시하고 있다. 커뮤니케이션 환경(주위 사람들과 어떻게 커뮤니케이션을 나누고 있는가)과 패러다임 환경(어떤 관점으로 사물을 바라보는가 또는 상사가 부하를 어떤 관점으로 바라보는가)의 변화[8]이다. 이를 간호사들을 대상으로 하는 환자경험평가 향상 전략에 적용한다면, '코칭 실시'하는 것과 '코치 양성', '코칭접근법 실시' 등 세 가지로 시도할 수 있다.

코칭 실시

원래 코칭은 코칭 대상자 개인의 목표 달성이 주목적이다. 간호사들이 전문코치의 코칭을 받음으로써 환자경험평가에서 의료서비스의 접점에 있는 간호사들이 스트레스 해소뿐 아니라 환자경험평가에 필요한 다양한 자신들의 직무에 대해 주체적으로 목표를 설정하고 성과를 창출할 수 있도록 지원받을 수 있다. 간호사 특히 조직에 갓 진입한 신입 간호사들은 시간적으로 자기 탐색과 적응의 기회가 상대적으로 적다. 이로 인해 직업에 대한 과다한 스트레스로 사회 부적응 현상이 나타날 수 있다.

7 이토 아키라(2005). 『코칭 대화기술』. 김영사.

8 에노모토 히데타케(2013). 『부하의 능력을 열두 배 키워주는 마법의 코칭』. 새로운 제안.

이러한 부적응 해소방안 또한 코칭을 활용할 수 있다. 한국코치협회에는 2019년 현재 9,000여 명의 전문코치가 등록되어 있으며 다수의 코칭 기업과 개인 코치가 활동하고 있다.

코치 양성

보다 더 활발하고 지속적으로 코칭을 실시하고 코칭문화를 확산하기 위해서는 구성원들이 전문코치 자격과정을 취득하거나 사내코치를 양성하는 것도 좋다. 현재 코칭은 많은 기업과 조직에서 활용되고 있다. 그러나 그 대부분은 구성원들이 코치로서 코칭을 받는 프로그램들이다. 구성원들이 코칭의 대상으로서만이 아니라 코칭의 주체로서 활동할 수 있는 코칭역량교육을 도입한다면, 환자경험의 향상이 보완될 것이다. 간호사의 코칭역량 개발은 코치로서의 마인드와 코칭 기술만을 발달시키는 것이 아니며, 조직 몰입도에도 긍정적인 영향을 주어 환자경험의 각 항목을 향상시키는 것을 가능하게 해줄 수 있다.

전문코치 자격과정을 통해 조직의 특수성을 이해하는 전문코치가 배출되고 그들이 조직 내에서 코칭을 활용한다면, 개인과 조직의 변화와 성장에 더욱 크게 영향을 미칠 것이다. 간호사의 전문코치 자격 취득은 환자경험평가를 위한 역량 제고뿐 아니라 의료서비스 산업 내에서 기대하는 인성을 갖춘 지원자를 선택할 객관적 자료가 될 수 있다. 또한 간호사 전문코치는 피어peer 코칭을 통해 조직 내 문제가 되는 이직율 하락, 자기주도성 개발 등에 큰 도움을 줄 수 있다. 현재 한국코칭학회, 한국코치협회 등에서 전문코치 자격과정을 시행하고 있으며 전문강사과정까지 이수하면 사내코치로 활동할 수 있다.

코칭접근법 실시

코칭접근법Coaching Approach이란 업무 현장에서 개인이나 팀의 발전과 성장을 지원하기 위해 리더나 관리자가 코칭의 기법을 활용하는 것을 말한다. 코칭철학, 코칭대화모델, 코칭스킬을 활용하여 조직 내 소통 증대와 팀원들의 성장을 지원하고 문제해결을 돕는 것이 코칭리더십이라고 할 수 있다. 일반 관리자는 할 일을 알려주고 원하는 결과와 기대, 바람직한 태도와 행동을 알려주며 자신이 원하는 답과 해결 방법을 가르쳐 주지만 코칭적 리더는 경청, 질문, 피드백을 통해서 팀원이 원하는 결과를 물으며 스스로 대안을 찾도록 기회를 주고 촉진한다.

물론 조직 내에서 리더는 아래와 같이 다양한 도구를 활용할 수 있으며, 이는 업무에서의 의사결정의 주도권 유무와 상황에 따라 선택할 수 있다. 코칭은 업무의 주도권을 코칭 대상자가 갖는 경우 즉 임파워링empowering, 권한 위임이 된 경우에 유용하다.

이를 그림으로 표현해 보면, [그림 3]과 같으며, 조직 내에서 업무의 주도권 방향에 따라 적절한 리더십 도구를 활용하여야 좋은 성과를 낼 수 있다. 업무의 주도권이 리더에게 있다면 directing지시를 하는 것이 옳다. 하지만 해당 업무에 대해 담당자코치이가 더 많이 알고 업무를 맡겼음에도 끊임없이 지시하고 의심하며 믿지 않는다면 조직의 성과는 결코 좋게 나오지 않을 것이다. 이러한 상황에서는 코칭적 리더십을 발휘하여 코치

그림 3. 리더의 도구

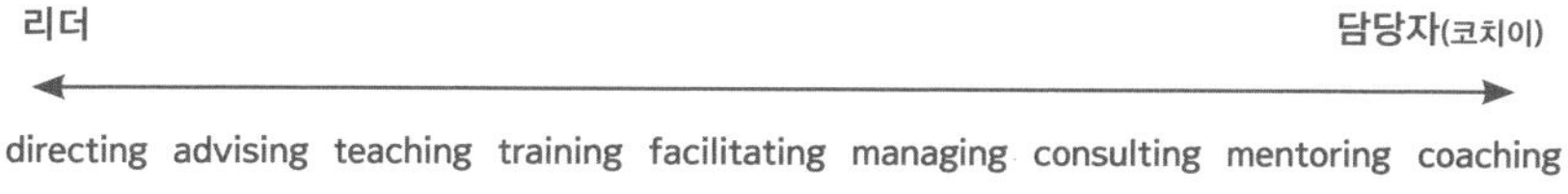

리더 ←								→ 담당자(코치이)
directing	advising	teaching	training	facilitating	managing	consulting	mentoring	coaching

이 스스로가 문제를 찾고 목표를 설정하고 동기부여를 해서 실행할 수 있도록 해주는 것이 필요하다.

인간이 활동하는 모든 영역에서 이러한 코칭적 접근 적용이 가능하며 코칭접근법을 활용할 경우 도움을 받는 사람의 잠재력이 더욱 개발되어 지속적인 성장이 가능하고 관계가 향상될 수 있다. 간호사의 코칭 역량이 높을수록 조직몰입과 심리적 복지감이 높아진다는[9] 논문 결과에서도 이를 증명한다.

나가며

글로벌 리더들은 더 이상 코칭의 필요성에 관해 이야기하지 않는다. 코칭이 중요하다는 것은 이미 모두 강하게 인식하고 있기 때문이다. 최근 글로벌 리더들의 관심은 코칭을 어떻게 업무에 효과적으로 적용할 것인지에 대한 것이다.[10]

코칭이 신뢰의 조직문화를 구축하고 궁극적으로 개인과 조직의 성과를 향상시키는 데 긍정적 영향을 준다는 것은 많은 곳에서 검증되었다. 조직 내 코칭문화가 확산되면 변화가 일어난다. 코칭은 누구에게나 잠재력이 있으며 스스로 답을 가지고 있다고 믿기 때문이며, 코칭을 통해 생각이 바뀌면 선택이 바뀌고 선택이 바뀌면 행동이 바뀌기 때문이다. 최근 간호조직에서 간호사들의 인적자원관리를 위한 전략과 간호조직 구성원들의 개인적 발전과 직무성과를 향상시키기 위한 방안으로 코칭을 포함

---

9 홍진숙·김양진(2020). 간호사의 코칭역량이 조직몰입과 심리적 복지감에 미치는 영향. 《코칭연구》13(2).

10 홍의숙(2017). 코칭을 일터에 효과적으로 적용하라!, 한국코치협회 홈페이지.

한 다양한 중재방법을 통해 인적자원의 효율적인 관리를 시도하고 있으며, 이를 통해 간호조직의 지속적인 성장과 경쟁력을 강화시키고 있다.[11]

이처럼 코칭은 간호사들의 자기효능감과 직무 만족을 높이는 강력한 도구로써 환자경험평가 향상을 위해 효과적인 전략으로 활용될 수 있다. 이외에도 경청, 질문, 인정, 피드백 등 코칭 기술을 활용하여 환자경험평가 대비 체크리스트를 마련한다면, 보다 가시적인 환자경험평가 향상을 이루는 데 도움이 될 것이다.

11 허영림·정면숙(2018). 코칭 관련 국내 간호연구 동향분석.《코칭연구》11(2).

14장

환자 이탈방지를 위한 VOC 분석 및 대응방안

: 병원선택요인을 통한 입소문 전략

김수정[1]

들어가며

인터넷의 발달과 소비자의 권리 강화는 병원을 더 이상 믿지 못하고 의료쇼핑을 하게 만들었다. 인터넷을 통해 의료정보를 쉽게 얻을 수 있게 되면서 환자들은 병원에 내원하기 전부터 자신의 증상에 대한 진단을 스스로 내리고 내원을 하고 있다. 또한 소비자의 권리 강화는 왕 대접을 넘어서 조그만 불편함도 견디지 못하고 정신적인 피해보상을 요구하고 있다.

이런 상황 속에서 의료계는 치열한 경쟁과 코로나19로 인해 양극화가 심화될 것으로 보인다. 가난한 사람은 더 가난해지고, 부유한 사람은 더 부유해진다는 '마태효과'는 의료기관에서 예외 없이 적용될 것이다. 환자

1 호인(HOIN) 대표.

의 선택권이 많아지고, 선택을 받기 위한 구애 작전이 시작되었다. 병원들은 저마다 진정성을 위해 환자 만족에 힘을 쓰고 있다. 고객의 다양한 요구와 욕구를 분석하고 재방문을 유도하기 위해 만족을 넘어 감동을, 감동을 넘어서 그 누구도 생각 못 한 졸도서비스를 하고자 차별화 경쟁을 하고 있다.

이제 진료만 잘하면 되는 게 아니냐고 하는 사람들은 드물 것이다. 환자들은 의료진의 전문성을 판단할 수 없다. 때문에 보여지는 시설이나 제공되는 서비스로 그 병원을 판단한다. 보여지는 것은 최악인데 진정성이 느껴지는 병원과 진정성은 안 느껴지나 최고의 시설과 서비스를 제공한다면 과연 환자들은 어떤 것을 택할까? 물론 둘 다 채워진다면 좋겠지만 둘 중 하나를 택해야 한다면 아마도 진료에 대한 진정성을 더 택할 것이다.

이에 환자경험을 통해서 진정성을 어떻게 전달할 수 있는지 찾아야 한다. 피커·커먼웰스[2]는 환자중심 속성으로 환자중심 가치와 선호도, 필요에 대한 존중, 조화와 통합, 정보, 의사소통과 교육, 신체적 편안함, 정서적 지지 및 공포와 두려움의 완화, 가족과 친구의 참여, 인계와 연속성, 치료 접근성을 말했다. 또한 환자와 가족 중심 치료 연구소 모델에서는 존엄성과 존중, 정보공유, 의사결정에 참여, 의료서비스 제공자와 환자 및 가족의 협력이라고 규정했다. 이는 환자를 참여시켜서 진료에 대한 의사결정을 함께하고 공감과 존중이 중심이 되어야 한다는 것을 시사한다.

---

2 김은나 외 6명(2019). 환자중심성의 개념적 구성요소: 환자와 가족구성원의 관점.《한국의료질향상학보》Vol 25.

VOC의 필요성

VOC Voice of Customer, 고객의 소리는 병원에 직접 게시하는 의견이나 요구사항으로 칭찬, 제안, 상담, 불만, 민원의 5가지로 나눈다. VOC는 서비스 경험한 환자(고객)의 의견을 적극적으로 듣고, 분석함으로써 환자의 요구와 욕구를 파악하여 개선요소를 관리할 수 있는 자료로 적극 활용할 수 있다. VOC 내용분석 효과는 고객의 기대가 얼마나 변화하고 있는지 알 수 있으며 고객의 마음을 이해하고 고객의 입장에서 상황을 바라봄으로써 서비스 프로세스의 문제를 알 수 있고 고객의 욕구에 근거한 표준화된 대응서비스를 마련할 수 있게 한다.

민원, 컴플레인, 블랙컨슈머, 예민환자들이 증가한 것은 과연 왜일까? 고객만족도가 떨어진 것은 직원들의 불친절과 시스템의 불편 등의 문제일까? 아니면 환자들의 기대치가 올라간 것일까? 만족은 기대 분의 성과이다. 그렇기에 기대를 낮추거나 성과를 더 내야 한다. 고객의 권리가 증진하고, 치열한 경쟁 속에서 어떻게 해서든 우리병원의 장점과 진정성을 전달하기 위해 시행한 노력들이 오히려 고객들의 기대치를 올려놓고 말았다. 우리 병원에만 예민한 환자가 오는 것은 아니다. 어느 병원에나 예민한 환자들은 있다. 하지만 어떤 병원은 버려야 할 환자라고 생각하는 반면, 그 예민한 환자마저 우리 편으로 만드는 병원이 있다.

컴플레인을 대하는 병원들의 반응과 양상은 모두 제각각이다. 일단 반응을 살펴보면, 첫 번째는 거부하는 병원이다. 우리는 우리의 길을 갈 테니 맞는 사람만 와라는 식의 소위 똥배짱 있는 병원이다. 두 번째는 변명하는 병원이다. 한 건 한 건 억울한 입장만을 내놓는다. 세 번째는 개선하기 쉬운 것만 개선하고, 진짜 문제를 보려 하지 않는 병원이다. 네 번째는 고객과 정면대응을 하는 병원이다. 이런 병원은 대부분 확실한 진료와 경영철학을 가지고 있는 병원이다. 다섯 번째는 과하게 반응하여 악성 댓글 하나만 올라와도 병원이 발칵 뒤집혀서 직원들이 죄인이 되고, 결국 퇴사까지 이르게 만드는 병원이다.

또한 컴플레인의 양상도 다르다. 진료에 대한 불만, 서비스에 대한 불만, 그리고 개인적인 감정을 드러낸 불만, 이성적으로 사건을 조목조목 쓴 불만까지 너무나 다양하다. 차별화 서비스를 통해 만족도를 올리는 것에 앞서 컴플레인을 통해서 취약한 점을 강화하는 것이 우선시 되어야 한다. 고객의 소리는 우리병원의 전략을 짜는데 가장 중요한 정보이다. 우리병원의 문제들을 객관적으로 바로 볼 수 있어야 하고, 진짜 문제들을 파악하기 위해서 다각도의 수집과 분석이 필요하다. 그다음, 문제를 저지른 죄인을 골라내서 책임을 묻는 것이 아니라 반복적으로 일어난 문제의 진짜 원인을 찾아야 한다. 불친절이 개인적인 사람의 성향의 문제가 아니라 적은 급여로 동기부여가 되지 않아서일 수도 있고, 내부 직원과의 갈등에서 비롯되어 예민해져 있는 상황일 수 있다. 때문에 민원은 단시간에 해결할 수 있는 것은 결코 아니다.

가장 중요한 것은 그 민원을 어떻게 바라볼 것인가이다. 환자들의 불만을 모두 다 해결해줄 수는 없지만, 적어도 그 불만에 대한 공감은 할 수 있을 것이다. 또한 그 불만을 해결하면서 병원에 대한 애사심도 올라가고, 환자들을 조금 더 이해할 수 있다. '친절하라'고 강요하는 주입식 교육이 아닌 현장에서 이루어지는 문제해결의 고민이 바로 맞춤 교육이 될 수 있을 것이다.

VOC 분석방법

VOC는 접수 경로에 따라 오프라인과 온라인으로 나눌 수 있다. 오프라인으로는 설문지, 엽서로 직원에게 직접 불만을 표시하게 하거나 전화로 수집할 수 있고, 온라인으로는 홈페이지나 카페, 블로그 등 커뮤니티의 리뷰를 통해서 분석할 수 있다.

오프라인에서 설문조사는 문자를 전송하거나 종이로 설문을 받게 된다. 하지만 대부분 설문에 참여하는 사람들은 병원에 긍정적인 사람일 가능성이 높다. 때문에 높은 점수를 받게 되는데, 이때 이 점수만을 보고 우리 병원이 잘하고 있다고 판단해서는 안 된다. 대부분 불만사항은 상대방에게 직접적으로 감정을 드러내거나 익명으로 악성댓글을 달기 때문이다.

만약 현장에서 직접 컴플레인이 발생한다면 다른 환자들에게도 영향을 미치기 때문에 자리를 이동해서 응대를 하는 게 가장 좋다. 또한 어떤 점에서 화가 난 것인지를 정확하게 파악해야 한다. 폭발의 지점이 아닌 표출되지 않은 진짜 문제를 끄집어내야 하는데, 환자의 개인적 상처나 상황일 수도 있다. 또는 자존심을 건드렸다거나, 환자 개인적으로 소소한 일들이 겹쳐 폭발한 것일 수도 있다. 하지만 이때 병원에서는 환자가 과하게 반응한 것이라고 받아들이며, 환자가 예민한 것이라 판단한다. 예민한 환자로 보는 것이 아니라 불만 속에 어떤 이유가 있을 것이라고 생각한다면 일이 커지지 않고 쉽게 해결할 수 있을지도 모른다.

이영혜, 장혜정(2019)[3]의 환자경험 관리를 위한 고객의 VOC 텍스트 데

---

3 이영혜·장혜정(2019). 환자경험관리를 위한 고객의 VOC 텍스트 데이터 분석.《의료경영학연구》13(4). pp.13-25.

이터 분석의 연구에서 대학병원 10년간 VOC 데이터 20,649건을 분석한 결과 VOC 유형으로는 칭찬, 불편, 제안, 문의가 있었고, 연도별, 계절별, 내원형태(입원, 외래, 응급), 작성자(환자, 보호자) 변수에 따라서 통계적으로 유의한 차이를 보였다고 한다. VOC 분석 결과 칭찬과 제안은 엽서의 비중이 높고, 불편은 방문과 전화의 비중이 높았다는 결과를 가져왔다.

이정희, 임숙빈(2014)[4]의 병원 VOC에 나타난 간호커뮤니케이션의 내용분석 연구에서는 칭찬을 야기한 커뮤니케이션으로는 '반응하기', '연결하기', '해결하기', '관려하기', '힘 돋우기', '이해하기'였으며, 불만을 야기한 커뮤니케이션은 '부적절하게 반응하기', '불충분하게 해결하기', '부적절하게 연결하기', '불충분하게 이해하기', '부적절하게 관여하기'였고, 공감하지 못하고 불친절하고 무례한 채 부절적하게 반응하고, 정확하지 않으며, 회피하면서 충분하지 못하게 해결하거나, 불쾌한 말투와 표정으로 무시하고, 냉담한 반응을 보였다고 한다.

— 병원선택요인

김수정(2018)[5]의 의료소비자의 병원선택에 관한 연구에서는 병원선택요인을 3가지 측면에서 봤다. 인적요인으로는 전문성, 신뢰성, 공감성이고, 시스템 요인으로는 편리성, 차별성, 효율성, 시설요인으로 유형성, 접

---

4 이정희·임숙빈(2014). 병원 VOC(Voice of Customer)에 나타난 간호커뮤니케이션의 내용분석.《의료커뮤니케이션》9(2). pp. 119-131.

5 김수정 외(2018). Kano모델과 Timko모델을 이용한 의료소비자의 병원선택요인에 관한 연구.《병원경영학회지》 제23권 제4호.

근성, 입지성이다. 이를 kano모형을 통해서 품질을 나누었다. 매력품질은 충족되면 만족과 즐거움을 얻을 수 있지만 불충족되더라도 어쩔 수 없다고 받아들여지는 품질요소이고, 일원적 품질은 충족되면 만족되고, 충족되지 않으면 불만을 야기하는 품질요소이다. 당연적 품질은 충족되는 것이 당연한 것으로 인식되어 만족감을 주지는 못하지만 불충족되면 불만을 일으키는 품질이다. 무관심품질은 충족되든 안되든 만족도과 불만족 어디에도 영향을 주지 않은 품질이다.

연구결과, 전문성을 나타내는 의사의 출신학교는 무관심품질로 나왔으며, 매력품질로는 의사의 경력, 병원의 동선, 대기시간 최소화, 차별화 서비스, 배려서비스, 무료선물제공, 타병원과의 진료비 비교, 시설, 최신 인테리어, 의료장비, 의료장비의 다양성, 집과의 거리, 길찾기의 수월성, 교통편이 나왔다. 없으면 이탈확률이 높은 일원적 품질로는 정확한 진단, 과잉진료, 친절, 설명, 진료절차, 서비스 대비 진료비, 청결, 주차시설이 나왔다.

이 결과를 바탕으로 만족계수와 불만족계수를 살펴 본 결과, 만족계수는 차별화서비스가 가장 높았으며, 집과의 거리, 설명, 친절, 의사의 경력, 교통편, 대기시간, 청결, 시설, 진료절차 순이었다. 반면 불만족계수로는 정확한 진단이 가장 높았으며, 청결, 과잉진료, 설명, 친절, 진료절차, 서비스 대비 진료비, 주차시설, 의료장비, 장비의 다양성 순이었다.

이 연구결과가 시사하는 것은 첫째, 환자들은 의료진의 출신학교보다는 경력에 더 많은 전문성 느낀다. 둘째, 신뢰성은 과잉진료에 관한 것으로 진단에 신뢰를 주기 위한 노력이 필요하다. 셋째, 공감성은 직원들의 응대 태도와 전문성을 갖춘 설명에 대한 것으로 만족과 불만족에 큰 영향을 미치므로 가장 먼저 개선을 해야 한다. 넷째, 편리성은 병원시스템

표 1. 의료서비스 품질을 통한 병원선택요인

분류	항목	내용	설문 내용	KANO	만족	불만족
인적 요인	전문성	의사의 진료	출신학교	무관심 품질	23	22
			경력	매력적 품질	19	14
	신뢰성	진단	정확한 진단	일원적 품질	5	1
			과잉진료	일원적 품질	22	3
	공감성	응대 태도	친절	일워적 품질	4	5
			설명	일원적 품질	3	4
시스템 요인	편리성	병원시스템	동선	매력적 품질	12	13
			진료절차	일원적 품질	10	6
			대기시간	매력적 품질	7	12
	차별성	차별화 서비스	차별화서비스	매력적 품질	1	18
			배려서비스	매력적 품질	16	20
			무료선물제공	매력적 품질	21	23
	효율성	진료비	진료비 비교	매력적 품질	17	11
			서비스 대비	일원적 품질	11	7
시설 요인	유형성	시설 및 장비	시설	매력적 품질	9	17
			최신 인테리어	매력적 품질	20	21
			청결	일원적 품질	8	2
			의료장비	매력적 품질	13	9
			의료장비의 다양성	매력적 품질	15	10
	접근성	집과의 거리	거리	매력적 품질	2	19
			길찾기	매력적 품질	18	16
	입지성	교통의 편리성	교통편	매력적 품질	6	15
			주차	매력적 품질	14	8

출처 : 김수정 외(2018). Kano모델과 Timko모델을 이용한 의료소비자의 병원 선택요인에 관한 연구. 《병원경영학회지》 제23권 제4호. p.46.

으로 진료절차는 불만족에 더 영향을 미치고, 대기시간은 만족에 더 영향을 미친다. 다섯째, 차별성은 만족에 가장 큰 영향을 미치고 입소문을 위한 최고의 방법이다. 여섯째, 효율성은 상대적인 것이 아닌 내가 받은 서비스에 대한 비용이므로 비싸다고 비용을 낮추기보다는 서비스 질을 올리는 데 노력을 해야 할 것이다. 일곱 번째는 유형성은 의료장비와 최신 인테리어보다 청결이 가장 중요하고 불만에 큰 영향을 미친다. 여덟 번째 입지성에서 교통편은 만족에, 주차시설은 불만족에 영향을 미친다. 마지막으로 접근성은 집에서 가까운 병원이 만족에 큰 영향을 미쳤으며, 길찾기 어려운 것은 만족과 불만족 어느 쪽에도 크게 영향을 미치지 않았다.

— 입소문

입소문은 신규고객 창출에 비해 5배나 저렴하게 고객을 유입할 수 있다는 연구결과가 있다. 만족한 고객은 자발적으로 제3자에게 해당 의료기관을 적극적으로 이용을 권한다. 최근 소셜미디어의 확산으로 인해 1명이 100명에게 전파하는 것이 아니라, 100명이 100명에게 전파하는 구조로 입소문의 여파가 매우 큰 시대를 맞이하였다. 입소문은 긍정 리뷰를 통해 병원에 방문할 확률보다 부정 리뷰를 통해 병원에 내원하지 않을 확률이 더 크다. 때문에 아무리 좋은 글들이 있다고 해도 악성 댓글에 더 영향을 받고 있다.

입소문은 불행과 재난, 스캔들에 더 영향을 미치고, 극적인 스토리와 자극이 더 전파력이 높다. 게다가 강한 유대관계에서는 부정적인 정보가 더 영향을 미치고, 약한 유대관계 즉, 온라인과 같이 정보를 주고받는 관계에서는 전달력이 높기 때문에 부정 정보와 긍정 정보 둘 다 영향을 받는다.

병원의 악성 댓글 내용을 살펴보면, 불친절, 비싼 가격, 진료 불만, 과잉진료, 대기시간, 불쾌감, 기계적인 응대, 불충분한 설명, 검사결과 불신, 무성의한 태도, 어려운 예약, 위생 불량, 절차에 대한 불만의 내용이 올라오고 있다.

병원에서 주의 깊게 봐야 할 점은 환자들은 병원에서 제공하는 의료정보보다는 그 병원에 방문한 사람들의 리뷰에 더 신뢰감을 갖는다는 것이다. 사람들은 병원 리뷰가 공정하냐는 질문에는 62.9%가 공정하지 않다고 대답을 하면서도, 영향력에 대해서는 95.7%가 영향을 받는다고 답을 했다. 그리고 내가 갈 병원을 검색하냐는 질문에 86.5%가 검색을 한다고 대답했다.

최근 대학생들을 대상으로 병원선택 요인을 조사해본 결과, MZ세대들은 온라인 리뷰와 집과의 거리, 깨끗한 시설과 이벤트(미용 파트)를 주로 본다고 답변을 했다.

입소문을 내기 위해서는 엄청난 노력이 필요하다. 만족만으로는 재방문까지만 이어지고, 충성고객이 되려면 환자의 맞춤관리와 디테일한 서비스를 제공해야 한다. 그리고 입소문을 내게 하기 위해서는 졸도서비스 즉 아하Ah-ha서비스를 통해 환자들이 기대치를 뛰어넘는 무언가를 제공해야 한다. 환자들은 점점 완벽한 서비스를 요구하고 있다. 이에 병원들은 온라인 리뷰를 분석하고 이를 우리 병원의 전략으로 연결함으로써 지속적으로 성장하는 병원을 그려야 한다. 뿐만아니라 지적된 병원의 부족한 점을 감추려고만 하지 않고, 오히려 드러내고 개선하는 과정을 그대로 보여줌으로써 발전하는 병원의 모습을 보여주어야 한다.

— VOC 대응시스템

병원은 다른 조직보다 위기의 여파가 굉장히 크다. 때문에 문제가 발생한 후 이를 해결하기보다는 사전에 예방을 하는 시스템을 갖추고 있어야 한다. 여파가 큰 의료사고는 작은 컴플레인들 속에서 짐작할 수 있다. 컴플레인들이 뭉치고 안 좋은 입소문이 돌게 되면 그때는 손을 쓸 수 없게 되고 이는 환자의 이탈로 이어진다.

위기관리시스템은 이미 벌어진 일에 대해 대응 체계를 갖추고 있어야 하고, 나아가 발생할 수 있는 문제에 대비를 해야 한다. 먼저 대응시스템으로는 다각도로 들어오고 있는 컴플레인에 대해서 담당자를 지정하고, 시급하게 대응할 것과 논의해서 대응해야 할 것을 분류하고, 반복적으로 일어나지 않도록 예방을 해야 한다.

원활한 위기관리 시스템 운영을 위해서는 먼저 직원들이 컴플레인을 감추지 않게 해야 한다. 컴플레인 발생 시에 직원의 탓으로 돌리게 되면 많은 문제들이 지하로 묻히게 된다. 때문에 직원들이 현장에서 발생하는 작은 컴플레인이라도 모두 보고하는 시스템을 갖추어야 한다.

두 번째는 컴플레인은 개선의 기회로 삼아야 한다. 무시해도 되는 컴플레인은 없다. 합리화하며 문제를 덮으려 하지 말고, '어떻게 했으면 이 일이 벌어지지 않았을까?'를 직원들과 브레인스토밍을 해야 한다.

세 번째는 내용에 따라서 대응전략을 세워야 한다. 개선 가능 사안이라면 전화위복의 기회로 삼아 오히려 개선과정을 보여주는 것이다. 또한 예방접종 효과로 사건이 벌어지고 소문이 퍼지기 전에 미리 사건이 발생하게 된 상황들을 먼저 환자들에게 공지함으로써 여파를 줄여야 할 것이다.

시스템을 정비한다는 것은 똑같은 실수가 나오지 않게 하는 것이 목적이다. 아무리 좋은 시스템을 갖추었다고 해도, 가동이 되지 않으면 무용지물이다. 컴플레인이 들어왔을 때 시스템이 잘 가동이 되고 있는지 수시로 점검할 필요가 있다. 리더는 병원의 환자 수와 매출보다도 민원에 더 신경을 쓰고 주시해야 한다.

나가며

경쟁력을 강화하기 위해서는 5가지 핵심키워드를 생각해야 한다. 첫째는 우리 병원만의 경쟁력을 키우는 것이다. 다른 병원에서 좋아 보이는 것을 그대로 적용하는 것은 우리 병원에 경쟁력이 될 수 없다. 환자들이 우리 병원에 왜 오는지를 분석하고, 다른 병원에서 어떤 이유로 이탈해서 우리 병원으로 오는지를 살펴봐야 한다. 이를 통해서 무엇을 더 강화해야 할지 선택과 집중함으로써 우리 병원만의 확실한 필살기를 만들어야 한다.

그림 1. 경쟁력을 위한 전략

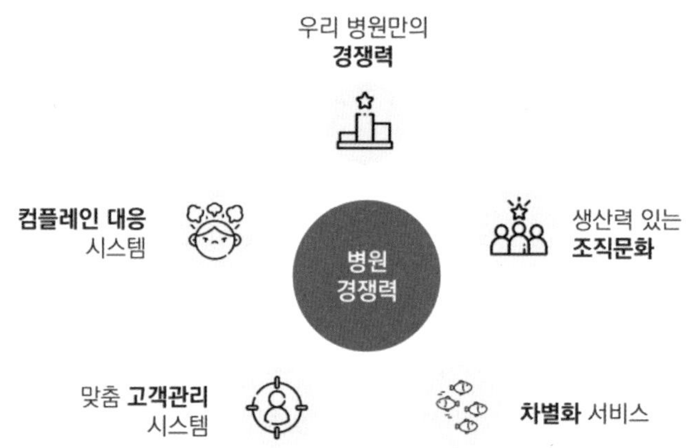

두 번째는 생산력 있는 조직문화를 만드는 것이다. 건강한 조직문화는 실수할 기회까지 주어지는 신뢰감에서 온다고 생각한다. 항상 최선을 다했다는 전제가 깔려있다면 문제가 발생해도 그럴만한 이유가 있었다는 믿음이 있어야만 개선으로 연결할 수 있을 것이다.

세 번째는 병원에서 가장 좋은 전략인 차별화 서비스이다. 자본이 이길 수 없는 것이 차별화를 하는 것이다. 차별화를 위해서는 우리 병원에서 어떤 점을 불편해하는지 끝이 없는 고민과 도전이 필요하다. 차별화의 중요성은 알지만 우선 순위에서 밀리게 된다. 하지만 병원에서 벌어지는 수많은 문제들 가운데, 차별화는 병원의 미래를 결정지어줄 요소이기 때문에 반드시 신경 써야 한다.

네 번째는 맞춤 고객관리 시스템을 갖추는 것이다. 예전에는 다수를 만족시키고 소수를 포기했다면 이제는 평균분포를 벗어난 모두를 만족시키기 위해서 개인 맞춤 관리를 해야 하는 시대이다. 이는 병원규정 때문에 해드릴 수가 없다고 말하기보다는 예외를 인정하면서 유연한 대처가 필요하다는 것이다.

다섯 번째는 컴플레인에 대한 시스템과 전문적인 응대가 필요하다. 컴플레인은 어떻게 대응 하냐에 따라서 결과가 너무 달라진다. 때문에 컴플레인을 최대한 무게감 있게 받아들이고, 환자들이 폭발지점이 아닌 표출되지 않은 진짜 이유를 찾아야 한다. 손해를 보기 싫은 욕구인지, 존중받지 못하는 욕구인지를 확인함으로써 환자와 병원과의 간격gap을 줄여가야 할 것이다.

잘되는 병원은 건강한 조직문화를 가지고 있고, 인기 있는 의사는 환자와의 특별한 라포Rapport가 형성되어 있다. 이 중심에는 존중이라는 단어가 놓여있다. 6이라는 숫자를 보는 입장에서는 절대 9로 보이지 않

그림 2. 6과 9

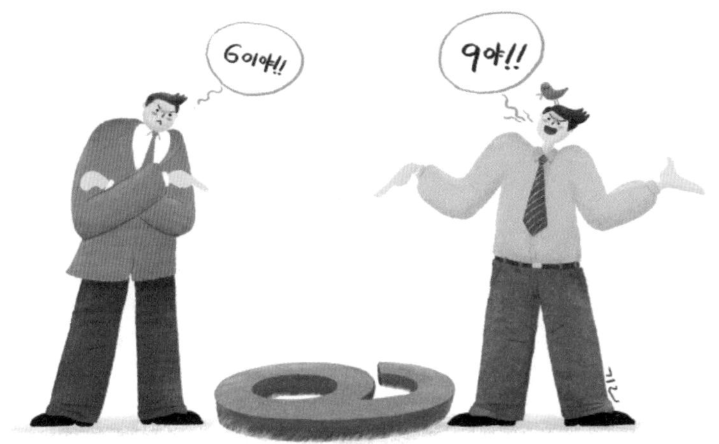

는다. 9를 보는 입장에서도 절대 6으로 보이지 않는다. 우리는 상대를 이해한다고 하지만 실제로 그 입장이 되어보지 않으면 절대 알 수 없다. 환자들의 소리에 귀를 기울이고 그들의 입장이 되어보는 것이 환자경험의 시작일 것이다.

15장

정확한 정보전달을 위한 사용자 중심의 병원 디자인

백진경[1]

들어가며

병원의 치료와 서비스, 환경에 대한 사회적 기대와 관심이 높아지면서 환자와 보호자의 공감을 얻을 수 있는 사용자 중심의 병원 디자인에 대한 요구도 증대하고 있다. 1988년 국내 최초로 인제대학교 백병원 안에 디자인실이 설치되면서 디자인적 사고와 방법이 병원에 도입된 이래,[2] 병원 디자인관련 업무가 지속적으로 늘어나면서 병원 행정 분야에서 담당하던 고객관리실Customer Satisfaction: CS과 홍보실 등의 업무가 확대, 개편되고, 병원마다 디자이너가 충원되고 있다.

디자이너는 사용자의 입장에 서서 정보나 이미지가 어떻게 전달될 것인지 늘 고민하고 해결책을 찾아내는 역할을 해 왔다. 일반인이 놓치기

1 인제대학교 디자인연구소 소장, 멀티미디어학부 시각정보디자인 전공 교수.

2 이은정(2019). Journal of Integrated Design Research vol.18 no.4, pp. 9-28.

쉬운 아주 미세한 부분까지도 찾아내는 일에 익숙한 디자이너의 특성은 병원에서 요구되는 환자나 보호자에게 공감을 주는 업무를 수행하기에 적합하다고 볼 수 있다.

— 병원에서의 디자인

병원에서의 디자인은 환자의 치료에 도움이 되면서도 환자와 보호자에게 좋은 인상을 남기는 것이 중요하며, 서비스디자인 방법론과 디자이너가 문제해결을 위해 사고하는 방식을 적용시킨 디자인 씽킹Design Thinking, 유니버설 디자인 등의 방법들이 적용될 때, 그들에게 공감을 주는 디자인이 실현될 수 있다.

우선, 병원에서의 디자인을 잘하기 위해 필요한 디자인 용어들을 정리해보기로 한다.

'디자인 씽킹'은 디자인 과정에서 디자이너가 활용하는 창의적인 전략이다. 디자인 씽킹은 또한 전문적인 디자인 관행보다 문제를 숙고하고, 문제를 더 폭넓게 해결할 수 있기 위하여 이용할 수 있는 접근법이며, 산업과 사회적 문제에 적용되어 왔다.[3] 디자인 씽킹은 디자이너 특유의 감수성으로 고객을 이해하고 공감함으로써 문제를 해결하는 인간중심의 사고방식이다. 이를 병원 디자인에 적용시켜 생각해 보자면, 문제해결방안을 찾기 위해 가장 중요한 단계가 '공감'이며, 환자 입장에서 관찰하고 감정 이입이 될 수 있을 만큼 환자나 병원 사용자의 경험을 완전히 이해

3 위키피디아 https://ko.wikipedia.org/wiki/%EB%94%94%EC%9E%90%EC%9D%B8_%EC%8B%B1%ED%82%B9

할 때 문제해결을 위한 영감을 얻을 수 있다.[4]

'서비스 디자인Service Design'은 한국디자인진흥원의 정의에 의하면 서비스를 설계하고 전달하는 과정 전반에 디자인 방법을 적용함으로써 사용자의 생각과 행동을 변화시키고 경험을 향상시키는 분야로서 사용자 중심의 리서치가 강화된 새로운 디자인 방법으로 제조에 서비스를 접목하거나 신서비스 모델을 개발함으로서 새로운 가치를 창출하는 디자인 영역이다.[5]

서비스 디자인 방법론을 병원에 적용시켜 본다면 병원의 의료진, 직원은 물론 환자나 보호자 등 최종 사용자가 함께 문제를 정의하고 해결방안을 만들어 낸다고 볼 수 있다.

'사용자User'는 상품이나 서비스를 사용하는 사람을 의미한다. 일반적으로 사용자는 제품이나 서비스를 구매하기 전부터, 사용하는 과정, 사용한 후의 느낌까지 다양한 경험을 해 본 사람이지만, 병원디자인 사용자의 경우 구매자와 사용자가 다를 수도 있다.[6] 병원에서의 사용자라고 하면 흔히 환자를 가장 먼저 떠 올릴 수 있으나, 병원의 사용자는 환자, 보호자, 방문객 외에도 의료진, 직원 등 병원 관계자도 포함되어 사용자의 종류가 다른 어떤 기관들에 비해서도 매우 다양하다고 볼 수 있다.

'유니버설 디자인Universal Design'은 성별, 연령, 국적, 문화적 배경, 장애의 유무에도 상관없이 누구나 손쉽게 쓸 수 있는 제품 및 사용 환경을 만드는 디자인을 뜻하는 것으로 '모든 사람을 위한 디자인Design For All', '범용汎用 디자인'이라고도 불린다. 장애의 유무와 상관없이 모든 사람이 무

---

4 유진영(2018). 의료서비스 디자인씽킹 교육이 예비보건행정가의 공감 능력에 미치는 영향, Journal of Digital Convergence, Vol. 16. No. 10, pp.367-377.

5 한국디자인진흥원(2022). 서비스 경험디자인 이론서.《디자인연구》. p.83.

6 Ibid, p.343.

리 없이 이용할 수 있도록 정보, 도구, 시설, 설비를 디자인하는 것을 뜻하는 개념이다.[7] 건강한 사람 외에도 환자, 노약자, 외국인 등 다양한 사용자를 대상으로 하는 병원 디자인에서는 매우 중요한 개념이다.

병원 디자인의 종류에는 환경, 의료기기, 의류, 안내물, 사인 등이 있을 수 있으나, 그중에서도 정보전달에 관련된 디자인의 종류를 살펴보면, 치료와 직접적인 연관이 있는 정보—치료 관련, 복약 관련, 예약 관련, 결과지, 문답지 등—가 있고, 병원의 환경과 관련된 정보—길찾기 관련, 위치 관련, 진료 대기시간, 여러가지 안내, 경고 사인 시스템 등—를 들 수 있겠다.

사용자 중심의 정확한 정보전달은 환자 만족에 큰 영향을 끼치는 요소라고 볼 수 있다. 정확한 정보전달은 환자나 보호자뿐 아니라 의료진에게도 진료의 정확성, 효율성과 시간의 적절한 활용, 치료 효과 증진 등의 긍정적 영향을 미칠 수 있다. 잘못된 소통에서 오는 서로 간의 불필요한 오해를 줄이는 일이 무엇보다 중요하다고 할 수 있으며, 이 외에도 병원의 복잡한 구조와 특징 없는 실내 환경, 효율성 떨어지는 사인 시스템 때문에 길을 찾아 헤매는 일과 언제 끝날지 모르는 진료 대기시간 등을 줄여준다면 병원과 진료에 대해 좋은 경험을 갖게 하는 데 크게 도움이 될 수 있을 것이다.

— 환자경험평가와 디자인

정확한 정보전달을 통해 환자 경험평가에서 좋은 평가를 얻기 위해서

7 두산백과사전 https://www.doopedia.co.kr/search/encyber/new_totalSearch.jsp

표 1. 제3차 환자경험평가영역 및 문항 내용

구분	평가 영역	문항	정보/환경디자인과의 관련성
입원 경험	간호사 영역	1. 존중/예의	정보전달(소통)
		2. 경청	정보전달(소통)
		3. 병원 생활 설명	정보디자인
		4. 도움 요구 관련 처리 노력	정보전달(소통)
	의사 영역	5. 존중/예의	정보전달(소통)
		6. 경청	정보전달(소통)
		7. 의사와 만나 이야기할 기회	
		8. 회진시간 관련 정보 제공	정보디자인
	투약 및 치료과정	9. 투약/검사/처치 관련 이유 설명	정보디자인
		10. 투약/검사/처치 관련 부작용 설명	정보디자인
		11. 통증 조절 노력	정보디자인
		12. 질환에 대한 위로와 공감	
		13. 퇴원 후 주의사항 및 치료계획 정보 제공	정보디자인
	병원 환경	14. 깨끗한 환경	정보디자인, 환경디자인
		15. 안전한 환경	정보디자인, 환경디자인
	환자권리 보장	16. 공평한 대우	
		17. 불만 제기의 용이성	정보전달(소통)
		18. 치료 결정 과정 참여 기회	정보디자인
		19. 신체 노출 등 수치감 관련 배려	
	전반적 평가	20. 입원경험 종합평가	
		21. 타인 추천 여부	
개인특성		22. 입원 경로(응급실 경유 여부)	
		23. 주관적 건강 수준	정보전달(소통)
		24. 교육수준	

* 색칠한 부분은 '정보디자인'과 관련이 있는 문항임

는 디자인적 관점에서 어떤 점들을 고려해야 할 것인가?

제3차 환자경험평가의 설문 문항을 평가영역 및 문항 내용으로 정리해 보면([표 1] 참조), 디자인과 직접적으로 관련되어 보이는 항목이 '병원 환경 영역'에서 깨끗한 환경(14)과 안전한 환경(15)에 대해 묻는 질문인 '병원은 전반적으로 깨끗하였습니까?', '병원 환경은 안전하였습니까?'의 두 가지 질문에 국한된다고 보기 쉬우나, 실제로는 '간호사 영역'의 병원 생활 설명(3), '의사 영역'의 회진시간 관련 정보 제공(8), '투약 및 치료 과정 영역'에 투약/검사/처치 관련 이유 설명(9), 투약/검사/처치 관련 부작용 설명(10), 통증 조절 노력(11), 퇴원 후 주의사항 및 치료계획 정보 제공 등의 항목들도 정보디자인과 관계가 깊다고 볼 수 있다. 또한 디자인과 직접적으로 관련된 항목은 아니지만 '존중, 예의, 경청' 관련 항목(1, 2, 5, 6 문항)과 도움 요구(4), 불만 제기(17) 관련 항목 등도 환자와 병원관계자 간의 정보전달에 관한 것으로 디자인 방법론을 통해 소통의 효과를 높일 수 있다고 기대되는 항목이다.

이렇듯 정도의 차이는 있지만 환자경험평가의 많은 항목들이 디자인 방법론을 적용한 정확한 정보전달을 통해 문제를 해결하거나, 도움을 받을 수 있다고 생각되며, 이 과정에서 좋은 성과를 얻기 위해서는 상대방(환자, 보호자)에 대한 병원관계자의 이해와 공감이 무엇보다 중요하다고 볼 수 있다.

─ 정확한 정보전달을 위한 병원 내 디자인 사례

사용자 중심의 디자인을 통해 병원에서 필요한 디자인을 개선하고자 시도한 사례 몇 가지를 설명하고자 한다. 정확한 정보전달이 요구되는 '환자침상 안내카드', '환자안전 캠페인 진행 사례', '색채를 활용한 외래 복도의 길찾기 사례', '투석실 출입구 유도 사인', 그리고 안전한 병원 환경 조성에 관련된 '낙상 예방을 위한 침대 커버 디자인' 사례를 살펴보겠다.

환자침상 안내카드

병원에 입원하는 환자들은 새롭고 낯선 환경에 대한 두려움을 가질 수 있다. 환자가 입원실 및 침상 주변이 잘 정리된 것을 보았을 때, 환자와 의료진들 사이에 치료와 주의사항에 관련된 정보가 잘 전달될 때 병원에 대한 믿음을 갖는다.

다음은 병원의 정보디자인 사례 중 '입원 생활 종합평가' 항목 중 깨끗한 환경(14), 안전한 환경(15)과 입원경험 종합 평가(20)에 영향을 줄 수 있는 병실 내 환자침상 안내카드에 관련된 인제대학교 부산백병원의 사례이다([그림 1] 참조). 간호부, 감염관리실 등에서는 환자안전문제를 예방하기 위해 환자의 침대와 주변 공간에 각각 다른 색과 모양으로 산만하게

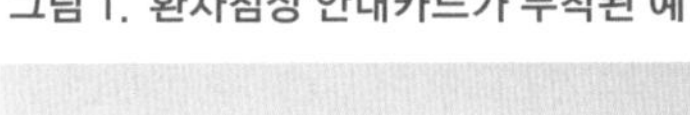
그림 1. 환자침상 안내카드가 부착된 예

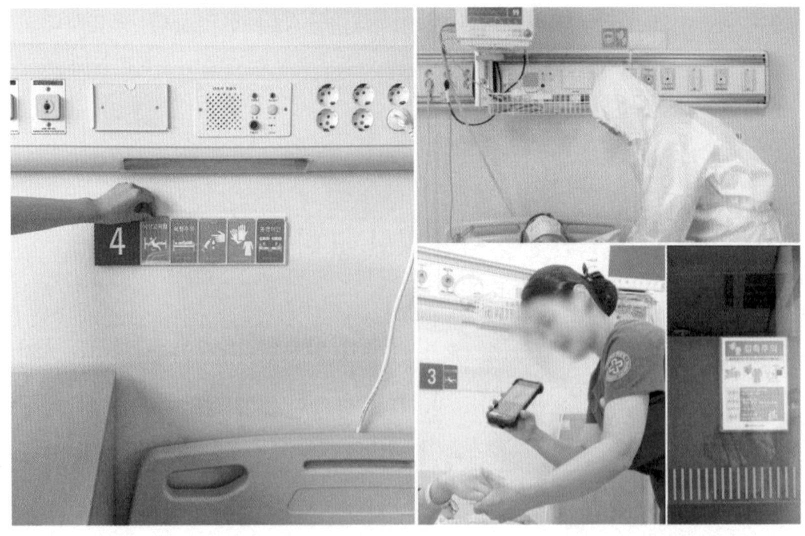

정보들을 게시하고 있었다. 이를 개선하는 방안으로 중요한 주의사항을 누구나 공유할 수 있도록 정보들을 한데 모아 환자의 침상 머리맡 잘 보이는 곳에 감염정보 및 주의 안내카드를 꽂을 수 있는 투명 아크릴로 제작된 꽂이를 부착하고 각 환자별로 해당하는 카드를 수시로 변경하여 배열할 수 있는 방안을 강구하였다([그림 1] 좌측 사진). 그리고 병실 입구에는 보호장구 및 감염수칙 관련 포스터를 A4 사이즈로 제작해 부착하였다([그림 1] 우측 하단 사진). 감염정보카드에는 깨끗함을 상징하는 하늘색을 사용하였고, 낙상 고위험카드에는 환자 팔찌에 사용 중인 색과 같은 주황색을, 기타 정보들은 이들과 비슷한 명도, 채도의 다른 색상을 적용하여 서로 구별이 되면서도 시각적 안정감을 줄 수 있도록 디자인하였다

환자안전 캠페인 진행 사례

수술을 하는 과정에서 절제 부위를 한 번 더 확인해 의료 사고를 줄이자는 환자안전을 위한 직원 대상 교육 또는 캠페인은 많은 병원에서 진행되고 있다. 인제대학교 부산백병원에서는 이러한 캠페인을 벌이면서, 의사, 간호사, 직원들이 참여하는 사진을 모아서 이를 컴퓨터 스크린 세이버로 제작하여, 근무시간 내내 경각심을 잃지 않도록 내부적으로 서로 독려하고 있다([그림 2] 참조). 한발 더 나아가 이를 병원 로비의 대형 스크린에 공유함으로써, 병원에 내원하는 환자, 보호자, 방문객들에게도 캠페인을 알리고, 환자가 안전을 보장받고 있다는 믿음이 들 수 있도록 노력을 기울이고 있다. 이러한 시도는 '안전한 병원'이라는 사실을 직접적으로 홍보하는 것보다 좀 더 친근하고 공감을 줄 수 있게 하는 사례라고 볼 수 있다.

그림 2. 환자안전 캠페인 진행 사례

직원대상
환자안전
행사
수술 절개직전 수술부위를 한번 더 확인해주세요!
#의료진을믿습니다 #안전한수술 #수술절개직전수술부위확인챌린지
인제대학교부산백병원
접수·수납
처음 오신 분
출구

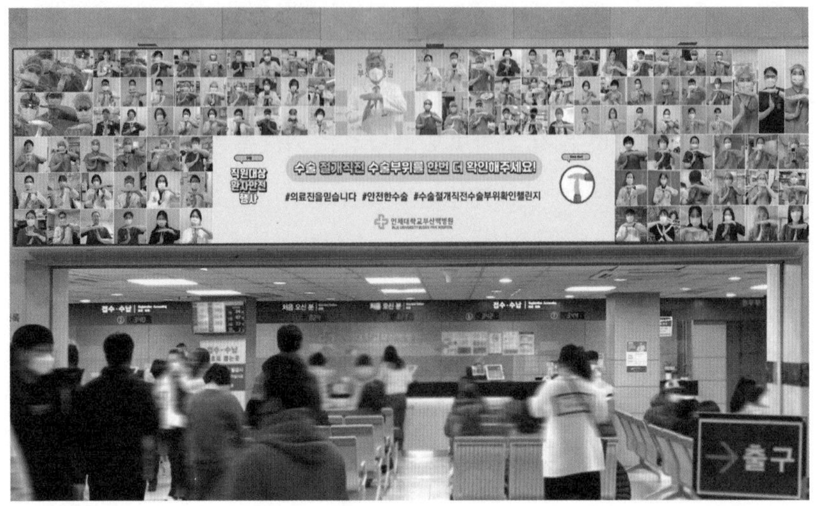

색채를 활용한 외래 복도의 길찾기 사례

인제대학교 서울백병원 외래 공간은 복도 4곳이 H자 형태로 동일하게 배치된 대칭형 복도구조를 이루고 있다. 이렇게 구조가 비슷하니, 다른 대형병원에 비하면 크지 않은 공간 임에도 환자나 보호자가 길을 찾는데 혼란을 겪을 수 있었고, 그 결과 병원 이미지에도 부정적 영향을 끼칠 수 있는 상황이었다. 이러한 문제를 해결하기 위해 채도가 높지 않고, 명도가 유사하며, 색상이 대비되는 파스텔 컬러 2종을 숫자 사인과 그래픽요소, 대기 의자의 색채 등에 구간별로 구분하여 적용시켜 길찾기가 용이하도록 유도하였다. 대비되는 색채를 사인에 활용할 때 주의할 점은 선명한 색채를 남용하거나 색채사용 면적이 과도할 경우, 병원의 전체 환경을 혼란스럽게 하는 부작용이 있을 수 있다. 병원에서 색채 사용은 꼭 필요한 경우에만 극도로 자제하면서 적절하게 접근해야 한다. 본 사례는 적절한 색채를 과하지 않게 사용하여 길찾기 문제를 해결한 경우라고 볼 수 있다([그림 3] 참조).

그림 3. 색채를 활용한 외래 복도의 길찾기 사례

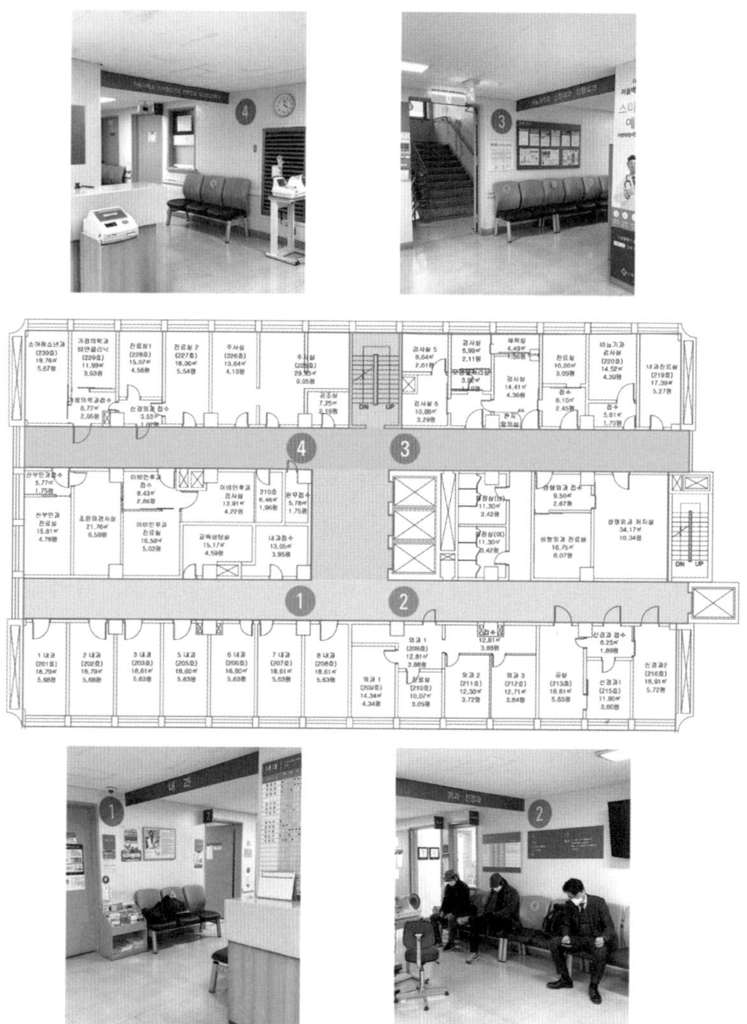

그림 4. 투석실 출입구 유도 사인

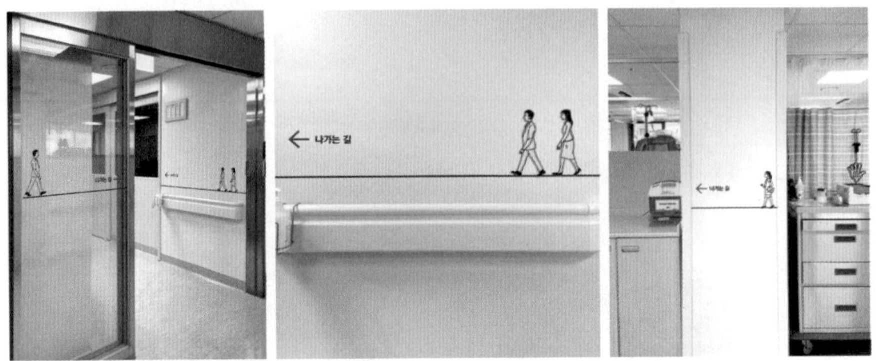

투석실 출입구 유도 사인

투석이나, 수면내시경을 한 후, 일정 시간은 정신이 혼미하거나 어지러울 수 있다. 따라서 투석실이나 내시경실 출입구는 병원 내에서 일반적으로 사용 중인 화살표나 문자로 표시되는 효율적인 유도 사인보다는 좀 더 적극적이고 직관적인 사인이 필요할 수 있다. [그림 4]는 인제대학교 서울백병원 투석실에 설치된 '일러스트'와 '라인으로 표시된 사인'으로, 설치 높이도 손잡이 바로 위(투석환자의 시선이 머무는 위치)에 설치되어 정신이 맑지 않은 상태에서도 출입구 가는 길을 절대 놓치지 않도록 도와주고 있다. 일반적으로 사인에 그림이 추가될 경우 너무 사실적이거나, 과하게 표현되기 쉬운데, 본 사례는 적절한 라인으로 표현된 절제된 그림을 사용함으로써 환자에게는 친절한 느낌과 더불어 보호받고 있다는 느낌을 줄 수 있는 좋은 사례라고 볼 수 있다.

낙상 예방을 위한 침대 커버 디자인

양산 부산대학교병원에서는 낙상으로 인한 사고를 예방하기 위해 교

그림 5. 낙상 예방을 위한 침대 커버 디자인

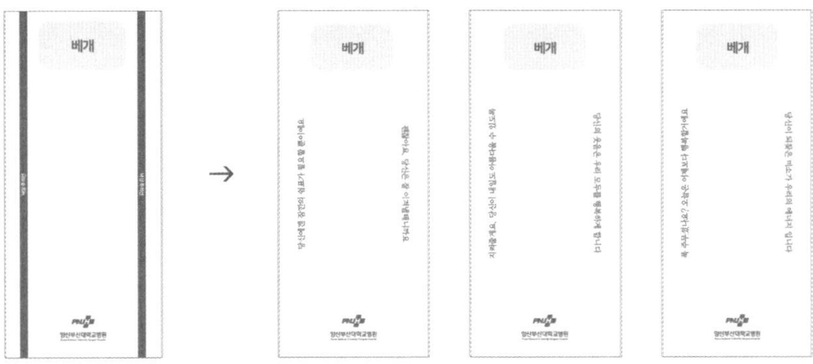

육, 캠페인 등 다방면으로 낙상 예방 활동을 진행하고 있다. 그 실천 방안으로 침대 가드를 반드시 올리고 생활하도록 요청하는 다양한 문구를 사용한 캠페인과 지속적인 교육을 병행하였으나 잘 지켜지지 않아, 침대 커버에 '낙상주의 라인'을 표기하기로 하였다. 초기 디자인에는 침대 커버에 굵은 라인을 표시하였는데, 이는 환자에게 몸을 선 안쪽으로 고정시키라는 심리적 압박감을 줄 수 있어, 좀 더 친절한 디자인으로 접근하고자, 카피 문구를 병원 내부에서 공모하였다. 개선된 디자인은 선정된 카피 문구를 진한 선으로 표시했던 부분에 배치하여, 환자들에게 심리적 안정감과 실천에 대한 공감을 주면서도, 무의식 중에 카피 문구를 선으로 인지하여 낙상 예방에 도움이 될 수 있도록 유도하였다.

나가며

병원에서 '정보디자인'은 정확한 전달이 선행되어야 하지만, 이와 동시에 환자와 보호자, 방문객 등의 사용자들에게 따뜻한 감동과 공감을 불러일으켜 병원에 대해 좋은 인상을 갖도록 하는 것이 무엇보다 중요하다. 병원 관계자들은 하나의 문제를 해결하기 위해 서로 의견을 모으고, 관찰하고, 개선방안을 제안하는 서비스디자인 워크숍이나 QI 활동 등을 하고 있다. 사용자의 공감과 감동을 얻기 위해서는 다양한 아이디어들을 사용자의 입장에서 다시 한번 생각해보는 것이 필요하다.

이 장에서 예로 든 디자인 사례들은 가장 좋은 디자인 사례는 아닐 수 있다. 그러나 기존에 사용하고 있는 디자인에서 사용자의 입장을 한 번 더 생각하고, 공감을 더할 수 있는 해결방안을 찾기 위해 좀 더 노력한 것을 느낄 수 있는 디자인 사례들이라고 할 수 있다. 이 사례들이 모든 병원에 적합하지는 않을 것이며, 각 병원별로 처한 환경과 사용자에 맞는 최적의 해결방안을 찾아야 할 것이다.

환자경험평가 설문의 다양한 항목들에서 성과를 내기 위해서는 병원 디자인 관점에서 직접적인 환경 개선, 안전망 구축, 소통개선을 위한 작업 등 각 항목별 해결책에 주력하는 것도 필요하지만, 전체적 관점에서 사용자 중심의 정보전달과 더불어, 사용자에게 공감과 만족의 경험을 줄 수 있는 병원 디자인이 요구된다. 이를 통해 병원에 대한 환자들의 경험이 긍정적으로 변할 수 있음에 주목해야 하겠다.

16장

디자인 씽킹을 활용한 환자경험 개선 서비스 도출 방법

김현주[1]

들어가며

디자인 씽킹Design Thinking이 한국 사회에 알려진 지는 그리 오래되지 않았다. 도입 초기에는 '디자인'이란 단어 때문인지 디자이너들의 전유물로 생각하는 사람들도 많았다. 그래서 필자는 현장에서 디자인이란 단어를 혁신Innovation으로 대체해서 받아들이길 권하기도 했다. 새로운 방법론을 알게 된다는 것은 문제를 다른 각도에서 생각해 볼 수 있는 도구 상자를 얻게 되는 것이다. 환자경험 개선을 위해 어떻게 디자인 씽킹의 철학과 도구를 사용할지 살펴보자.

---

1 피플앤인사이트 디자인씽킹랩 대표.

— 환자경험을 이해하는 혁신 도구 디자인 씽킹

'환자를 가족처럼'

우리가 병원에서 자주 접하게 되는 문구이다. 디자인 씽커Design Thinker 입장에서 이 문구를 볼 때마다 '환자를 나 자신처럼'으로 바꾸면 좋겠다고 생각해보곤 한다. 지금부터 이야기하려는 것은 바로 '환자의 경험'을 어떻게 이해할 것인가에 대한 이야기이다. 단지 환자의 경험을 가족처럼 이해하는 데 그치지 않고 환자의 상황을 자신의 상황처럼 공감하고 적극적으로 문제를 해결하려는 노력이 디자인 씽킹Design Thinking의 핵심이자 출발점이다.

디자인 씽킹으로 혁신적인 제품과 서비스를 제안하는 이노베이션 컨설팅기업 아이디오IDEO 창업자 데이비드 켈리David Kelley는 그의 저서 『유쾌한 크리에이티브Creative Confidence』에서 '디자인 씽킹은 사람들의 요구를 파악하고 디자이너적인 마인드 세트와 도구를 이용해 새로운 해법을 도출해내는 방식'이라고 정의했다.[2] 디자인 씽킹은 기업 분야에서 먼저 시작되었지만, 현재는 의료분야에서도 활발하게 사용되고 있다. 미국 메이요 클리닉의 혁신센터Center for innovation, 클리블랜드 클리닉의 환자경험사무소Office of innovation experience, 카이저 퍼머넌트의 이노베이션 컨설턴시Innovation consultancy 등이 디자인 씽킹을 활용하여 환자의 경험을 개선하는 대표적인 기관들이다. 《뉴잉글랜드 의학저널》에 따르면, 미국병원의 63% 이상이 이미 디자인 씽킹을 활용하고 있고, 이 가운데 95% 이상이 큰 효과를 경험했다고 한다.

---

2 톰 켈리 & 데이비드 켈리(2013). 『유쾌한 크리에이티브』. 청림출판. p.46.

디자인 씽킹을 인간 중심 혁신Human-Centered Innovation으로 부르는 이유는 문제의 해결점이 되는 것이 '사람'이고 '사람과 함께' 시작하기 때문이다. 이 인간 중심의 프로세스는 우리가 도움을 주고자 하는 사람들의 꿈, 희망, 숨겨진 욕구, 불편한 점을 이해하고 찾아내는 것으로부터 시작하여, 기술적으로 그리고 비즈니스적으로 해결 가능한 공통의 부분에서 해결책을 만들게 된다.

디자인 씽킹으로 환자들의 경험을 개선한다는 것은 단기적으로 환자경험평가를 잘 받기 위한 방법론으로 활용될 수 있다. 더 나아가 장기적으로는 성장이 둔화하고 경쟁이 치열해지는 의료시장에서 의료기관들에게 새로운 가치와 기회를 발견할 수 있는 블루오션이 될 수도 있다.

초보자도 쉽게 따라 하는 디자인 씽킹 프로세스와 도구들

공감하기, 문제 정의, 아이디어 도출, 프로토타입과 테스트로 설명되는 디자인 씽킹의 각 단계와 도구를 소개하고자 한다([표 1] 참조). 디자인 씽킹을 처음 접하는 어떤 조직이라도 환자의 경험을 이해하고 병원의 혁신을 도모하고자 하는 열정만 있다면 시작해 볼 수 있다.

1단계: 공감하기

디자인 씽킹의 첫 번째는 바로 공감Empathy이다. 간혹 공감을 동정Sympathy과도 혼동하기도 하는데, 공감을 잘한다는 것은 대상의 문제를 내 문제처럼 이해하는 것이다. 즉 솔루션 공급자의 눈이 아니라, 해당 당사

표 1. 디자인 씽킹 단계와 도구

	디자인 씽킹 단계	주요 활동	대표 도구
1단계	공감하기 (Empathize)	· 인터뷰 · 관찰(쉐도잉) · 몰입(체험)	· 퍼소나 · 공감 지도
2단계	문제 정의하기 (Define)	· 이해관계자 워크숍 회의	· 고객 여정 지도 · 이해관계자 지도
3단계	아이디어 내기 (Ideate)	· 아이디어 도출 활동 · 브레인스토밍 워크숍 · 아이디어 스케치	· 친화도 맵 · 우선순위 지도 · 아이디어평가표
4단계	프로토타입 만들기 (Prototype)	· 스케치 · 역할극 · 만들기	· 스토리보드 · 물리적으로 제작된 프로토타입 · 와이어 프레임
5단계	검증하기 (Test)	· 고객 대상 테스트 · 관찰, 질문, 토론	· 피드백 캡쳐 그리드

자 입장으로 문제를 바라보는 것이 중요하다.

공감 단계에서 대표적으로 수행해 볼 수 있는 활동들은 환자와의 깊이 있는 인터뷰in-depth interview, 환자를 그림자처럼 따라다니며 관찰하는 쉐도잉shadowing, 그리고 환자의 입장이 되어 병원의 환경과 서비스를 경험해보는 체험immerse이 있다. 수년 전 여러 병원의 수간호사 그룹과 함께 디자인 씽킹 워크숍을 진행한 적이 있는데 그때 참가자의 말이 인상적이었다. "병실에서 수술실까지 이송되는 동안 환자가 보는 것은 온통 병원의 흰 천장이더라고요", "응급실에 실려 온 남성 환자분의 처치를 위해 바지를 가위를 찢을 때 환자분이 수치심을 느낄 거라고는 생각도 못 해봤어요." 이렇듯 공급자의 눈이 아니라 당사자 눈으로 본다면, 그동안 보지 못했던 새로운 것들을 발견할 수 있게 된다. 공감 활동은 환자의 경험 평가를 담당하는 부서의 구성원들이 팀을 나누어 혹은 함께 활동해보도록 권장한다. 이렇게 공감을 통해 얻은 정보와 인사이트insight를 포스트잇에 옮겨보자. 사진도 찍어 워룸war room: 디자인 씽킹 챌린지에 집중할 수 있는 공간에 붙여보자.

• 인터뷰(In-depth interview) 진행하기

고객인터뷰는 질문을 통해 고객을 이야기를 듣고 이를 통해 새로운 것을 발견하는 것이 목적이다. 우선 인터뷰 대상자를 선정하고 사전에 팀원들이 모여 어떠한 사항을 알고 싶은지 의견을 모으고 이를 알아낼 수 있는 핵심 질문들을 만들어보자. 인터뷰 질문은 오픈형 질문으로 고객의 경험을 묻는 질문이 좋다. 질문이 준비되었다면 인터뷰 진행자, 기록자, 관찰자 등의 역할을 정해보자. 인터뷰를 통해 환자의 상황과 불편한 점을 경청하고 이해하도록 해보자. 이 활동에서 잊지 말아야 할 것은 인터뷰는

그림 1. 인터뷰 진행 팁

해야할 것

- 단답형이 아닌 고객의 경험 묻기
- 오픈형 질문하기
- 조금 말하고 많이 듣기
- 고객의 몸짓과 말투도 기억하기
- 왜 그렇게 생각하는지 "why"로 꼭 묻기
- 감정을 관찰하기
- 편견 없이 경청하고 고객의 언어로 그대로 자세히 기록하기

피해야할 것

- 주제에 대해 아는 척 하지 않기
- 암시적인 질문을 하지 않기
- 한번에 두 가지 질문이나 긴 질문을 하지 않기
- 고객의 침묵을 두려워하지 않기

해결책을 찾는 게 목적이 아니라 충분히 환자의 처지에서 이해하려고 노력하는 데 초점을 두어야 한다는 것이다.

인터뷰를 통해 현장에서 얻은 수많은 정보를 정리하고 팀원들과 공유할 때 사용할 수 있는 대표적인 도구가 '퍼소나'와 '공감 지도'이다. 이를 살펴보기로 하자.

• 퍼소나(Persona)

퍼소나 개념을 처음 사용한 앨런 쿠퍼Alan Cooper는 그의 저서 『퍼소나로 완성하는 인터랙션 디자인 어바웃 페이스3 About Face 3』에서 퍼소나의 개념을 '리서치 자료를 바탕으로 주요 사용자를 설명하는 모델'이라고 정의했다.[3] 퍼소나는 실제 인물은 아니지만 직접 관찰한 사용자의 행동 패턴과 동기를 바탕으로 만들어진다. 즉 퍼소나는 각종 데이터를 기반으로 만들어내는 가상의 고객 전형user presentation이며, 마켓 세그먼트market segment에서 흔히 사용하는 성별, 연령, 수입 등의 데이터 외에 삶의 가치관, 태도, 습관 등 대상그룹의 주요 목표와 개인의 행태 및 태도에 주목한다.

퍼소나 사용 방법은 다음과 같다. [그림 2]에서 처럼 공감 활동에서 수집된 다양한 정보를 바탕으로 공통적인 부분을 담고 있는 대표 수요자인 퍼소나를 만들게 된다. 이때 퍼소나를 쉽고 명확하게 떠올리기 위해 특징을 나타내는 사진이나 그림을 넣는 것도 좋다. 완성된 환자 퍼소나를 통해 우리는 환자에 대해 더 잘 이해하고, 환자가 특정 상황, 환경에서 어떻게 반응할지 예상해 볼 수 있다. 퍼소나는 무엇보다 환자경험 개선에 참

3 앨런 쿠퍼(2010). 『퍼소나로 완성하는 인터랙션 디자인 어바웃 페이스3』. 에이콘출판사. p.420.

그림 2. 퍼소나 예시

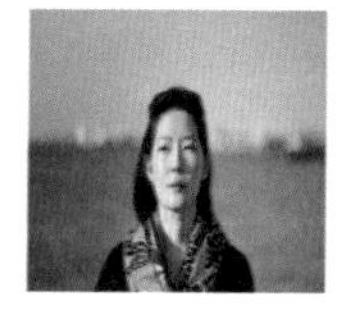

입원은 처음이라…" 뭘 해야 하는 거지? 자세한 정보를 알고 싶어. 미리 알려주면 안되나?

어떤 태도를 가지고 어떤 행동을 할까요?

- 병원생활이 처음이고 복잡한 과정에 익숙하지 않아 어려움을 느낀다.
- 내 병에 대해 보다 구체적이고 명확하게 알고 이해하고 싶다. 의사의 설명이 불충분하면 직접 인터넷을 통해 더 찾아본다. 최선의 선택을 위해 스스로 많은 정보를 찾고 주변의 도움을 받는다.
- 바쁜 간호사에게 무언가를 물어보거나 요청하기가 미안해서 바로 요청하기보다는 혼자서 참거나 기다릴 때가 있다.
- 병원 생활 속에서도 수동적으로 시간을 보내기보다 책을 읽는 등 평소에 하고 싶었던 것을 하면서 의미 있는 시간을 보내고자 한다.

정 단비

나이 : 만 52세
성별 : 여 / 2인 가구
직업 : 서비스 디자인 회사 대표
사는 곳 : 해운대
성격 : 독립적, 배려심, 공정적, 용감함, 신중함.

퍼소나가 이루고 싶은 것은 무엇인가요?

- 병, 수술에 대한 정보를 스스로 이해하고 판단할 수 있을 만큼 자세히 알고 싶다.
- 후환 없이, 사후치료 필요 없이 가능한 빠르고 깔끔하게 완치하고 싶다.
- 퇴원 후 바쁜 일상 복귀에 지장없이 효율적으로 외래 진료를 받고 싶다.

어떤 걸 불편해 하고, 무엇을 원하나요?

- 협진 진료과 간의 책임 소재가 불분명해 혼란스럽다.
- 의사마다 병에 대해 설명해주는 방식이 다르다.
- 의료진 간의 정보가 단절되어 있어 똑같은 정보를 여러 번 전달하는 것이 불편하다.
- 먼저 요청하지 않아도 내게 필요한 정보, 서비스를 병원이 챙겨주면 좋겠다.
- 부작용에 대해 병원이 책임을 회피하지 않고 공감해 주길 바란다.

#병원생활은 처음이라 #슬기로운 병원생활 #정보제공에 관심 #어? 어? 어?

출처: 에스큐브디자인랩

여하는 프로젝트 이해관계자들에게 집중해야 할 환자에 대해 공통된 이해를 바탕으로 효율적 커뮤니케이션을 하도록 도와주고 나아가 효과적인 솔루션을 만들어 가는 데 도움을 준다.

퍼소나 작성순서로는 첫째, 인터뷰 대상자의 공통점 찾기(집중하고자 하는 대상자들의 공통특성 찾기), 둘째, 유사점 특성 등을 기준으로 대상자 분류하기, 셋째, 분류한 대상자 그룹의 대표 퍼소나 만들기, 넷째, 인적사항, 행동특징, 성격, 요구와 불편한 점 등 세부사항 작성하기이다.

• 공감 지도(Empathy Map)

초간단 고객 프로파일러customer profiler라 불리는 이 도구를 사용하면 인구통계학적인 특징을 넘어 고객의 환경, 행동, 관심사, 열망 등을 더 깊게 이해할 수 있다. 공감지도는 팀이 사용자를 더 잘 이해하도록 도와주는 유용한 도구이자 특정 주제에 대해 예기치 않은 통찰을 끌어내는 데 도움이 된다.

공감 지도 사용 방법을 살펴보자. 공감 과정에서 우리 팀이 경험하고 관찰한 내용과 사진, 인터뷰한 환자의 이야기를 팀원들과 공유하며 포스트잇에 옮겨 적어보자. 주의할 것은 포스트잇 한 장에는 하나의 사실만을 적는다는 것이다. 작성된 포스트잇 내용을 공감지도 위에 붙여보자. 포스트잇을 보면서 우리가 집중해야 할 환자나 보호자는 누구인지 더 잘 이해하게 될 것이다.

그림 3. 공감 지도(Empathy Map)[4]

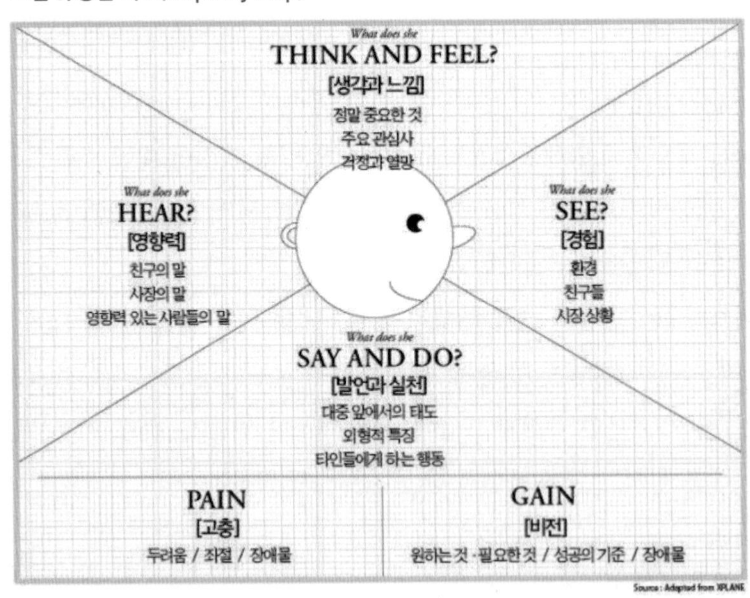

4 알렉산더 오스터왈더 & 에스 피그누어(2011). 『비즈니스 모델의 탄생』. 타임비즈. p.136.

2단계: 문제 정의하기(Define)

공감 단계에서 얻은 수많은 정보를 바탕으로 통찰을 찾고 문제해결 가능한 언어로 바꾸어 보는 단계이다. 이 단계는 해결책을 내는 단계가 아니라, 고객의 요구needs중심으로 문제의 원인을 고객 관점에서 새롭게 파악하는 것이 중요하다. 이때 "~~~는(퍼소나) ~~하기를 원한다(니즈), 왜냐하면 ~하기 때문이다(인사이트)"의 형식으로 최종 문제를 정리해 보는 게 도움이 된다. 문제를 정의하는 과정에서 고객여정 지도와 이해관계자 지도를 그려 보는 것도 도움이 된다. 이해관계자 지도는 이 프로젝트와 연결된 다양한 그룹과 이해관계자를 정의하고 미처 인식하지 못한 이해관계자를 발견하는 데 도움이 된다. 이해관계자 지도상에 중요도에 따라 이해관계자를 배치하고 정리하고 팀원들과 공유해 본다.

• 고객 여정 지도(Customer Journey Map)

개인 사용자가 시간의 흐름 속에서 여러 채널touch points을 통해 얻은 제품, 서비스 혹은 브랜드의 경험을 시각적인 그래픽으로 나타낸 지도이다.[5] 이때 각 서비스 단계에서 느끼는 고객의 감정을 함께 표현한다. 여정 지도는 복잡해 보이는 상황들을 한눈에 입체적으로 볼 수 있으며 고충pain points을 쉽게 찾고, 프로젝트에 참여하는 사람들이나 이해관계자들에게 설명하기 편하다는 장점이 있다. 즉 고객 여정 지도를 통해 보이지 않는 문제들을 고객 관점에서 입체적으로 이해하고 통찰이나 혁신의 기회를 더욱 쉽게 포착할 수 있는 장점이 있다.

여정 지도의 사용방법은 다음과 같다. 공감 단계에서 설정한 고객 퍼소

5 한국디자인진흥원(2020). 디자인전문기업의 서비스 활용안내서. p.24.

그림 4. 고객 여정 지도 사례

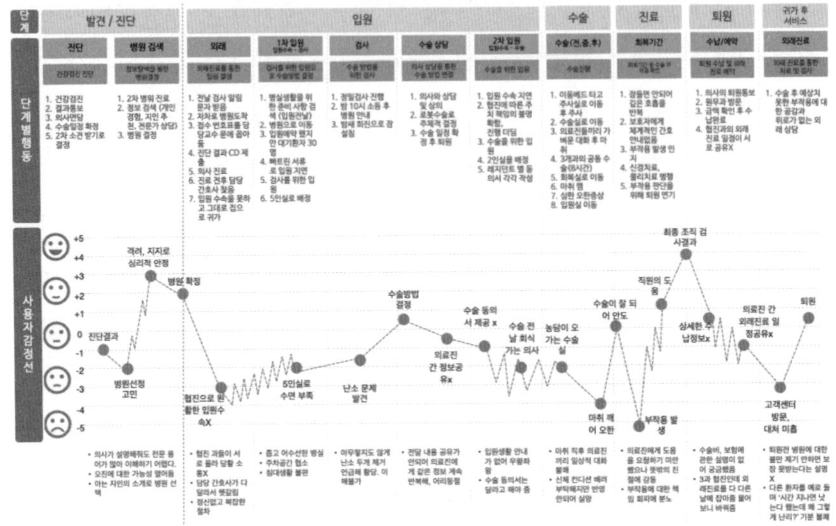

출처: 에스큐브 디자인 랩

나가 병원에서 어떤 경험을 하게 되는지 단계를 나누어 토론해 보자. 우선 환자의 주요 행동 목록(경험)을 선정하고 여정의 단계를 분류한다. 환자의 경험을 강점 곡선 란에 배치하고, 감정 수준을 정한 후 선으로 연결한다. 각 단계에서 환자의 고충pain points을 찾아 작성한다. 고객 여정 지도를 보며 토론을 통해 인사이트를 찾는다.

• 이해관계자 지도(Stakeholder Map)

이해관계자 지도는 주제와 관련 있는 이해관계자를 파악하고, 이를 중심으로 중요도에 따라 이해관계자를 배치한다. 때론 예상하지 못한 의외의 이해관계자를 발견하기도 한다.

그림 5. 이해관계자 지도 예시

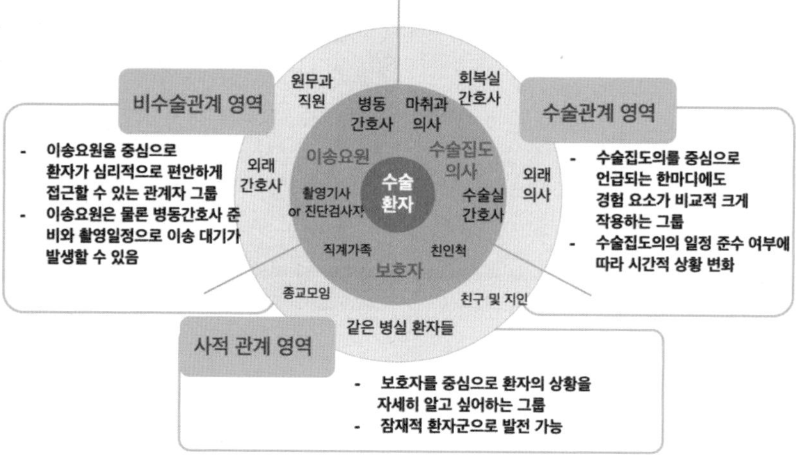

출처: 명지병원 케어디자인 센터. 수술실 개선을 위한 프로젝트 이해관계자 지도

3단계: 아이디어 내기(Ideate)

문제 정의 단계에서 도출된 핵심 문제를 해결할 수 있는 구체적인 아이디어를 만드는 단계이다. 좋은 아이디어를 만드는 방법은 문제를 잘 정의하고, 다양한 자극물들을 통해 생각을 확장하도록 도와주는 것이다. 우선 많은 양의 아이디어를 내는 확산단계부터 시작하자. 확산단계에서는 아이디어를 평가하거나 비판하지 말고 자유롭게 엉뚱한 아이디어도 수용하면서 더 많은 아이디어가 나올 수 있도록 격려하며 진행한다. 이제 수많은 아이디어 속에서 적합한 아이디어를 골라 보자. 이때 각 프로젝트의 기준에 맞는 팀의 아이디어 체크리스트를 만들거나, 아이디어 우선순위 지도 같은 것을 활용해 선정하는 것도 도움이 된다.

그렇다면, 어떻게 아이디어를 도출할 것인가? 이 단계에서 고객이나

그림 6. 아이디어 도출하기 사례

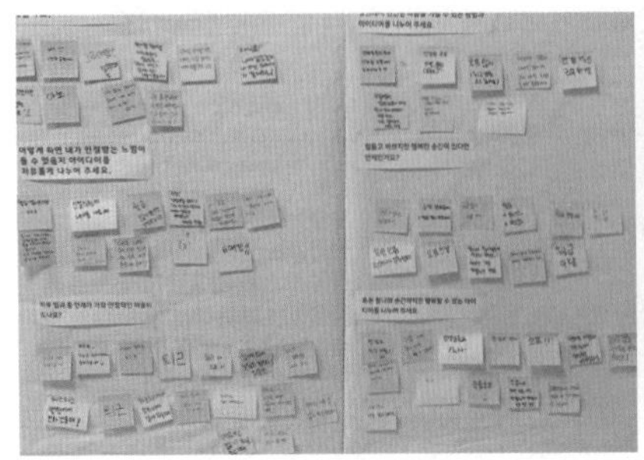

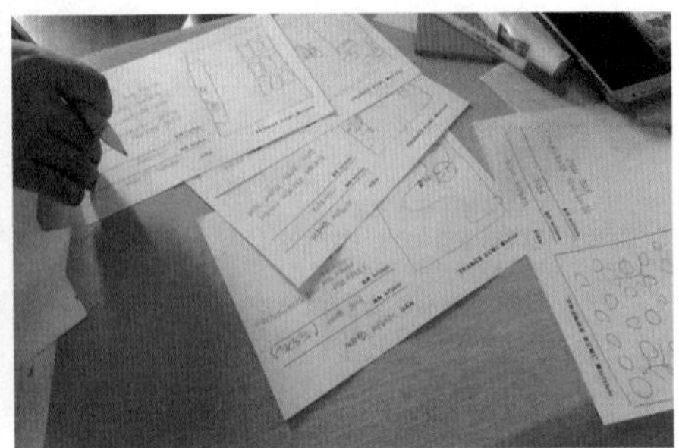

출처: 명지병원 디자인 씽킹 워크숍

이해관계자를 초청해 함께하길 추천한다. 외부자들은 새로운 영감을 주기 때문이다. 명심하자. 아이디어는 말보다 그리거나 쓸 때 더 강력한 커뮤니케이션 도구가 된다. '그리기'는 특정 상황을 설명하는 단어를 대체하여 시간을 절약하고, 말보다 훨씬 더 아이디어를 잘 이해시키고 소통하기 좋은 강력한 도구이다. 이제 도출된 아이디어들을 평가해본다. 우선순위 지도를 활용하거나 선호하는 아이디어에 스티커를 붙이며 투표도 해보자.

4단계: 프로토타입 만들기(Prototype)

프로토타입 단계는 활기 넘치며 빠르게 진행하는 단계이다. 디자인 씽킹에서 프로토타입은 완성된 시제품을 만드는 것이 아니라, 피드백을 받기 위해 아이디어를 시각적으로 표현하는 것이다. 즉 아이디어를 고객과 이해관계자에게 설명하고 피드백을 받아 개선하기 위한 작업이다. 그러므로 초기의 프로토타입은 투박하지만rough 신속하고fast 저렴한cheap 비용으로 만들어야 한다. 스케치sketch, 역할극role playing, 만들기build 등이

그림 7. 프로토타입 사례

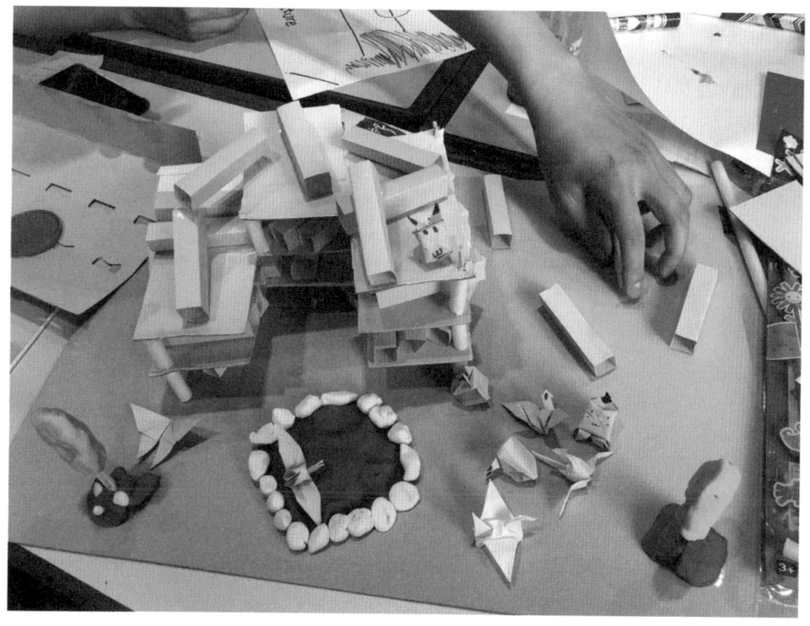

출처: 피플앤인사이트 디자인씽킹랩

대표적인 프로토타입 방법으로 사용되고 있다. 프로토타입 문화는 효율적인 팀 커뮤니케이션뿐만 아니라 실패의 안전지대를 만드는 부수적인 효과도 있다.

그러면 어떻게 프로토타입을 만들 것인가? 먼저 앞서 선정된 최종 아이디어의 핵심을 어떻게 프로토타입으로 만들면 좋을지 논의해 보자. 우선 주변에서 간단하게 얻을 수 있는 재료들(종이, 빨대, 골판지, 포스트잇 등)을 활용해 아이디어를 시각화해 보자. 여기서 중요한 것은 정교함이 아니다. 어떻게 하면 아이디어의 핵심을 빠르게, 눈에 보이게, 값싸게 만들어 신속하게 전달할 것인지가 중요하다는 것을 잊지 말자.

5단계: 검증하기(Test)

고객과 이해관계자를 대상으로 프로토타입을 검증하는 단계이다. 우리의 솔루션에 대한 피드백을 얻고, 고객에 대해 더 잘 이해할 수 있는 단계이기도 하다. 데이비드 켈리 역시 "빨리 자주 실패할수록 궁극적으로 리스크를 포함한 비용은 낮아진다. 의사결정자가 제품출시 이전에 프로토타입을 통한 안전한 실패의 과정에 동행하고, 이를 학습의 기회로 간주한다면 더 크고 안전한 혁신을 이룰 수 있을 것이다"라고 프로토타입을 통한 테스트의 의미를 강조한 바 있다.

어떻게 테스트하면 될까? 팀원들과 함께 어디에서, 어느 정도의 시간 동안 누구를 대상으로 프로토타입을 테스트할지 결정하자. 이때 어떠한 질문을 통해 팀의 아이디어를 검증할지 미리 테스트 질문을 준비해 본다. 중요한 것은 '어떻게 고객으로부터 솔직한 피드백을 받을 수 있을까'이다. 고객의 피드백을 피드백 캡처 그리드를 통해 정리해 보자. 이 양식은

그림 8. 피드백 캡처 그리드

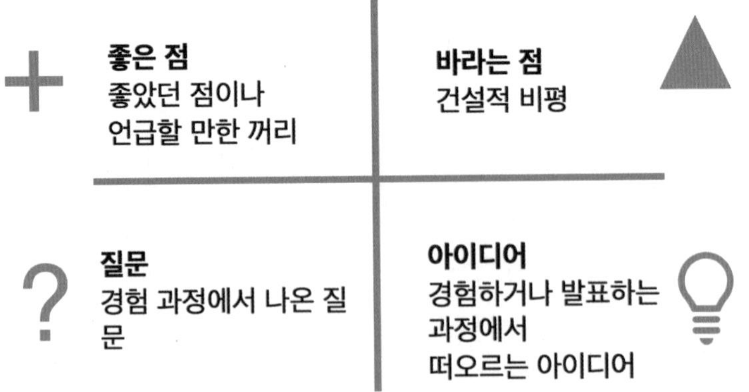

출처: 피플앤인사이트 디자인씽킹랩

그림 9. 프로토타입 테스트 장면

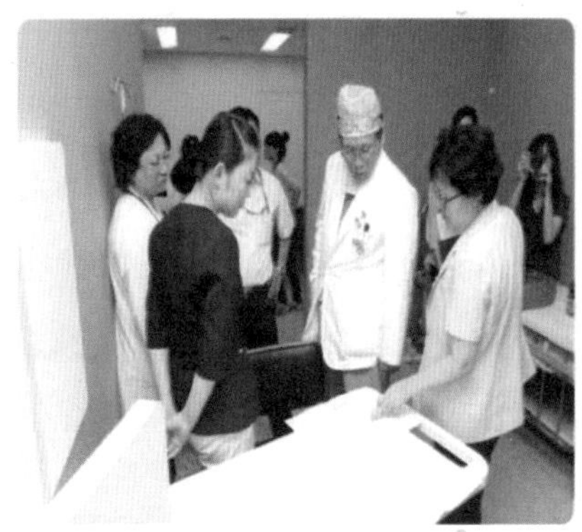
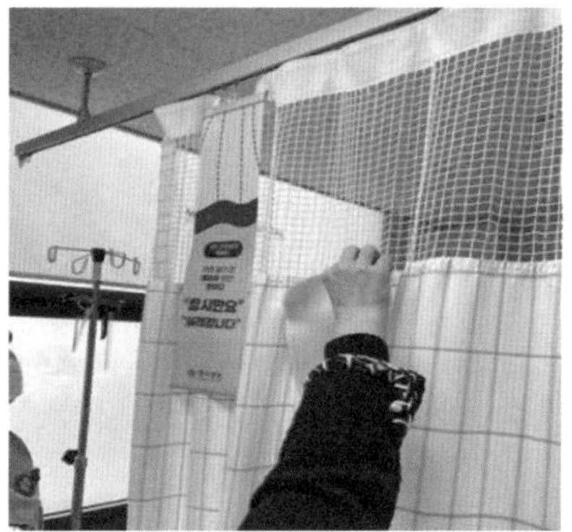

출처:명지병원 케어디자인 센터

프로토타입을 테스트 할 때, 고객의 피드백을 정리할 때 사용하면 유용한 정리 도구가 된다. 필요하다면 언제든지 앞 단계로 돌아가 다시 프로토타입을 수정하는 데 망설일 필요가 없다. 중요한 것은 반복을 통한 개선이기 때문이다.

나가며

의료기술은 날로 진보하고 많은 환자들의 고통을 해결하고 있다. 그렇지만 기술이 궁극은 아닐 수 있다. 공감적 사고를 통해 우리는 환자와 이해관계자들의 상황과 요구를 이해하고 이런 과정을 통해 비로소 그들에게 진정으로 도움이 되는 해결책을 찾을 수 있다. 인간 중심의 방법론은 공감에 핵심을 두고 있고, 이것이야말로 진정한 혁신적 해결책의 원천이 될 수 있다. 혁신은 머물러 있는 것이 아니라 계속해서 문제의 당사자들에게 공감하면서 이들의 삶에 영향을 주는 고통과 욕구를 찾아내고 해결하는 반복적이고 지속적인 과정이다.

환자의 경험을 어떻게 잘 이해할 수 있을까? 환자의 말이나 행동 이면에 중요한 문제를 어떻게 발견할 것인가? 고객 경험 혁신과 병원의 혁신을 위해 어떤 검증된 방법을 활용할 수 있을까? 혹은 어떻게 환자의 경험을 제대로 공감하고 병원의 이해관계자들이 협업을 통해 문제를 해결할 수 있을까? 고민한다면 디자인 씽킹을 그 출발점으로 활용해 보길 권한다.

17장

방문 환자가 다르면 서비스도 달라져야 한다.

팽한솔[1]

들어가며

환자의 경험을 공감한다는 것은 환자가 어떤 상황에 처해 있는지 이해하는 것에서부터 시작한다. 모든 환자는 병원에서 각기 다른 조건과 환경을 경험한다. 환자들의 입장은 모두 다른데, 병원에서는 공급자의 입장에서 환자를 구분하고 있다. 일반적으로 병원에서는 초진/재진, 외래/입원, 내과/외과, 중증/경증과 같이 제공자 입장에서 환자의 유형을 단순화하여 서비스를 제공하는데, 이러한 단순한 환자 그룹핑Grouping에서 환자 경험 디자인의 실수가 시작된다. 그 이유는 이 초진 환자가 아이와 동행한 엄마인지, 보호자가 없는 노령 환자인지, 한국말을 할 줄 모르는 외국인 환자인지 등 '초진 환자'라는 그룹핑 안에서도 그 환자 주변에 펼쳐

---

1 ㈜ haheho 대표.

진 다양한 상황들은 우리가 제공하는 서비스의 질을 판단하는 중요한 기준이 되기 때문이다. 그렇다고 모든 환자의 상황을 다 고려한 서비스 제공이 가능한가? 당연히 그렇지 않다. 병원이 클수록, 환자 수가 많을수록, 진료과목이 다양할수록 우리는 고려해야 하는 대상이 많아지고 그에 따라 놓칠 수 있는 환자의 유형도 많아진다. 그렇다면 우리는 다양한 상황에 처한 환자를 어떤 '관점'을 가지고 바라보아야 제대로 공감할 수 있을지에 집중해야 한다.

이 장에서는 필자가 직접 병원 서비스경험디자인 프로젝트를 경험하면서 우리가 미처 이해하지 못했던 환자의 입장이나 그 안에서 발생하는 다양한 아이러니, 그리고 그 아이러니를 어떤 관점으로 풀어나가게 되었는지에 대한 사례들로 이야기해 보고자 한다.

— 의료현장에 다양한 이해관계자들: 서비스 수혜자 vs 서비스 사용자

우리가 병원에 새로운 서비스경험을 만들고자 할 때 가장 먼저 생각하는 것은 '이 서비스는 궁극적으로 어떤 사람(서비스 수혜자)의 어떤 문제를 해결해 주고자 하는 것인가'를 생각하는 것이다. 이 서비스 수혜자는 어떤 사람인지, 어떤 고민이 있는지, 어떤 것을 필요로 하는지에 대해 깊이 이해하는 것이다. 그 다음으로 생각하는 것은 '어떤 사람(서비스 사용자)이 사용하는 서비스인가?'에 대해 생각하는 것인데 흔히 사용자와 수혜자가 같다고 생각하는 경우가 있는데, 우리가 만드는 서비스를 직접적으로 사용하는 사람들을 총칭하여 '사용자'라고 한다. 이 사용자는 환자나 보호

그림 1. 사용자 경험 중심의 헬스케어 서비스디자인 관점

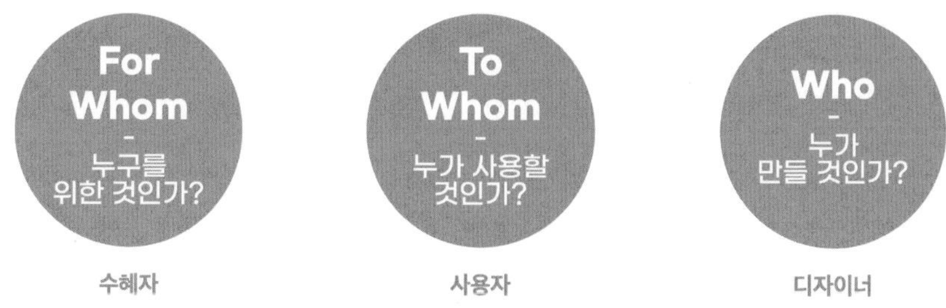

그림 2. 코로나19 지역예방접종센터 서비스경험 모의훈련 현장

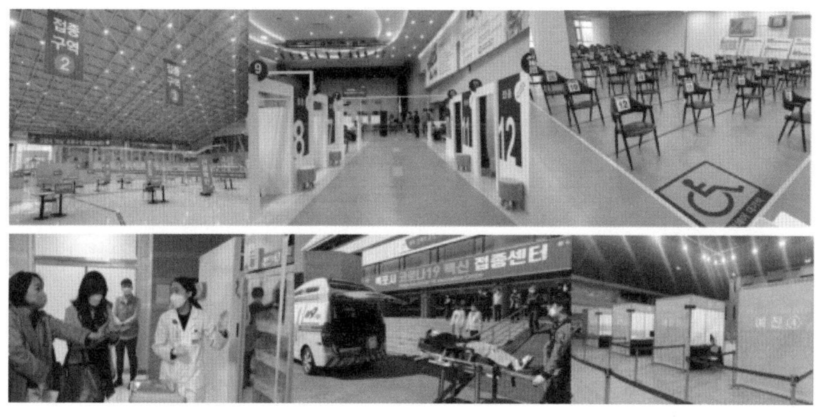

자가 될 수도 있고, 병원에서 의료서비스를 제공하는 의료진이 될 수도 있다.

실제 의료현장에서는 이 서비스 속 이해관계자들은 같은 공간에서 같은 프로세스를 경험하고 있다고 하더라도 모두 다른 감정으로 다른 경험을 한다. 우리는 이 사람을 제대로 이해하기 위해 다양한 형태의 리서치를 진행한다. 그 대상과 같은 상황에 참여하여 직접 체험해 보기도 하고, 그림자처럼 따라다녀 보기도 하고, 오랜 시간 인터뷰를 진행해 보기도 한다.

2021년 초에 진행됐던 코로19 지역예방접종센터의 전체적인 백신접종 프로세스와 동선을 디자인할 때에도 전국의 지역별 환경 특성과 접종 대상자의 특성, 발생할 수 있는 응급상황들 그에 따른 의료지원인력들의 훈련 방식 등을 고려하여 최적화된 접종센터의 서비스경험을 디자인해야 했다. 이 모든 상황들을 고려하여 어떻게 하면 접종자들이 직관적으로 접종 프로세스를 잘 따르고, 마음에 불안 없이 접종할 수 있는 환경을 만들 수 있을지 생각했다. 반면에 어떻게 하면 지원된 의료 인력이 응급상황에 대한 불안이나 복잡한 주사 조제, 접종자 확인 절차 등을 어렵지 않다고 느끼게 할까를 고민해야 했다. 이러한 서비스 경험디자인의 목표는 효율적인 프로세스라고 생각할 수 있겠지만, 깊이 들어가 보면 이 서비스 안에 포함된 모든 사람들의 감정과 그로 인한 행동들을 제대로 이해하는 일이다.

의료현장에는 정말 다양한 사람들이 존재하지만 모든 대상자를 다 열거할 수는 없기 때문에 프로젝트를 하면서 가장 자주 경험하고 상대적으

그림 3. 의료현장의 다양한 이해관계자들

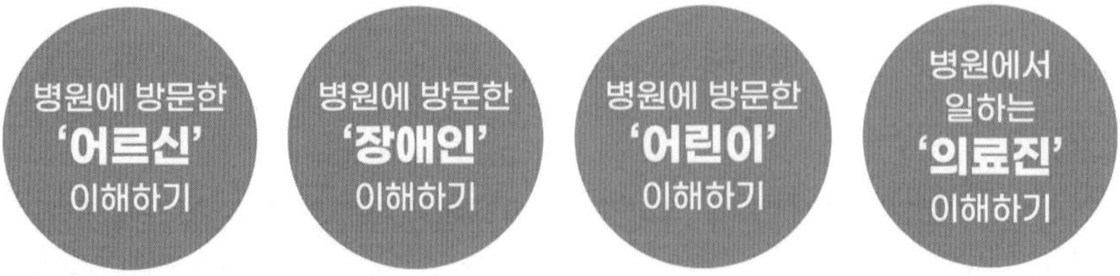

1. 병원에 방문한 '어르신' 이해하기 : 사인물을 보지 않는 어르신
2. 병원에 방문한 '장애인' 이해하기 : 점자 블럭 vs 휠체어
3. 병원에 방문한 '어린이' 이해하기 : 재미있고 안전한 병원 놀이터
4. 병원에서 일하는 '의료진' 이해하기 : 매뉴얼을 위한 매뉴얼 디자인?

로 공감하기 쉽지 않은 대상인 어르신, 장애인, 어린이, 그리고 이러한 환자들의 경험을 완성시키는 의료진에 대한 공감을 위해서는 어떤 관점이 필요한지 크게 네 명의 퍼소나Persona를 기준으로 설명해 보고자 한다.

— 병원에 방문한 '어르신' 이해하기 : 사인물을 보지 않는 어르신

병원의 서비스 경험을 디자인하는 사람으로 병원에서 근무하다 보면 병원 내 사인 시스템에 대해 자주 고민하게 된다. 이는 병원을 방문한 사람들이 길을 잘 헤매기 때문인데 환자가 길을 헤매면 꼭 바쁜 간호사를 붙잡고 길을 물어보는 경우가 많기 때문에 병원 안에 사인을 잘 보이게 만들어달라는 요청을 많이 듣게 된다. 글자를 크게 써 붙인다고 어르신이 길을 잘 찾으실 수 있을까? 독자들도 많은 시도를 해보았겠지만 실상은 그렇지 않다. 나는 왜 어르신들이 사인물을 보지 않고 곧장 간호사에게 질문을 하는지 궁금했다. 그래서 하루는 어르신의 뒤를 따라 그들의 하루를 함께해본 경험이 있다. 그리고 어르신과의 인터뷰를 통해 내가 몰랐던 사실들을 알게 되었다.

어르신이 경험하는 병원의 하루는 병원에서 근무하거나 병원을 디자인하는 젊은이들과 굉장히 다른 관점이 존재했다. 우리는 매일 바쁘게 살아간다. 그래서 병원에서의 하루도 지체 없이 신속하고 효율적인 방법으로 치료를 받고 귀가하고자 하는 마음이 크다. 하지만 어르신들에게 병원의 일과는 한 달 중 흔치 않은 큰 이벤트이기 때문에 많은 어르신들은 아주 이른 아침에 병원에 도착하여, 천천히 여유롭게 여정을 시작하신다.

그림4. 병원에서 길을 찾는 어르신

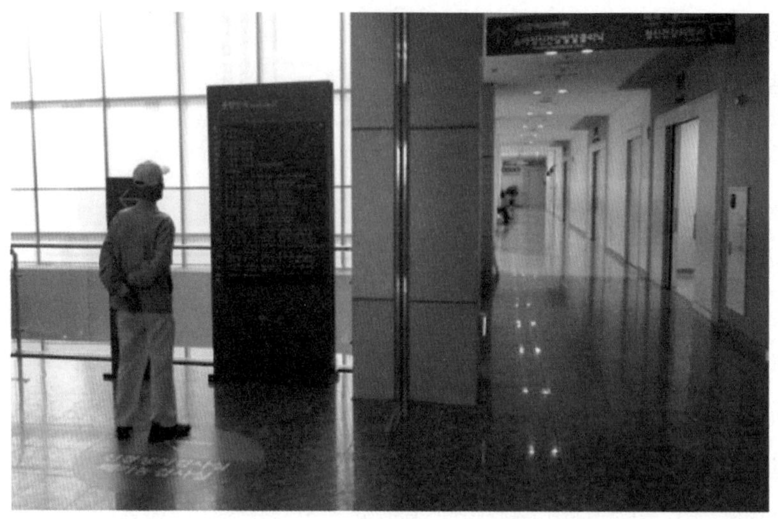

그리고 의사, 간호사와 같은 젊은 사람들과 대화를 나누는 것 자체를 매우 즐거워하셨다. 굳이 사인시스템을 보고 빠르게 가야 할 길을 판단해야 할 이유도 없었고, 무엇이든 물어보면 친절하게 응대해 주는 젊은 사람들과의 소통은 너무 즐거운 것이었다. 어떻게 하면 빠르고 쉽게 길을 찾을 수 있게 할 것인가만 고민하던 우리가 예상하지 못한 인터뷰 내용이었다.

그 이후 우리는 길을 찾는 솔루션을 크게 두 가지 방법으로 나누었다. 빠르고 직관적으로 길을 찾아가고자 하는 젊은 환자들을 위해 이동 동선을 고려한 직관적 사인시스템과 어르신들을 위해 길이 헷갈릴 수 있는 위치마다 눈에 띄는 색의 옷을 입은 친절한 안내봉사자들을 배치하는 것이었다. 서비스경험을 디자인하다 보면 때로 '나'혹은 내 주변 '사람들'의 관점에서 고객의 니즈를 판단하곤 한다. 실제 그들의 일상은 어떠한지 그들의 일상 중 병원을 방문한 오늘은 어떤 의미인지 조금 더 넓은 시선으로 서비스 수혜자의 입장을 고려해야 할 필요가 있다.

━ 병원에 방문한 '장애인' 이해하기 : 점자 블럭 vs 휠체어

흔히 장애인을 위해 무엇인가 만들어야 한다고 하면 다들 물리적인 부분에서의 솔루션만 생각할 때가 많다. 경사로를 만들거나 손잡이를 만드는 등의 방법들로 말이다. 하지만 실제로 내가 프로젝트를 통해 만나본 다양한 장애가 있는 환자분들은 물리적 불편함보다 심리적 불편함에 대한 토로를 더 많이 하시곤 했다. 나 또한 디자이너로서 장애인의 물리적 불편에 대해서만 집중하게 될 때가 많았고, 장애는 신체적 장애부터 정신적 장애까지 그 스펙트럼이 너무 다양하기 때문에 장애의 종류에 따른 물리적 장치들 사이에서 아이러니를 느낄 때가 많았다.

가장 대표적인 예로 장애인치과병원을 디자인할 때였다. 시각장애인을 위해서는 바닥에 점자 블록을 깔아야 하는데 보호자 없이 오신 힘이 없는 휠체어 환자의 경우 이 점자 블록 때문에 이동이 너무 어려운 상황이 있었다. 휠체어를 이용하는 장애인에 비해 시각장애인의 숫자가 상대적으로 매우 적었기 때문에 바닥에 점자 블록 대신 음성 안내나 점자 지도 혹은 에스코트를 해드리는 것은 어떨지에 대한 아이디어들이 나왔다. 점자 블록을 이용해 길을 찾는 것보다 에스코트가 더 편리할 것이라는 다수의 의견이 모아지고 있을 때, 나는 마음속에서 점자 블록과 휠체어의 이용편의성 사이에서 어떤 선택을 해야 하는지 너무 어려움을 느끼게 되었다. 그래서 시각장애인 단체 분들을 만나 인터뷰를 해보게 되었는데 그때 나는 큰 충격을 받게 되었다. 그들의 이야기는 이러했다. "시각장애가 없는 여러분은 길을 찾을 때 구글 지도를 켜기도 하고, 표지판을 보기도 하고, 지나가는 사람들에게 질문을 하기도 하는 등 다양한 방법을 선택하면서 왜 우리는 시각장애가 없는 사람들이 더 편리할 것이라고 판단한 한 가지의 방법만으로 길을 찾아야 하나요? 더 편리한 방법을 제공해 주는 것이 중요한 것이 아니라, 우리에게 선택의 자유를 주는 것이 더 중요하다고 생각해요." 그렇다. 그들에게 필요한 것은 더 편리한 방법이 아니라 선택의 자유를 침해받지 않는 것이었다. 나날이 발전하고 있는 현재 병원 환경에서 장애인의 물리적 불편을 해소하는 디자인은 어쩌면 당연한 것이고 그들이 우리가 만든 공간 안에서 수치심이나 차별을 느끼지 않고, 심리적 안정감까지 느낄 수 있는 아주 섬세한 경험디자인이 필요한 것이다.

— 병원에 방문한 '어린이' 이해하기: 재미있고 안전한 병원 놀이터

호기심도 많고 장난기도 많은 어린이들, 하지만 그만큼 병원에서 어린이들의 안전을 지키는 것도 매우 중요하다. 안전을 위해서 어린이의 호기심마저 삭제해 버리는 것이 그들에게 맞는 경험일까? 항상 이런 아이러니를 갖게 된다. 서울특별시 어린이병원에서 자폐 발달 어린이들을 위한 공간과 서비스를 디자인할 때에는 그 아이러니가 몇 배 더 커졌다. 어떤 돌발 상황이 펼쳐질지 모르는 다양한 스펙트럼의 자폐 어린이들을 생각하면 병원을 꽁꽁 싸매서 최대한 안전한 시설만을 생각해야겠지만 긴 치료와 재활의 경험을 앞으로도 계속 경험해야 할 아이들에게 병원에서의 치료 경험에 즐거움이 없다면 이 아이들의 어린 시절 추억은 너무도 갑갑해질 것이기 때문이다. 이 아이러니의 해결을 위해 우리는 '어떻게 하면 아이들에게 안전하면서 재미있는 병원 경험을 제공해 줄 수 있을까?'라는 질문을 마음에 품고 디자인을 진행했다. 또한 이 공간에 함께 방문하는 부모에게도 용기와 희망을 주는 것이 아이에게 재미있는 경험을 주는 것만큼 중요했다.

우리는 가장 먼저 병원에 모든 치료실들의 이름을 바꾸는 것부터 시작했다. 아이의 문제 증상과 치료방식에 집중되어 있는 공간의 이름을 본질적 기능은 왜곡하지 않으면서 조금은 따뜻하고 희망적인 단어들로 대체하였다. 그리고 모든 사인물들에 아이들의 시각에 자극적이지 않은 컬러코드를 적용하고, 헝겊과 자작나무만을 이용하여 제작하였다. 그리고 부모들에게 용기와 희망을 줄 수 있는 브랜드와 모임 공간들을 만들어 부모도 함께 치유할 수 있는 공간 경험을 만들게 되었다. 어린이 환자에게는 건강한 부모만큼 중요한 것이 또 없기 때문이다. 어린이를 위한 공간에는 캐릭터 스티커만 잔뜩 붙여놓는 방식으로 어린이 환자들을 대접하는 병원 내 공간들을 흔히 볼 수 있다. 조금 더 어린이들의 눈높이에 맞추어 서비스를 바라보고 아픈 아이들의 일생에 무엇이 꼭 필요한지 더 신중하게 고민해야 한다.

— 병원에서 일하는 '의료진' 이해하기 : 매뉴얼을 위한 매뉴얼 디자인?

병원의 서비스를 디자인하는 사람으로 지내다 보면 '환자 중심', '환자 경험'에 대한 이야기를 많이 듣고, 많이 말하게 된다. 하지만 병원에서 근무하면서 느낀 것은 정작 환자에게 서비스를 제공하는 의료진의 '업무 강도'나 '감정 노동'은 철저히 배제될 때가 너무도 많다는 것이었다. 병원 내 새로운 서비스를 만들어 보면 , 실제로 이 서비스를 제공하는 의료진의 사용성을 고려하지 않고서 절대 지속 가능할 수가 없다는 것을 알게 될 것이다. 그래서 서비스를 만들 때 어떻게 하면 의료진의 업무를 추가하지 않고 새로운 서비스를 만들 수 있을까? 더 나아가서는 의료진의 비효율적인 업무를 줄여 더 여유로운 마음으로 환자를 만날 수 있게 해줄까?에 대한 고민을 많이 하게 된다. 실무를 하는 입장에서 '이보다 중요한 것이 있을까?' 싶을 만큼 필수적인 고민이다.

그림 5. 서울특별시 어린이병원 자폐발달센터 서비스경험디자인 사례

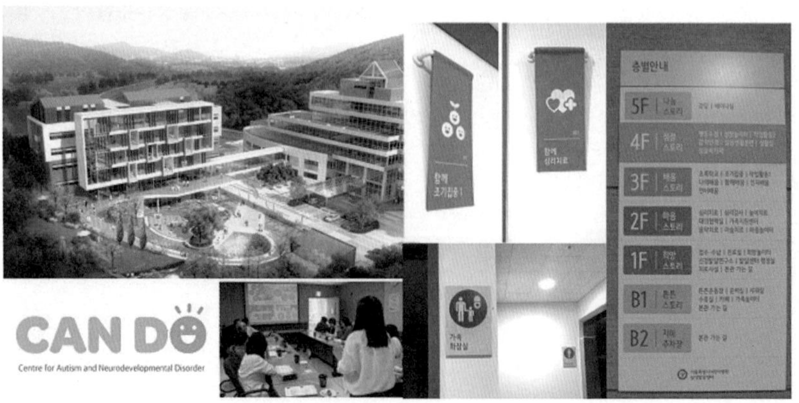

그림 6. 감염병 위기대응 커뮤니케이션 가이드

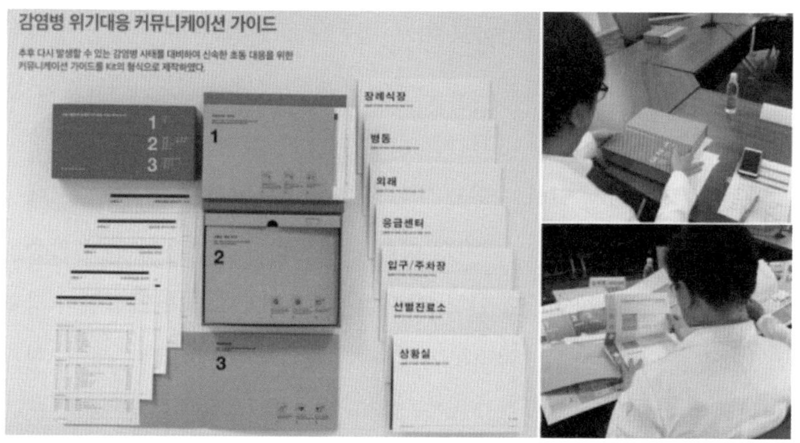

메르스와 코로나를 겪으며 병원에는 감염관리를 위한 정말 많은 업무와 매뉴얼이 늘어났다. 새로운 서비스에는 그 서비스를 운영하는 매뉴얼이 항상 따라오기 마련인데 이 매뉴얼을 어떻게 만들어야 할지도 실제 서비스를 기획하는 것만큼 중요했다. 지금까지의 매뉴얼은 백과사전처럼 두껍거나 명료하지 않은 설명으로 당장 의료진의 취해야 하는 행동에 걸림돌이 되기 때문이다. 그래서 새로운 서비스를 만들고 그 서비스의 매뉴얼을 만들 때에도 서비스 디자이너의 관점으로 의료진의 니즈와 상황을 깊게 파악하는 것이 상당히 중요하다.

그 예시로 메르스 상황에 만들었던 '감염병 위기대응 커뮤니케이션 키트'가 있는데 이 매뉴얼은 수많은 감염 상황 속에 필요한 수칙들을 모두 다 담은 매뉴얼이 아니다. 갑작스러운 감염 상황에 당황스러운 병원 내 의사 결정권자들을 위해 신속히 병원의 입구를 관리하여 방문객으로 인한 감염 상황을 예방하는 1시간짜리 비상상황 프로세스만 담았다. 마음이 불안한 상황에서 병원 경영진들이 빠른 판단을 할 수 있도록 직관적인 방식으로 매뉴얼을 디자인하고 바로 행동으로 옮겨야 하는 가장 중요한 정보들에 집중하여 심리적으로 조금이나마 의지할 수 있는 매뉴얼을 만들게 되었다.

이렇게 병원에서 일하는 의료진은 항상 원내에서 일어날 수 있는 예상치 못한 사고에 불안하고, 환자의 상태를 예민하게 관찰해야 하며 과중한 업무와 매뉴얼에 시달리고 있다. 이러한 상황 속에서 서비스 경험이 강조되고 있는 요즘, 조금만 친절하지 않아도 병원에 민원이 폭주하고, 병원 평가에도 영향을 받는다. 심지어는 환자 보호자가 의료진에게 하는 폭언과 폭행은 너무도 흔하게 일어나서 병원 내에서는 심각성을 잘 인지하지 못하는 경우가 많다. 병원에서 일하지만 의료진이 아닌 디자이너의 입장에서는 이러한 상황이 이해할 수 없을 만큼 심각하게 와닿았다. 환자였을 때는 절대 알 수 없었던, 병원에 살다시피 하는 의료진들의 일상을 보게 되었다.

그래서 '병원 내 의료진 폭언, 폭행 상황 대응 프로세스'를 만든다거나 감정노동에 상처받은 의료진이 조금이나마 쉴 수 있는 공간과 프로그램을 다양하게 만들었다. 이러한 아이디어들이 의료진의 감정노동의 본질적 부분을 해소해 주기는 어렵겠지만, 의료진 본인이 몸 담고 있는 '병원에서 나를 케어해 주고 있구나!', '나의 감정노동을 방관하고 있지 않구나'라는 인지 자체가 분명 위로가 될 수 있을 것이라 생각한다. 훌륭한 공간, 잘 짜인 환자 경험 서비스도 건강한 의료진이 없으면 절대 환자에게 전달될 수 없다. 환자 중심의 서비스에 대한 고민의 무게만큼 병원 내 서비스 제공자들에 대한 고민도 함께 이루어져야 이상적인 환자 경험이 완성될 수 있다!

그림 7. 의료종사자 폭언/폭행 상황 대응 프로세스

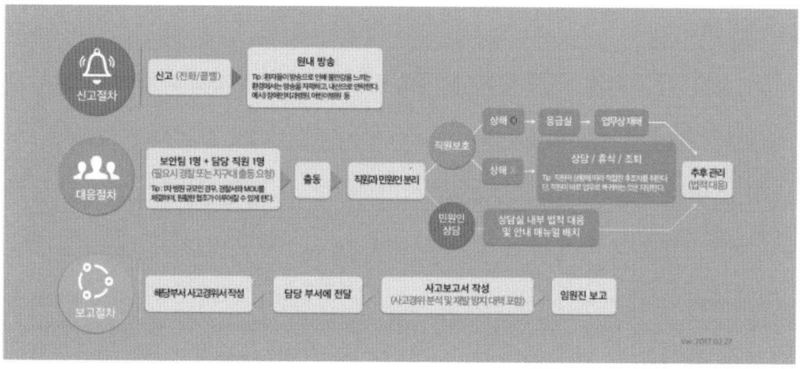

그림 8. 의료종사자 감정노동 치유 프로그램 '마음 풀 시간'

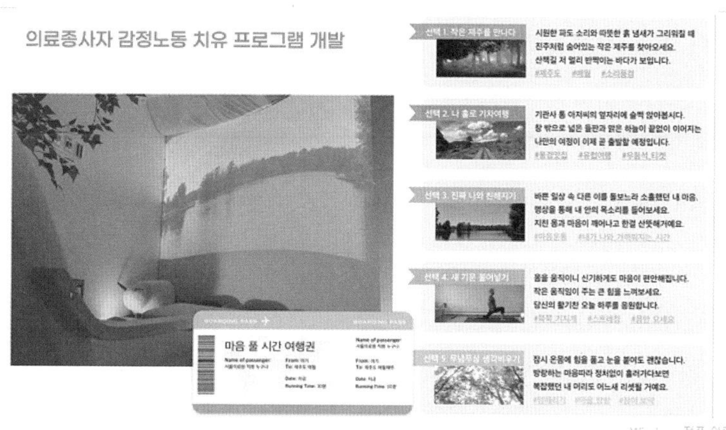

그림 9. 의료진/환자의 마음건강을 위한 치유 옥상정원 '마음 풀 정원'

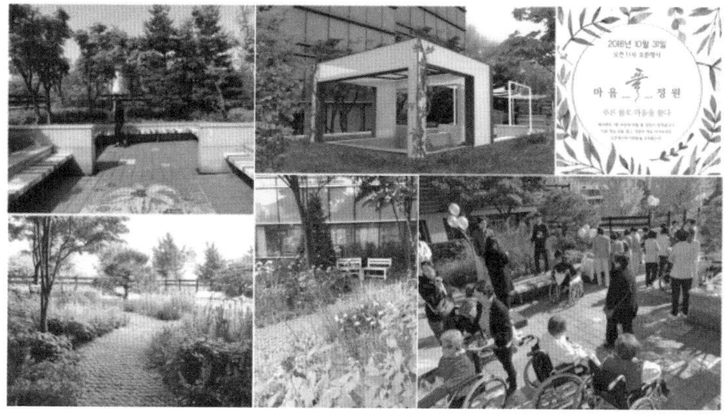

나가며

이 장을 마무리하며 환자에게 만족스러운 서비스경험디자인을 전달하기 위해 우리가 절대 잊지 말아야 할 것이 무엇인지 묻는다면 이렇게 대답하고 싶다. '환자도 의료진도 함께 행복 할 수 있는 서비스경험을 설계하는 것.' 이것을 위해서는 어느 한쪽의 밸런스도 무너지지 않도록 세심한 리서치와 테스트를 거쳐야 할 것이라 생각한다. '환자 중심의 서비스 혁신을 하겠다'고 다짐했다면 그 서비스를 직접 환자에게 전달하는 의료진의 일상도 공감해야 진정성 있는 경험이 전달될 수 있다는 것이다. 의료진의 일을 쉽게 만들어 주는 수준의 업무프로세스 효율화도 중요하겠지만 조금더 나아가 우리가 새롭게 만드는 서비스경험을 통해 의료진의 자존감이 높아지고 직업적 보람을 느낄 수 있다면, 한치에 의심 없이 이 서비스는 환자에게 진정성 있는 감동으로 전달될 것이고, 또한 오랫동안 지속 발전할 것이다.

방문 환자가 다르면 서비스도 달라져야 한다고 말한 제목의 의미 안에는 달라진 서비스에 맞추어 의료진의 업무환경도 함께 달라져야 한다는 의미가 포함되어 있음을 잊지 않았으면 한다.

18장

서비스디자인 프로젝트 실전 응용 기법

임보리[1]

들어가며

병원에서 길을 잘 잃어버리는 필자는 의료기관의 브랜드와 서비스경험디자인에 대해 관심을 가지게 되면서, 의료서비스 현장에서 실무를 수행하는 혁신 조직에 합류하게 되면서 외부에 있을 때는 알 수 없었던 병원 내부 시스템의 맥락과 속사정까지 알 수 있게 되었다.

명지병원 혁신조직인 병원문화혁신본부 산하의 서비스디자인 전담 부서 케어디자인센터의 실무 현장과 그 외 의료서비스디자인 프로젝트들을 진행하면서, 환자경험을 위해 서비스디자인과 서비스디자이너가 왜 필요한지, 앞으로 얼마나 더 중요한 역할을 하게 될 것인지 더욱 선명해졌다.

1 서비스디자인 전문기업 리디엑스랩 대표. 전(前) 명지병원 병원문화혁신본부 케어디자인센터 팀장.

하지만 2017년 건강보험심사평가원이 '환자경험평가'를 시행하면서 그 기점으로, 기존에 성행하던 CS 교육들이 '환자(고객) 만족'에서 '환자(고객) 경험'으로 키워드만 둔갑한 채 디자인 씽킹과 서비스디자인 교육으로 일부 과정만 변경하여 시행하는 경우들을 보게 되었다. 실제로 필자에게 "저도 교육받아서 알긴 하지만 별거 없더라고요", 혹은 "서비스디자인이 그래서 뭔가요?"와 같은 심드렁한 반응을 보이는 의료서비스 관계자들도 있었다. 병원 입장에서는 당장 급한 '환자경험평가'에서 좋은 결과가 필요할 것이다. 하지만 평가에서 좋은 결과를 받기 위해 기존의 방식대로 '서비스 제공자 중심'으로 '무엇을 바꾸어 줄 것인지'에 대해 조사하고 노력하는 병원들이 많이 있을 것으로 생각된다. 이는 그동안의 관점과 운영방식에서 크게 벗어나지 않을 가능성이 높다. 앞으로 더욱 진정성 있는 공감과 환자경험, 새로운 변화와 혁신을 시도하기 위해 디자인 씽킹의 본질에 가까운 '사람 중심'으로 서비스디자인 프로젝트에 도전하고 적용하려는 시도가 필요할 것으로 보인다.

디자인 씽킹에 대한 일반적인 내용은 다른 장章에서 다루었기 때문에, 이 장은 환자경험을 위한 디자인씽킹 기반의 서비스디자인 프로젝트 실전응용 사례를 보고, 실제로 작동되기 위해 중요하거나, 혹은 간과하지 말아야 할 실무적인 내용에 대해 이야기하고자 한다.

━ 서비스디자인 프로젝트 준비

본 장에서는 의료서비스디자인에 대한 일반적이고 전문적인 지식을 제공하는 내용이라기보다 병원 안에서의 특수성, 전문성, 복잡성 등의 까

다로운 환경에서 서비스디자인이 어떻게 진행되고, 실전에서 실천할 수 있는 단계별 팁에 대한 내용으로 구성하였다. 이에 앞서, 서비스디자인을 이해하기 위한 기초적인 내용과 프로젝트 준비 과정을 설명하면 다음과 같다.

병원 내 서비스디자인

한국디자인진흥원에서 정의하는 의료서비스디자인이란 '의료서비스 산업 전반의 이해관계자가 의료서비스를 통해 경험하게 되는 모든 요소와 경로에 대해 맥락적인 리서치 방법을 활용하여 다양한 이해관계자의 잠재된 요구를 포착하고 이것을 창의적이고 협력적인 디자인 방법을 통해 실체화하는 방법 및 분야'이다.[2] 특히 병원 환경에서 매우 중요한 키워드는 '이해관계자의 잠재된 요구'이다. 이는 '고객 만족'이 최우선 가치인 CS Customer Service 관점이나 '의료의 질'이 중요한 QI Quality improvement, '효율성'이 중요한 PI Performance Improvement와 구분될 수 있다. 이 3가지 개념 모두 중요하고 각각의 장점과 필요한 상황들이 있다. 하지만 CS, QI, PI는 정해져 있는 하나의 단일 문제에 대해 서비스 제공자의 관점으로 솔루션에 접근하는 것에 가깝다. 그러나 서비스디자인은 환자 관점에서 총체적인 맥락으로 다양한 이해관계자들의 잠재 요구까지 충족될 수 있는 서비스 경험의 방향성을 가진다.

서비스디자인 프로젝트 시작하기

우수한 의료기술과 의료전달체계를 가진 우리나라는 그만큼 의료기관

2 한국디자인진흥원(2013). 의료서비스디자인참고서.

의 규모나 상황이 상이하기 때문에, 환자경험이 개선되어야 할 부분도 병원마다 다를 것이다. 지금까지 자문했던 병원들도 병상 수가 얼마나 되는지, 국립병원·대학병원·민간병원인지, 또 그 안에서 서비스디자인을 통해 나아가고자 하는 방향이나 기간, 지역적 특성, 조직 구성 등이 모두 달랐다. 하물며 필자가 속해 있던 병원에서도 당시의 이슈나 프로젝트를 이끌어가는 다양한 상황들에 따라 프로젝트의 성격과 추진 방식이 달라지기도 하였다.

무엇부터 시작해야 할지 막연할 수 있지만, 병원의 상황에 맞춰 프로젝트를 선정하거나, 서비스디자인 전문가 섭외를 시작점으로 볼 수 있다. 프로젝트 선정과 서비스디자인 전문가 섭외에 대한 순서는 얼마든지 달라질 수 있다. 프로젝트를 자체적으로 선정하는 것에 어려움이 있다면, 고객소통 창구에서 자주 언급되는 불편 사항, 새롭게 리모델링 되는 공간, 병원의 새로운 프로젝트 등 병원에서 환자경험이 중요한 그 어떠한 것이라도 상관없다. 다만 프로젝트 규모와 중요도, 수행 기간 등에 따라 호흡의 조절이 중요하다. 그마저도 부담스럽다면 서비스디자인 전문가를 섭외한 후, 프로젝트를 함께 찾아가는 방법도 좋다.

병원에 혁신을 위한 전담 부서가 있다면 더욱 수월할 수 있겠지만, 그렇다고 우월한 것은 아니다. 그러나 여기서 중요한 것은 검증된 서비스디자인 전문가가 반드시 어떠한 방식으로든 합류해야 한다는 것이다. 그 이유는 여러 가지가 있겠지만, 그중 서비스디자인 전문가는 사람 중심으로 사고하고, 그 사고를 증폭시킬 수 있는 일련의 활동들에 대한 직관과 훈련이 되어 있다. 이와 더불어 이해관계가 얽히지 않은 객관적인 시선으로 유관된 모든 사람과 현상을 바라보고 이끌어 나갈 수 있는 장점이 있기 때문이다.

내부에 서비스디자인 전문가 혹은 혁신조직에 의해 자체적으로 진행하는 경우라 하더라도, 외부 서비스디자인 에이전시를 비롯한 공간, 제품, 시각, IT 전문기업 등과 협업 구조로 함께 할 수도 있다. 대표적인 사례로, 미국 메이요 클리닉의 혁신센터에서도 서비스디자이너를 주축으로 하여 다학제 인력으로 구성된 60여 명의 혁신조직이 운영되고 있고, 세계적인 디자인 컨설팅기업 아이데오와 파트너십을 가지고 프로젝트를 함께 진행한다.

하지만 우리나라 대부분의 병원은 혁신조직을 구성하고 운영과 유지를 하는 것에 많은 어려움이 있다. 이럴 때 혁신조직이 없더라도 외부 헬스케어 디자인 기업과 함께 진행하거나 주기적인 서비스디자이너 섭외, 외부 서비스디자인 자문단 구성 등을 통해 전문적인 의견을 받는 것만으로도 기존의 방식과는 분명히 다른 접근이 될 수 있다.

그림 1. 서비스디자이너 합류 방식

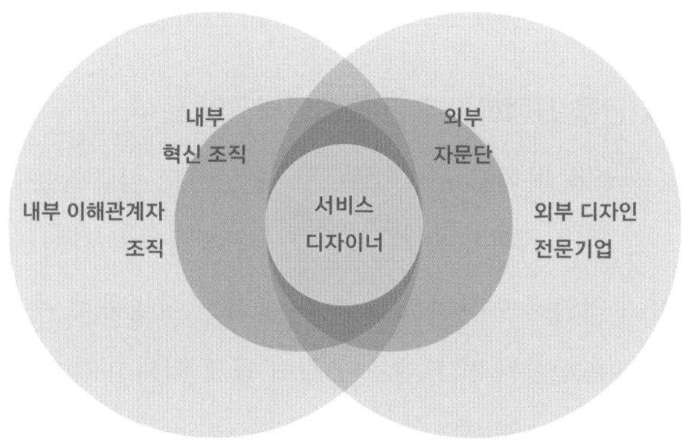

출처: 필자 제작

필자가 소속되어 있던 명지병원에서는 케어디자인센터라는 서비스디자인 조직이 있었으며, 처음 세팅되던 2011년에는 한국디자인진흥원, 서비스디자인 전문기업과 프로젝트를 수행하였으나 필자가 합류된 시점에는 의료경영학 박사인 센터장과 서비스디자인 실무 총괄인 필자, 실무 지원 스텝이 시기에 따라 1~2명이 근무하였다. 그러나 항상 자체적으로 프로젝트를 시행하는 구조인 관계로 외부 인력은 투입되지 않았다.

그림 2. 명지병원 서비스디자인 조직 구성

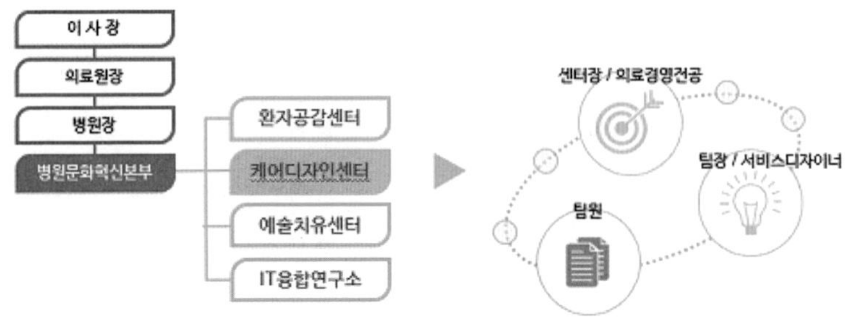

출처: 필자 제작

서비스디자인을 진행하기 위한 프레임워크와 도구

프로젝트 선정을 마치고 서비스디자인 전문가도 합류되었다면, 그 배경을 이해하고 추진 계획을 수립해야 한다. 진행하고자 하는 프로젝트의 문제 인식이 무엇인지 이해하고, 환자를 둘러싼 이해관계, 추진할 수 있는 기간, 주요 이슈, 병원 밖 트렌드나 정책 등에 대해 다각도로 검토하여 파악한 후 대략적인 프로젝트 계획을 세운다.

필자는 영국 디자인 카운슬에서 정립한 더블다이아몬드 프로세스 모델을 대표적인 프레임워크로 활용하였다. 이 프로세스 모델은 디자인 씽킹의 5단계와도 매우 유사하여 어떤 것을 활용하여도 큰 차이는 없다.

그림 3. 영국 디자인카운슬의 더블다이아몬드 프레임워크

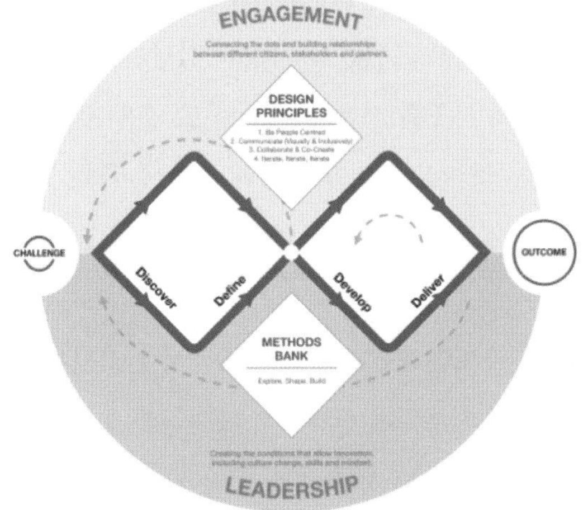

출처: designcouncil.org.uk

그림 4. 더블다이아몬드 프레임워크를 적용한 재택 의료서비스 경험 디자인 모델링 프로젝트 접근 방법론

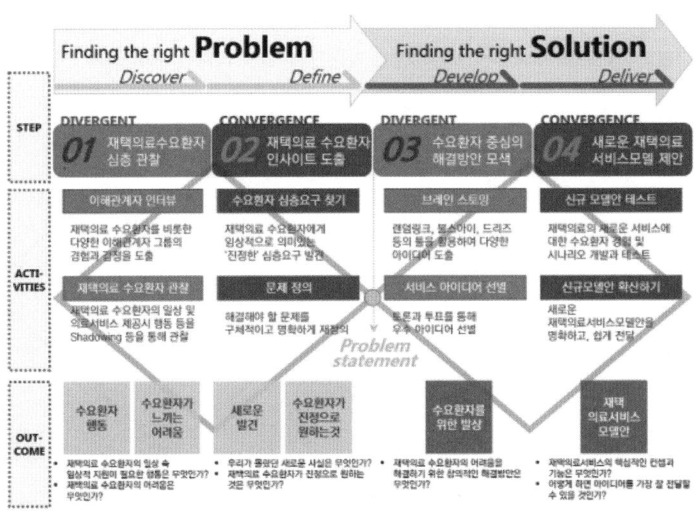

출처: 필자 제작(명지병원 재택의료서비스 경험디자인 모델링)

의료서비스의 각 단계마다 발생하는 복잡다단한 문제들에 대해, 보다 다각적이고 시각적으로 선명하게 보여줄 수 있는 디자인 도구들이 많이 있다. 아마도 이 책을 읽고 있는 환자경험 담당자의 대부분은 고객 여정맵과 퍼소나 정도의 도구를 사용해 봤을 수도 있을 것이다. 100가지가 넘는 디자인 도구들 중 프로젝트의 배경과 맥락에 따라, 각 병원의 특성과 상황에 따라 주어진 문제에 대해 유연하고 효과적으로 풀어갈 수 있는 적합한 도구를 활용, 또는 변형할 수 있는 능력이 필요하다. 이러한 도구를 이용해 각 단계별로 도출하고자 했던 결과물이 완성되어야 한다.

도구에 대한 이해가 부족한 상태에서 표면적인 툴킷 사용만 한다면, 유용한 통찰과 효과를 보지 못하는 경우가 많기 때문에 숙련된 서비스디자이너의 주도하에 협업을 진행하는 것을 추천한다. 각 단계에서의 대표적인 디자인 도구는 [그림 5]의 예시를 참고할 수 있으며, 이는 절대적인 절차나 도구가 아니므로 프로젝트에 따라 적절한 활용과 반복 등을 할 수 있다.

그림 5. 더블다이아몬드 프레임워크 단계별로 활용될 수 있는 디자인 도구 예시

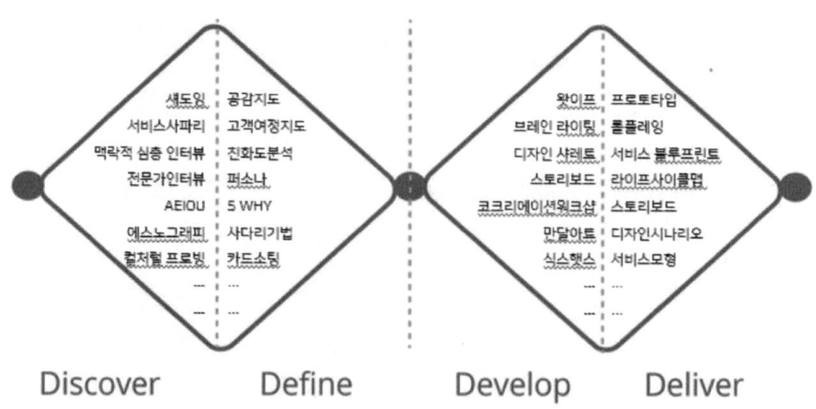

출처: 영국 디자인 카운슬 더블다이아몬드 프레임을 필자가 재가공

팀 구성과 미션 공유하기

서비스 접점에서의 경험을 개선하기 위해 환자에게 직접적으로 제공되는 서비스나 커뮤니케이션 등은 물론, 보이지 않는 행정 지원 부서와 복잡하고 다양하게 얽혀있는 이해관계 및 절차를 질서정연하고 시스테믹systemic하게 운영되도록 해야 한다. 이를 기반으로 더 나은 서비스 경험을 제시하고, 지속적으로 작동할 수 있게 만들어야 한다.

이러한 서비스 경험을 디자인하기 위해서 기초가 되는 것은 어떤 이해관계자를 프로젝트에 합류시키고, 우리에게 주어진 상황에 맞추어 어떻게 끌고 갈 것인지 구상해야 한다. 병원은 다른 어떤 분야보다 이해관계자도 복잡할 뿐만 아니라 상황과 여건 또한 상당히 복잡하다. 의사, 간호사, 보건의료직 등의 고도의 전문성을 갖춘 숙련된 기술지식 인력부터 단순 노무 인력에 이르기까지 다양한 계층이 연속성을 가지고 서비스를 제공하고 있다. 또한 일반 기업과는 다르게 동시에 두 가지 이상의 계층에서 소속감을 부여받거나 업무 협조 등이 진행되어야 하는 경우도 많다. 병동에 소속되어 있는 간호사일 경우에는 간호부와 해당 병동의 진료과 의사들에게 동시 지휘를 받게 되는 상황이라든지, 환자이송 요원일 경우에는 병원 협력 업체 직원으로서 총무과의 관리를 받는 동시에 수술실이나 병동 등의 간호사들에게 업무 요청을 지속적으로 받는 경우와 같이 무수히 얽힌 이해관계가 존재한다. 이처럼 서비스를 제공하는 구성 인력이 다양함에도 불구하고 개인의 조직 단위와 각 집단의 목적이 다르기 때문에 수많은 갈등과 요구가 잠재되어 있다.

환자 중심의 사고思考에서 출발하여 서비스 접점에서 구현하는 과정 안에 이해관계자들의 요구가 충족되는 접근을 위한 핵심 이해관계 부서와 대표자를 팀에 합류시킬 수 있어야 한다. 의외로 이 과정에서 난관에

그림 6. 명지병원 수술실 시스템 서비스디자인 TF

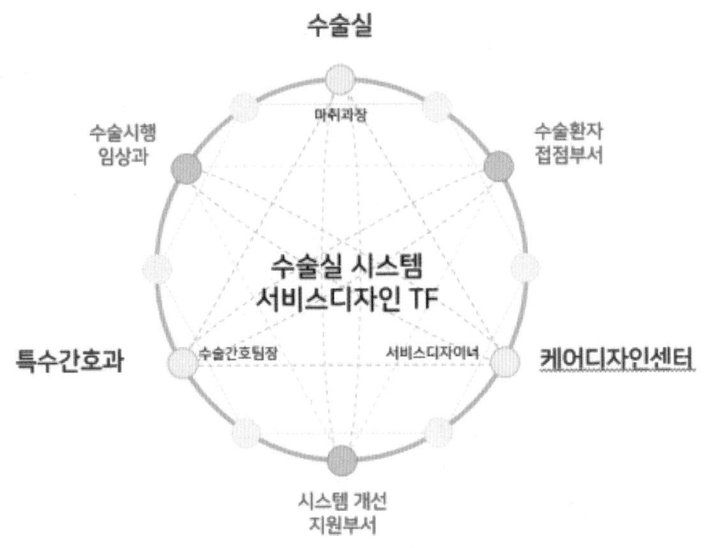

출처: 필자 제작

봉착하기도 하지만, 여기서 반드시 이해관계 부서와 직원들의 마음을 열고 동기부여를 확실히 한다면 프로젝트 진행 내내 아이디어 뱅크와 리더십을 가진 병원의 숨겨진 보석들을 만날 수 있게 된다. 마음을 열게 하는 작은 팁이라면 서비스디자인을 주관하는 부서나 전담자가 모든 상황에 대한 책임과 해결을 하겠다는 의지를 전달하고, 부담 없이 참여하고, 흥미를 느끼게 해주는 커뮤니케이션 기술이 필요하다. 특히 이 과정에서 임원진의 응원과 격려는 큰 힘이 발휘되고, 때로는 Top-down 방식이 도움이 될 수도 있다.

━ 디자인 씽킹 기반의 서비스디자인 실전 사례

심전도 검사실 경험 개선하기와 심장재활센터 오픈하기

심폐 운동능력 향상을 목표로 하는 통합적 재활프로그램으로써 심장재활 보험급여가 2017년부터 시행되었다. 이러한 배경으로 필자가 근무하던 병원에서는 2018년에 심장재활센터 신규 오픈을 결정하고, 심뇌혈관센터 가까이에 공간을 조성하고자 하였다. 예정 공간은 심전도 검사실과 오픈되어 공용으로 써야 하는 협소한 공간이었다. 심장재활을 위한 기기 배치만으로도 동선을 만들기 쉽지 않다고 생각되어, 서비스 제공 절차에 따라 공간 구성과 인력 배치, 커뮤니케이션 등 총체적인 서비스디자인을 진행하고자 현장을 방문했다. 심장재활이라는 생소한 영역과 심장질환 환자에 대한 이해가 필요했지만, 새롭게 조성되는 공간이었으므로 개선 이슈가 있는 것은 아니었다.

심장재활센터에 대한 착수 계획을 위해 현장에 방문했을때, 공간을 함께 나누어 활용되어야 하는 심전도 검사실에서 환자경험 관점의 서비스디자인이 필요한 상황들이 목격되었다. 이에 서비스디자인 범위를 확장하여 '심전도 검사실 경험 개선하기'(주관 진료과 심장 내과, 서비스 접점 근무부서 진단검사팀) 와 '심장 재활센터 오픈하기'(주관 진료과 및 접점 근무부서 재활의학과, 운동치료실)를 동시에 진행하게 되었다.

심장재활센터에서는 앞으로 새롭게 센터를 이끌게 될 재활의학과 교수, PA 간호사, 재활치료사가 주축이 되었고, 심전도 검사실에서는 임상병리사 2인, 시설팀, 의공팀이 케어디자인센터와 함께 TF로 구성되었다. 우리가 왜 이렇게 함께 해야 하는지, 각기 다른 관점을 어떻게 하나의 목표로 가져가야 하는지, 이곳을 방문하는 사람들에게 우리 병원은 어떤 경

그림 7. 심장혈관센터 외부 복도 전경[3]

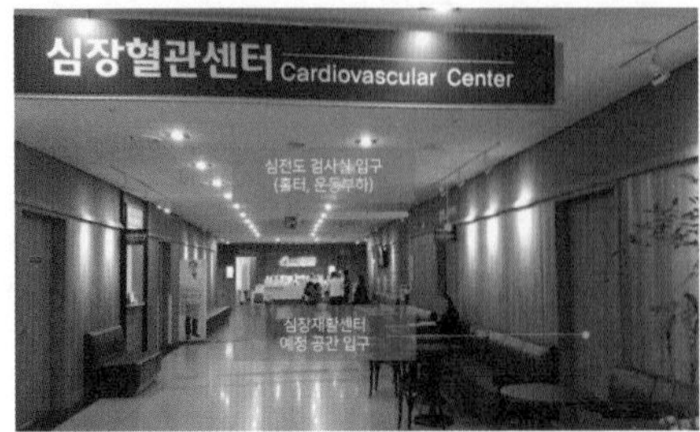

그림 8. 심전도 검사실 내부 전경[4]

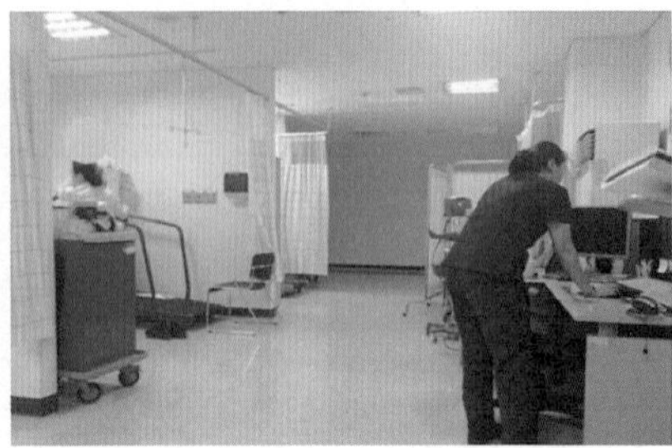

그림 9. 심전도 검사실 도면

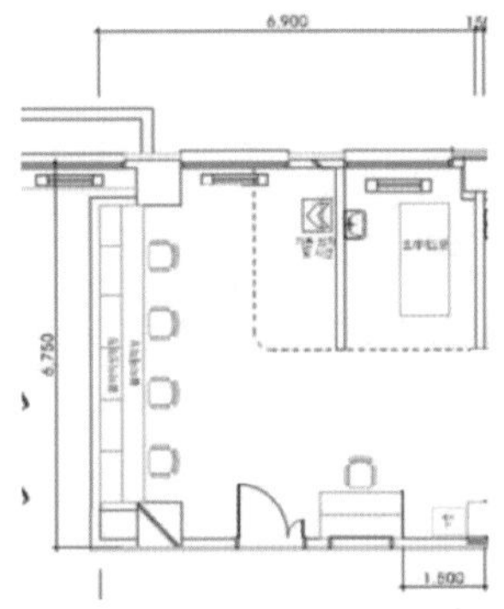

그림 10. 심장재활센터 예정 공간 내부 전경

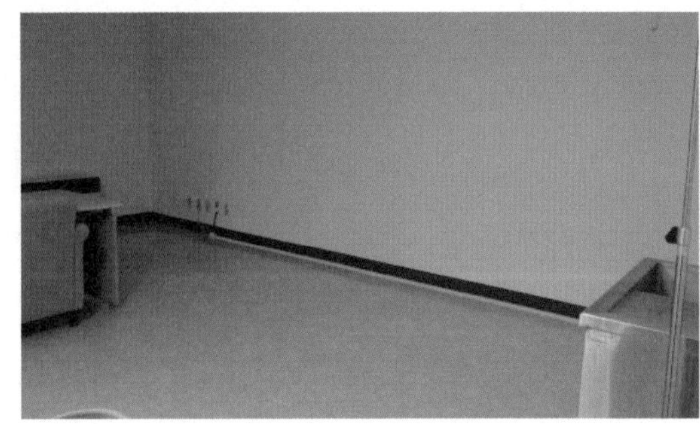

험을 주고 싶은지 등에 대해 이사장의 격려와 토론을 통해 수평적인 참여 욕구를 높이고, 동기를 유발할 수 있는 계기를 마련하였다. 이는 프로젝트를 추진함에 있어 작지만 중요할 수 있는 부분이다. 내가 일하는 공간과 프로세스 등을 더 나은 환경으로 바꾸기 위해 병원 주요 운영진이 지

3 오른쪽 복도에 입구가 2개 있으나 내부공간은 오픈되어있는 공간 구조, 맞은편에는 다른 심장질환 검사를 위한 접수와 검사 공간, 복도를 지나 안쪽으로는 심장혈관센터 진료실이 있다.

4 중간의 벽을 기준으로 앞쪽은 심전도 검사실, 뒤쪽은 심장재활센터 예정 공간이다.

그림 11. 심전도 검사실 및 심장재활센터 TF 미션 공유[5]

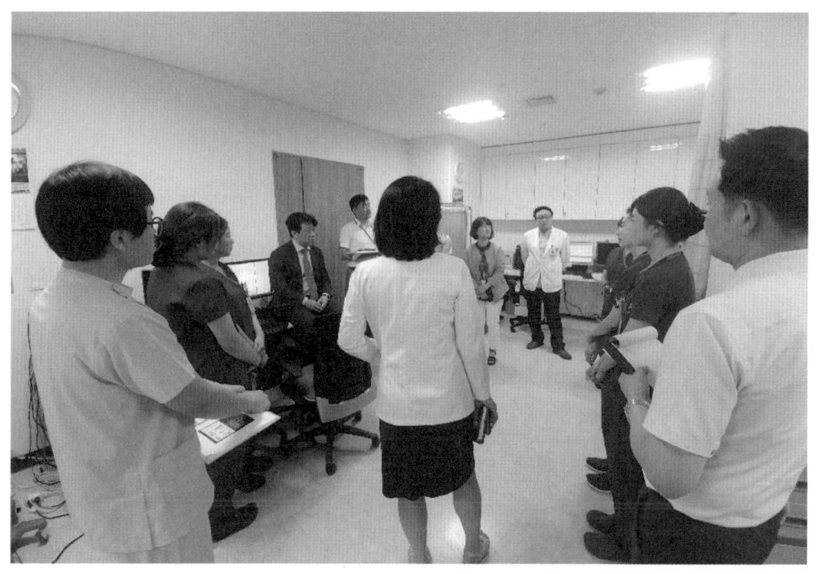

원을 아끼지 않는다는 인식과 주인의식을 가지고 합류할 수 있는 과정이므로, 가능하다면 형식적이지 않은 방식으로 주요 운영진의 짧은 시간이라도 확보하여 TF가 변화의 주인공이라는 의식을 고취시켜 주는 것이 좋다. 추후에 이러한 참여 과정의 긍정적인 경험은 타 프로젝트에 합류해야 하는 동료들에게 매우 호의적인 구전 효과를 발휘하기도 한다.

본 사례에서는 환자경험 관점에서 좀 더 많은 포인트와 시사점이 있었던 '심전도 검사실 경험 개선'을 중심으로 전개한다.

서비스디자인은 현장에서의 리서치도 중요하지만 다양한 데스크 리서

5 심전도 검사실에서 이사장, 심전도 검사실 임상병리사, 심장재활센터장, PA간호사, 재활치료사, 케어디자인센터, 의공팀, 시설팀이 이 공간이 우리 병원에 어떠한 가치를 가지게 되는지 운영진의 생각과 미션을 듣고 있는 현장이다.

치를 동시에 진행할 경우 현장 리서치에서의 맥락적 상황을 파악하기에 용이하고, 내부 보고나 설득에 많은 도움을 줄 수 있다. 특히 병원 내부에서 수집 가능한 데이터를 선별하고, 분석하는 과정도 가능하다면 진행하는 것이 좋다. 심전도 검사실의 경우 당시 공사 일정으로 많은 데스크 리서치가 진행되지 못했지만 본 사례로 예를 든다면 우리 병원의 심전도 검사를 받는 사람들의 연령이나 성별과 같은 인구통계학적 데이터, 일일 수검자 수, 검사 유형별 수, 동시 진료받는 타과의 진료 범위 등에 대한 데이터를 수집하고 분석하게 되면 검사실에 방문하는 환자와 검사실 환경에 대한 이해를 높이고 패턴을 도출해 낼 수 있을 것이다. 또한 심장재활센터일 경우에는 심뇌혈관센터 환자 수와 그 중 보험급여가 가능한 환자의 비율, 인구통계학적 내용, 정기 진료의 평균 내원 주기 및 내원 횟수 정도가 될 수 있을 것이라 생각된다. 당시 현장에서 이해관계자들의 설명과 현장 관찰을 통해 대략적인 심전도 검사를 이해했지만, 추가적으로 데스크 리서치를 통해 심전도 검사에 대한 특성과 이해를 높이는 과정을 진행하고 다시 현장 리서치를 반복 수행하는 과정들을 거쳤다.

심전도 검사는 심장에 대한 검사 중에서 가장 기본이 되는 검사이다. 심장에 영향을 주는 질환이 있는 환자에게 시행되며, 전신 마취 전 심장 기능을 확인하기 위한 기본 검사로 시행되기도 한다. 검사는 '표준 12유도 심전도', '운동부하심전도', '활동 중 심전도(홀터)' 검사로 크게 3가지 방식으로 진행[6]되며, 검사 방식에 따라 소요되는 시간과 수검을 위한 행위는 달라지는 편이다. 이러한 특성에 따라 프로세스나 환자경험도 달라지기 때문에 프로세스를 정확하게 파악하고 현장에서도 이에 따른 수검

6 질병관리본부 국가건강정보포털

자의 맥락, 상황, 태도, 행동, 고통, 목표 등과 같은 내용을 구체적인 문제로 들여다 볼 수 있다.

운동부하 심전도 검사는 러닝머신과 비슷한 기계 위에서 걷거나 뛰면서 측정용 기기를 흉부에 부착하여 검사하며 약 30분 이상의 시간이 소요되고, 검사 종료 후에도 30분 정도 검사실에서 관찰하며 흉통 등 관련 증상 발생 여부를 확인한다. 활동 중 심전도 검사는 24시간 동안 기록이 필요하여 측정용 기기를 부착한 상태에서 일상생활을 하게 되고, 기계를 착용하고 있는 동안 증상이 나타난 시각 및 증상의 특성을 일기에 직접 기록한다. 각 검사 방식에 따라 공간에서 머무는 환자의 경험은 매우 달라지는 것을 알 수 있다.

이에 대한 검사실 현장 관찰과 수검자 및 핵심 이해관계자들의 인터뷰

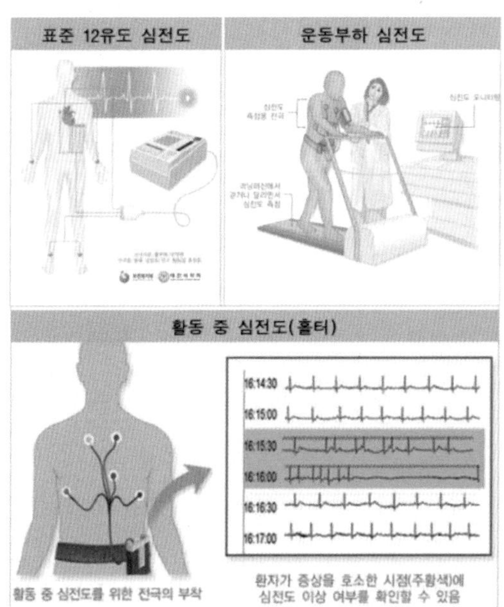

그림 12. 심전도 검사의 종류

출처: 질병관리본부 국가건강정보포털

그림 13. 심전도 검사 및 데이터 분석 환경

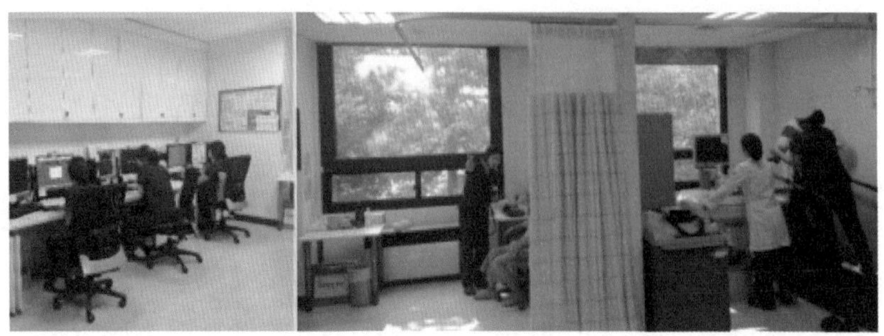

그림 14. 홀터 수검자에게 제공되는 물리적 서비스 제공 환경: 일기장, 소독 용품, 전극 패치, 디바이스 등

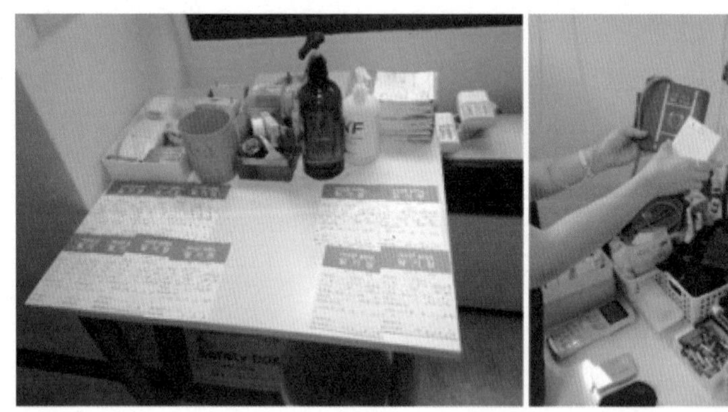

를 기반으로 공간 관점에서 파생되는 정서적, 소통적 어려움 등을 발견할 수 있었다. 협소한 공간에서 '운동부하 심전도' 검사와 '활동 중 심전도(홀터)' 검사가 동시에 시행되고, 가벽과 커텐으로 공간을 분리하였다([그림 9]과 [그림 13] 참조). 하지만 분리된 공간의 의미가 무색할 정도로 커텐 길이는 짧았고, 임상병리사들은 매우 바쁘게 오가며 날쌔게 커텐을 여닫는다. 검사를 위해서는 상의를 올리거나 탈의해야 하는데, 별도의 탈의 공간이나 검사 후 청결을 위한 공간이 부재하였다. 신체적으로 민감한 부위의

측정기기 부착 과정이나 소음에도 노출되기 쉬운 환경이었다. 또한 수검자들이 활동 중 심전도 검사를 위해 측정기기를 부착하는 공간은 서비스 제공자인 임상병리사들이 근무하는 후면을 향하는 배치로 되어 있는 등 환자가 '존중받지 못한다'는 감정으로 연결될 수 있는 다양한 요인들이 혼재해 있었다. 임상병리사의 입장에서는 도착한 예약 수검자의 호출, 기기 부착, 단계별 안내, 그래프 모니터링 등 연속적으로 동선의 범위가 매우 넓고 잠시도 움직임을 멈출 수가 없는 상황이다. 수검자의 정서적 안정과 감정을 지지하기 어려울 수밖에 없다.

심전도 검사 기기는 수검자의 허리에 부착되는 기기 본체, 가슴에 부착되는 일회용 패치, 본체와 패치를 연결하는 전선으로 구성되어 있다. 임상병리사들은 매일 출근 후 하루에 사용되는 수량만큼의 전선을 모두 알콜로 소독하고 잘 건조시키기 위해 벽에 걸어 놓는다. 그리고 벽에 걸린 전선에 일회용 패치를 미리 부착하여 수검자들이 검사실에 도착 후 감염으로부터 안전하고 빠르게 검사를 받을 수 있도록 하고 있었다. 하지만 수검자들에게 제공되는 일기장과 본체 등이 쌓여있는 모습과 함께 정리되지 않은 듯한 쾌적하지 않은 느낌이 먼저 전달되었다. 뿐만 아니라 일회용으로 사용되는 부착 패치는 다회 사용으로 인식되는 경우도 있었다.

이 외에도 대기할 때 호출 시스템, 측정기기 부착을 위한 서늘한 환경 조성의 어려움 등이 발견되었다. 심전도 검사는 외래진료나 입원 환자에게 처방이 된 후, 정해진 예약 일정에 비교적 정확하게 진행되므로 대기 시간이 발생하지 않는 편이다. 하지만 예약 일자에 도착할 때 특별한 안내 없이 검사실로 방문해야 하는데 제대로 찾아왔는지, 접수가 되어 있는지에 대한 확인을 위해 검사실의 문을 열고 임상병리사들에게 질문을 하는 경우가 많았다. 병원에 도착한 수검자 입장에서는 잘 도착했는지에 대한 확신을 얻고 싶지만 제공되는 정보가 부족한 것이고, 검사실에서 검사받는 수검자 입장에서는 편안하게 검사받고 싶지만 불안한 검사 환경 요소가 추가되는 것이고, 임상병리사 입장에서는 검사 업무에 집중하고 싶지만 단순하고 반복적인 답변을 계속해야 하는 것이다. 현장 관찰과 수검자 인터뷰를 통해 얻어낸 흥미로운 지점이었다. 이해관계자들로부터 사전 인터뷰 등을 진행했었지만 언급되지 않았던 부분이었다.

이처럼 사전 인터뷰에서 언급되지 않거나 잘못된 정보를 알려주기도 한다. 쉬운 예로 들면 '수검자 분들이 검사받는 의자가 낮아서 불편할 거에요. 조금 더 높은 게 필요해요'라고 임상병리사가 정보를 제공했지만, 실제로 수검자들이 의자에 앉는 순간에는 긴장도가 너무 높은 상황이라 불편함이라고 인식하지 못하는 감정이라든지, 인체 공학적으로 더 높은 의자를 배치했을 경우 수검자의 발이 바닥에 닿지 않음으로써 불안함이 야기되기도 한다. 이러한 과정은 병원에서 근무하는 분들과 말씀을 나눠보면 자주 있는 현상이다. 이미 문제와 답을 정해놓고 접근하거나, 본인이 불편한 것에만 집중하여 이야기하는 것에 익숙하신 분들이 많다. 그렇기 때문에 다양한 관점을 가지고 여러 도구를 이용하는 리서치를 진행하고, 다양한 직무의 관계자가 프로젝트에 함께 참여할 때 방향성을 잃지 않고 '진짜 문제'에 대해서 접근할 수 있다.

발견 단계에서의 내용을 바탕으로 검사 과정의 고객 여정맵을 제작하여 어려움의 지점과 상황을 시각적으로 정리하고, 그에 따른 개선 방향과 고려할 요소를 도출하였다([그림 15] 참조). 공간의 구성은 기능별로 검사영역, 분석영역, 지원영역으로 구분하여 검사 환경 전반의 쾌적한 환경과 긴장도를 감소시킬 수 있도록 하였으며, 임상병리사의 불필요한 동선을 줄일 수 있는 방안도 모색하고자 하였다.

그림 15. 심전도 검사 고객 여정맵

Stage	검사접수, 대기	기기부착	검사	안정/안내	환복
수검자 주요 행동	✓ 검사 처방 후 검사실 앞 대기 (대부분 예약 환자)	✓ 검사실 내부 진입 ✓ 검사를 위해 상의 환복, 혹은 상의 걷음	✓ 흉부 부위 기기 부착 및 검사 시행 ✓ 운동부하검사사 30분 이상, 홀터검사자 부착 후 테스트	✓ 운동부하검사자 30분 이내 쿨다운 ✓ 홀터검사자 24시간 내 유의사항 교육 및 안내	✓ 상의 재정비 및 상의 환복
수검자 감정 (운동부하 검사자 / 홀터 검사자)	예약시간 맞춰서 왔는데 여기가 맞나	탈의실도 없어 붕 떠있는 커튼 뒤에서 갈아입으라니 옆에 검사 받는 사람 남자 같은데 그냥 여기서 이렇게 커튼 치고 하나?	땀이 나니 부착한게 자꾸 떨어지네 뛰니까 덥기도 하고… 이거 세 제품으로 붙여 주는게 맞나? 옆에서 러닝머신 소리 너무 시끄러운데…	어휴, 힘들어 심장에 진짜 병이 생긴거 같아 집에서도 잘 할 수 있겠지	찝찝한데 세수라도 하면 좋겠네
임상병리사	✓ 예약 일정 확인 및 대상 수검자 호명	✓ 미리 준비해 둔 측정기기를 환자에게 부착	✓ 기기 작동 테스트 및 검사를 위한 수검자 행동 유도	✓ 환자 교육 및 안내	✓ 틈틈히 장비 정리 모니터링 등 ✓ 다음 환자 확인 및 호명
PAIN POINT	✓ 검사실이 맞는지 확인하기 위해 문을 열어보는 행위 ✓ 쉴새없이 내외부 왕복하는 임상병리사	✓ 수검자 개개인에게 사용되는 일회용 부착패치가 사전 준비로 다회용으로 인식 ✓ 민감한 부위의 오픈 및 탈의실 부재	✓ 검사 결과에 대한 걱정 ✓ 신체부착시 수분 제거를 위해 선풍기가 각 공간에 배치되어 정돈되지 않은 분위기 ✓ 운동부하 검사의 소음 (트레드밀)	✓ 검사 결과에 대한 걱정 증가	✓ 검사 후 땀을 닦을 수 있는 공간, 물을 마실 수 있는 환경이 제공되지 않음 ✓ 임상병리사의 잡무

"검사결과가 안 좋으면 어쩌지? 별 일 아니겠지? 그래도 겁이 난다."

출처: 필자 제작

이와 더불어 심장재활센터와의 공간 공유 범위에 대해서도 통합 운영과 분리 운영에 대한 이슈를 해결하기 위한 코크리에이션co-creation 워크숍을 시행하였으며, 지속적인 미팅과 토의를 통해 다음과 같은 결론에 도달하였다. 환자들이 기대하는 바와 공간의 기능적 역할이 다르므로 분리하는 방향으로 정리하되 접수, 환복과 회복을 위한 공간, 응급 박스 및 응급 상황에 대한 부분은 공동 방안으로 정리하고 이 과정에서 공간과 인력 배치가 변경되는 것을 시뮬레이션하였다.

특히 주관부서가 서로 다르기 때문에 접수 공간과 인력에 대해서는 다소 복잡한 상황이었다. 협소한 공간과 부족한 인력 상황에서 각각의 접수 공간을 할애하고 인력을 추가하거나 업무의 부담이 늘어나는 것은 비효율적이고 비상식적이었기 때문에 공동 운영을 위한 방법들을 모색

표 1. 각각 상반되게 제공되어야 하는 기능과 가치

심전도 검사실	심장재활센터
• 수검자의 프라이버시가 보호될 수 있는 오픈되지 않는 공간 환경 • 긴장감이 완화될 수 있는 아늑한 감성	• 수검자의 상태를 정확하게 모니터링할 수 있는 오픈된 공간 환경 • 재활 의지를 돋울 수 있는 활기찬 감성

하였다. 처음에는 두 공간만 한정 지어 생각하던 발상에서 점차 확장되어 갔다. 복도를 사이에 두고 마주보고 있던 심동맥경화검사실, 심장초음파 검사실을 포함하여 통합적으로 운영할 수 있는 방향으로 아이디어들이 나왔다. 우리 병원의 심장 관련 모든 검사와 심장재활은 한 곳에서 접수하는 시스템으로 설계하고 관계 부서들의 합의를 이끄는 것까지 성공하였다. 특히 인력의 경우는 각각 0.5 인력씩 배분하여 인사팀에 채용 승인을 얻었으며, 총 3개의 검사와 1개의 심장재활 통합 접수를 가능하게 하기 위한 전산시스템 및 내외부 커뮤니케이션 방식도 디지털로 갖추게 되었다.

같은 시점에 검사실의 서비스 개선 목표에 따라 실행을 위한 이해관계자들과의 콘셉트화 및 아이데이션Ideation 워크숍을 추진하여 실행하였으며, 구현하기 위한 구체적인 공간 적용 방안을 발산하는 과정을 시행하였다. 안락의자가 놓여있고 휴식이나 대화를 편안하게 이어가는 공간인 '라운지lounge'의 정서와 경험을 수검자들에게 전달할 수 있도록 디자인 콘셉트를 '하트라운지Heart lounge'로 도출하였다. 모든 여정에 '스토리를 담는 것'보다는 '강조가 될 수 있는 공간'과 '여정의 경험 개선 요소'에 집중하였다. 동시에 수검자와 임상병리사의 불편함이 야기되는 지점들은 어려움을 최소화할 수 있는 방안들에 대해서도 아이데이션 하였다.

그림 16. 공간 구성 계획 과정의 배치 시안

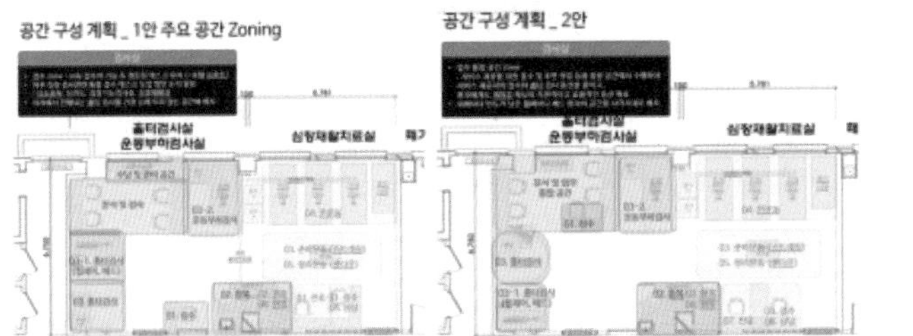

출처: 필자 제작

그림 17. 통합접수 창구

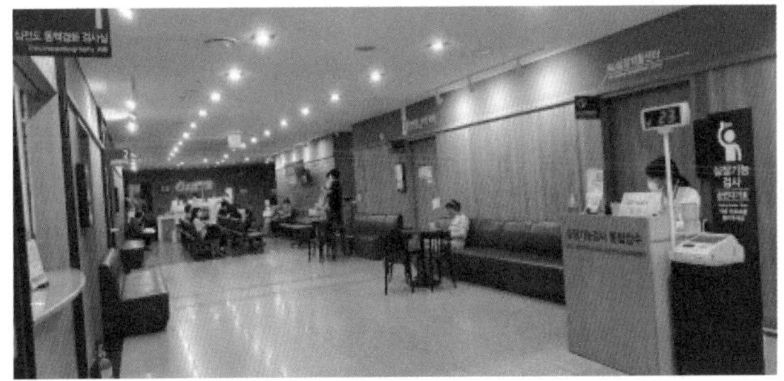

검사 처방을 받은 수검자가 검사실 앞에 도착했을 때, 공간을 명확하게 인지하고 접수까지 바로 연계하여 호출 순서에 따라 검사실로 들어올 수 있는 과정들을 완성해 갔다. 복도에 진입 즉시, 외부에 위치한 접수 데스크에 접수를 마치고, 대기 현황 모니터로 접수가 잘 되어진 본인의 이름을 확인할 수 있도록 하였다. 내부에 있는 임상병리사들의 전산 시스템과 연동하여 수검자의 도착과 접수, 순서에 대한 정보와 알림이 실시간으로 임상병리사들에게 확인될 수 있도록 하는 장치들을 구성하여 불필요한 동선과 절차를 제거하였다.

그리고 피부에 직접 부착되는 패치는 땀에 취약하기 때문에 서늘한 실

그림 18. 개선 적용 내용 및 관련 이미지

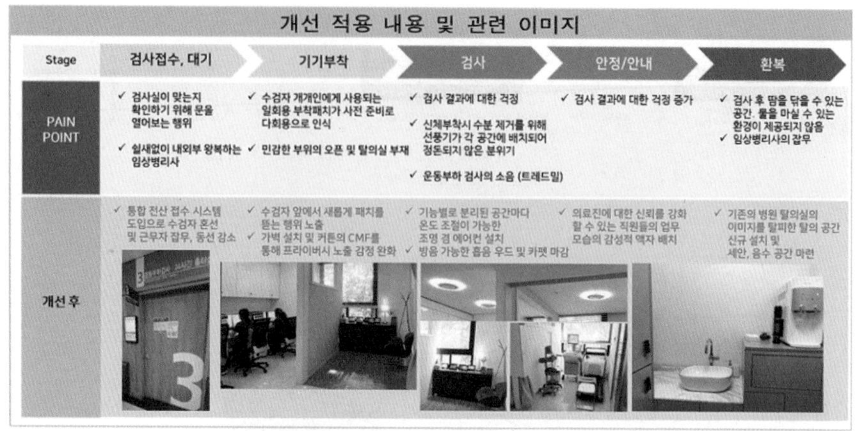

개선 적용 내용 및 관련 이미지

Stage	검사접수, 대기	기기부착	검사	안정/안내	환복
PAIN POINT	✓ 검사실이 맞는지 확인하기 위해 문을 열어보는 행위 ✓ 쉴새없이 내외부 왕복하는 임상병리사	✓ 수검자 개개인에게 사용되는 일회용 부착패치가 사전 준비로 다회용으로 인식 ✓ 민감한 부위의 오픈 및 탈의실 부재	✓ 검사 결과에 대한 걱정 ✓ 신체부착시 수분 제거를 위해 선풍기가 각 공간에 배치되어 정돈되지 않은 분위기 ✓ 운동부하 검사의 소음 (트레드밀)	✓ 검사 결과에 대한 걱정 증가	✓ 검사 후 땀을 닦을 수 있는 공간, 물을 마실 수 있는 환경이 제공되지 않음 ✓ 임상병리사의 잡무
개선 후	✓ 통합 전산 접수 시스템 도입으로 수검자 혼선 및 근무자 잡무, 동선 감소	✓ 수검자 앞에서 새롭게 패치를 뜯는 행위 노출 ✓ 가벽 설치 및 커튼의 CMF를 통해 프라이버시 노출 감정 완화	✓ 기능별로 분리된 공간마다 온도 조절이 가능한 조명 겸 에어컨 설치 ✓ 방음 가능한 흡음 우드 및 카펫 마감	✓ 의료진에 대한 신뢰를 강화할 수 있는 직원들의 업무 모습의 감성적 액자 배치	✓ 기존의 병원 탈의실의 이미지를 탈피한 탈의 공간 신규 설치 및 세안, 음수 공간 마련

내 온도 및 습도를 유지함과 동시에 각각 다른 검사 공간의 온도 조절이 개별적으로 운영 가능한 시스템을 구축하였다. 기능적으로 검사, 분석, 지원 공간을 구분하고 특히 긴장감과 민감한 감정이 상대적으로 높은 '활동 중 심전도 검사 공간'을 스토리가 강조될 수 있는 공간으로 선택하고, 증폭된 감정이 완화될 수 있는 시도를 하였다. 바쁜 임상병리사들을 대신해서 수검자들의 시선과 감정이 머무는 곳에 정서적 지원이 될 수 있는 아늑하고 따뜻한 공간 연출과 함께 시각적, 청각적으로 외부 노출이 최소화될 수 있는 느낌의 주요 컬러 사용과 흡음이 가능한 우드 마감재나 채도가 낮아 안정감을 줄 수 있는 카펫 질감 마감재 등을 사용하였다.

수검자가 착석하는 빨간색 의자를 인테리어와 컬러의 강조 요소로 배치하여, 심장과 생명을 상징할 수 있도록 구상하였다. 착석한 수검자의 시선에서는 '병원 직원들의 24시'를 촬영한 사진 액자를 디스플레이 하여 병원 종사자들에 대한 신뢰감이 형성되도록 하였다. 또한 제공받는 측정

수검자 입장에서 수검 프로세스 테스트 시행

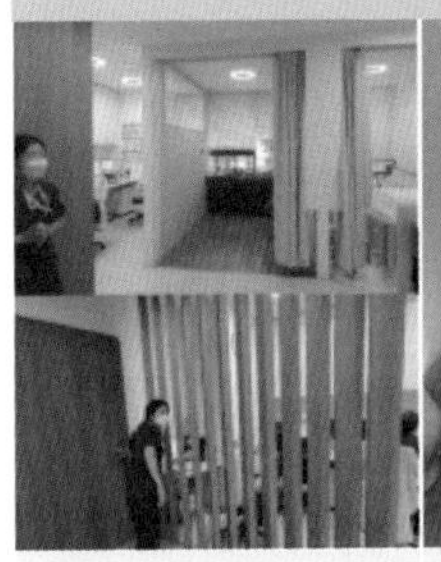

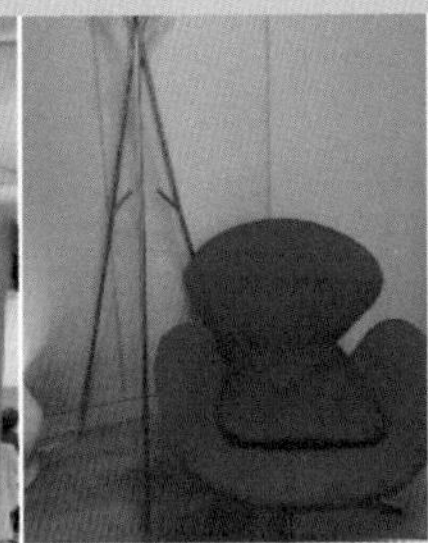

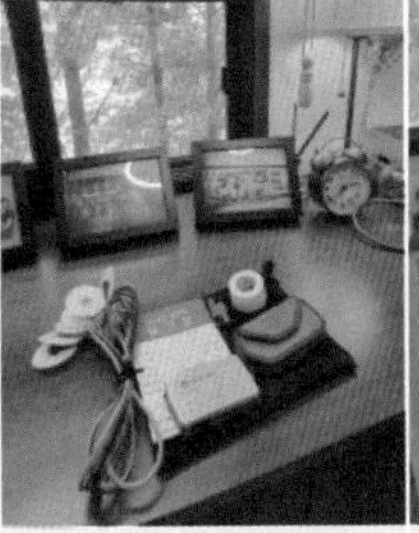

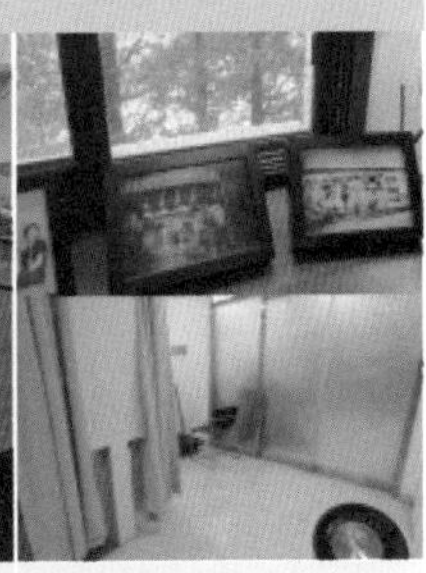

- 환자가 문을 열고 들어올 때와 나갈 때 시선 범위의 환경
- 임상병리사들의 근무 환경이 노출되지 않고, 동선이 정리될 수 있도록 제시

- 아늑하지만 답답함을 해소하기 위한 상단 유리 마감재와 조명 에어컨

- 환자 이름을 태깅하여 제공되는 검사 도구와 일기장 패키지

- 병원 직원들의 24시를 기록한 사진 배치로 병원에 대한 신뢰감과 안정감을 전달하고, 재활센터와의 차단으로 안락한 검사 환경 제공

기기 사용 시, 개인별로 예약되어 있는 어메니티amenity와 같이 구성하여, 수검자 앞에서 임상병리사가 처음 개봉하는 행위를 노출시킴으로써 감염 위험과 위생으로부터의 우려를 감소시키는 경험을 시도하였다.

서비스디자인 프로젝트 마무리

마지막까지 지속적으로 관계성 유지하기

심층 사례를 통해 심전도 검사 환경 내에서 포인트 공간과 경험에 집중하여 개선하고자 한 과정을 살펴보았다. 본 내용에 모두 담지 못했지만, 수검자가 검사실에 도착하는 순간부터 검사를 받고 귀가하는 모든 여정의 서비스 공간, 사물, 상호작용 등에 필자와 케어디자인센터, TF 팀원들이 함께 관여하고 참여하였다. 작은 부분까지 어느 곳 하나 신경 쓰지 않은 것이 없다. 탈의실에 배치되어 있는 수검복을 백화점 매장에 디스플레이 되어 있는 의류처럼 개키고 놓아두는 방법이나 그것을 유지하기 위한 인력 운용안까지 제시한다든지, 서늘한 온도 환경에서 오랜 시간 근무하는 직원들의 유니폼이나 액자, 시계 등 소품 배치와 직원 동선까지 모두 협의하고, 테스트하고, 다시 발전시켜 가는 과정의 반복이었다. 이러한 일련의 과정에서 TF 팀원들의 목표 달성 의지와 참여도가 얼마나 프로젝트를 풍성하게 확장 시킬 수 있는지, 그리고 얼마나 구체적으로 촘촘하게 완성 시킬 수 있는지에 대해 다시 한번 강조하고 싶다. 지금도 심전도 검사실에 방문하면 너무나 반갑게 맞아주시고 수검자분들의 반응도 전해주시는 감사하신 분들이다. 가능하다면 설문이나 인터뷰를 통해서 서비스디자인 프로젝트 피드백을 작성한다면 더할 나위 없이 좋다.

사례로 살펴본 심전도 검사실에 대한 경험 개선 프로젝트는 검사가 시행되는 현장인 병원 공간에 집중하여 진행되었다. 사람 중심으로 접근하여 좀 더 깊이 있게 접근하여 심전도 검사를 받는 수검자의 맥락적 경험과 일상의 경험 개선 프로젝트로 범위를 확장한다면 더 나은 의료서비스를 제공하기 위한 서비스디자인 영역은 무궁무진하다. 작은 범위로는 일기장이나 측정 기기 등에 대한 상호작용 방식, 분석 결과에 대한 정보 디자인, 기기의 제품디자인 등이 될 수 있다. 큰 범위로는 심전도 검사를 둘러싼 진료·처방·검사·결과·심장재활, 재택관리, 재진료 등 서비스 연속성을 향상시킬 수 있는 순환 프로세스 등으로 확장될 수 있을 것으로 예상된다. 나열된 모든 것들이 지금 당장 착수될 수 있을 만큼의 기술은 발전하였고, 수검자와 병원 입장에서도 앞으로 반드시 개발되어야 하는 의료서비스 영역이다. 이러한 연계된 의료서비스 프로젝트가 시작되면 TF로 참여했던 팀원들은 망설임 없이 참여할 것이다. 단 한 번일지라도 성공적인 서비스디자인 프로젝트에 참여한 경험은 참여자 스스로도 다양한 의미와 흥미를 탐색해보는 기회가 되고, 이는 차기 프로젝트에도 적극적이고 자발적인 참여를 기대할 수 있게 한다.

참여한 팀원들에게 실행 결과 여부와 결과물을 보여주고, 일련의 과정들 기록하기

프로젝트가 동시다발적으로 진행될 때에는 숨 가쁘기 그지없다. 그렇게 진행되는 프로젝트들이 모두 결과물까지 완성되면 좋겠지만, 아쉽지만 현실은 그렇지 않다. 간혹 가장 바쁜 의사와 간호사를 비롯한 많은 분들이 열정을 가지고 참여했음에도 불구하고 병원의 내외부 사정으로 인해 중단되는 상황들이 생긴다. 리드하던 입장에서는 기운이 빠지기도 하지만 중심을 잃지 않고 끝까지 마무리를 지어야 한다. 반드시 팀의 참여자분들에게 어떠한 방식으로라도 중단에 대한 사실과 배경에 대해 전달해야 하는 것이 중단된 프로젝트의 마무리이다. 모든 분들에게 전달하기 어려운 상황이라면 팀의 중간관리자 역할을 하시는 분들을 통해서라도 전달될 수 있어야 부정적 감정과 실망감을 회복시킬 수 있다.

또한 실행 결과 여부와 상관없이 간단하게라도 기록해야 한다. 기록하지 않으면 우리가 이 프로젝트를 왜 시작했는지, 그래서 우리가 어떤 관점으로 어떠한 디자인 도구들을 사용하여 나아가고자 했던 방향은 무엇이었는지, 어떠한 지점에서 심층 니즈와 통찰을 도출할 수 있었는지, 문제를 기회로 바꾸고 어디까지 발상이 되었는지, 실패했다면 실패한 이유는 무엇이었는지 등 프로젝트 전반에 대한 모든 것이 기록되어야 한다.

추후에 내부나 외부에서 발표의 기회가 생기더라도 자료를 작성하는 시간이 단축되는 효과는 덤으로 얻게 된다.

나가며

병원 혁신과 환자 경험을 위해 많은 병원들이 고민하고 있고, 아직도 병원 안에 남겨진 과제들이 많이 있다. 더군다나 비대면 의료나 재택의료, 퇴원 후 관리 등의 키워드들이 부상하게 되면서 환자 경험이 병원 밖까지 확장되고 있는 중이다. 복잡다단하게 얽혀있는 병원의 의료서비스에 최신 기술들이 도입되고 시간과 공간적 범위를 초월하게 되는 것이다. 아마도 지금까지 생각해 보지 못했던 환자 경험의 상황들이 증가하고 새로운 상호작용 방식이 필요할 수도 있을 것이다. 그렇기 때문에 인간 경험 중심의 서비스 시스템과 상호작용이 지속 가능하도록 만드는 서비스디자인이 더욱 필요하고 중요해질 것이다.

서비스디자인을 가볍게 생각하지 말아야 하지만, 그렇다고 어렵거나 무겁게 생각하지도 말아야 한다고 감히 말하고 싶다. 3년 동안 진행했던 '수술실 서비스디자인 프로젝트', 15일 만에 완성한 '코로나를 이기는 두려움과 소통하기' 등 진행했던 프로젝트의 일부는 멋지게 뽑아낸 콘셉트와 스토리텔링이 녹아 있다. 그러나 커뮤니케이션 문제와 시공 독점 업체로 인해 생각보다 스산한 분위기로 완성되어 부랴부랴 보완한 '○○ 검사 환경과 프로세스 스토리텔링', 야심 차게 결과 보고까지 진행했지만 다른 진료과의 우세한 영향력으로 무산되어버린 '○○과 외래 환경 서비스디자인' 등 크고 작은 다양한 프로젝트들을 진행하면서 성공과 실패를 무수히, 그리고 치열하게 반복했었다. 그 과정에서 얻게 된 중요한 깨달음 중

하나는 '지속되어야 한다는 것', 그리고 지속되어지기 위해 끊임없이 서비스를 제공하는 '이해관계자들의 경험이 맞물려 디자인되어야 한다는 것' 이다. 환자 '만족'이 아닌, 진정한 환자 '경험'의 관점으로 병원의 이해관계자들과 함께 작은 시도들이 일어날 수 있길 기대한다.

4부

현장에서 응용할 수 있는 경험 개선 사례

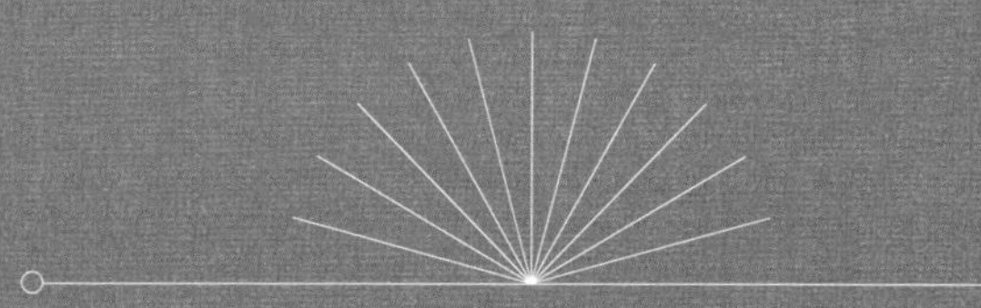

19장

입원경험 개선을 위한 서비스디자인 사례

김재학[1]

들어가며

지난 9년간 이노베이션디자인센터에서 서울아산병원 직원들과 함께 한 다양한 프로젝트 사례를 모아, 2020년 연말 『우리는 인간 중심의 병원을 만든다』라는 책을 출간하였다. 이 중에서 입원경험 사례를 모으고, 특히 기억에 남고, 공유하고 싶은 사례들을 정리하여 소개하고자 한다. 환자경험평가를 잘 받는 것을 기준으로 생각하지 않았다. 환자와 보호자가 가고 싶은 병원을 디자인하는 것이 우리의 미션이기 때문이다. 입원을 앞둔 순간부터 입원을 하고, 검사를 하고, 수술을 하고, 퇴원을 하는 과정에서 환자와 가족들이 필요로 하는 것이 무엇인지 그리고 어려운 점이 무엇인지를 깊이 고민하였다.

1 現 뷰브레인헬스케어 대표이사. 前 서울아산병원 이노베이션디자인센터 소장.

— 입원 환자의 가장 힘든 순간: 수술 전 불안감 감소

병원을 방문하는 환자와 가족들이 정신적으로, 육체적으로, 그리고 경제적으로도 가장 힘든 순간이 언제일까? 바로 수술을 앞 둔 순간일 것이다. 수술 과정에 대한 두려움은 물론, 최악의 경우 죽음에 이를 수도 있다는 결과에 대한 불안감은 최고조에 이른다. 하지만 대부분 병원들은 그동안 수술의 질과 효율에만 집중하였으며 그 뒤에 가려진 환자가 겪는 경험과 감정적 불안감에 대해서는 무관심했던 것이 사실이다. 서울아산병원은 단지 고난도 수술을 가장 잘하는 병원이 아니라, 이 과정에서 겪는 환자와 가족의 불안감까지 케어해주는 병원이 되기 위한 '수술 전 불안감 감소' 프로젝트를 진행하였다.

'수술 전 환자의 어깨톡톡' 캠페인

수술을 앞두고 불안한 환자에게 가장 힘이 되는 존재는 단연 수술을 담당하는 집도의다. 수술 전 회진 때 환자를 다독여 주며 "내가 이 분야 수

그림 1. 수술 전 환자의 어깨톡톡 캠페인 포스터

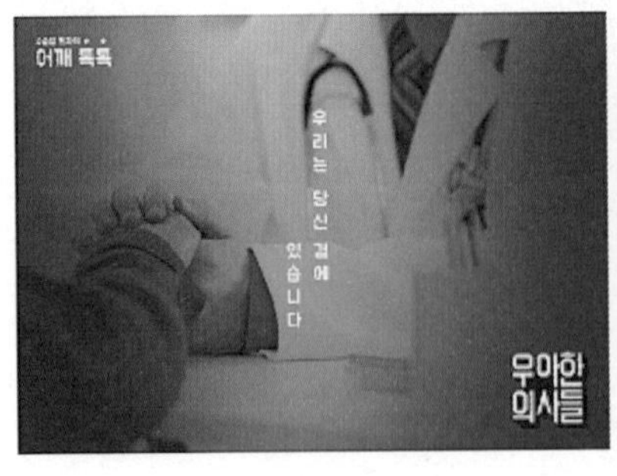

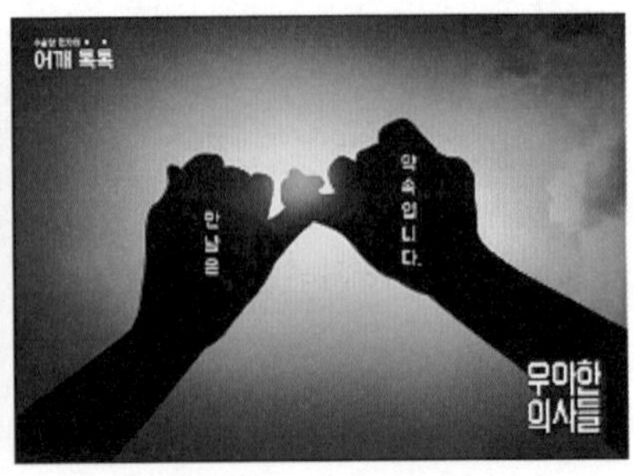

술의 최고 권위자이고 내일 좋은 수술 결과가 있을 테니 걱정하지 마세요"라는 한마디에 모든 불안감이 눈 녹듯이 씻겨 내려간다고 한다. 우리는 강요하는 느낌을 주지 말고 재미와 흥미를 유발하자, 동료 의사를 통해 공감을 유도하자, 그리고 환자의 감사하는 마음을 전하자라는 캠페인의 방향을 설정하였다. 공감유도를 위해 수술장 위원회를 비롯한 각 진료과별 회의에서 발표하고, 테마별 포스터를 제작하여 3개월간 교수식당, 수술실, 갱의실, 의국 게시판 등에 매주 새로운 포스터를 게시하였다. 이 캠페인을 통해 의료진들은 환자와 보호자가 얼마나 회진 시간을 기다리는지를 알 수 있게 되었고, 향후 환자와 보호자를 위한 환자앱의 회진 알림 기능으로 연결되었다.

미리 보는 수술 관련 정보

리서치를 통해 환자들은 수술 진행 과정에 대해 궁금해하거나 막연한 두려움들이 있고, 자주 묻는 질문의 패턴들이 있다는 것을 알게 되었다. 그래서 수술 역량에 대한 신뢰 제고, 수술 진행 과정 설명, 수술실 환경 설명, 자주 묻는 질문에 대한 답변FAQ을 구성하였다. 'm.soosool.info'라는 모바일 웹사이트를 제작하여 수술을 위한 입원 일주일 전에 환자와 보호자에게 문자를 보내기 시작했다. 또한, 외래에서 수술이 결정되면, 동영상과 알기 쉬운 설명문을 통해 수술 동의서의 내용을 미리 파악할 수 있도록 제공하였다. 85%의 환자들이 불안감 감소에 도움이 되었으며, 수술 여부를 결정하는 데 도움이 되었다고 답변하였고, 전공의 입장에서도 이

그림 2.
수술 정보 모바일 웹사이트

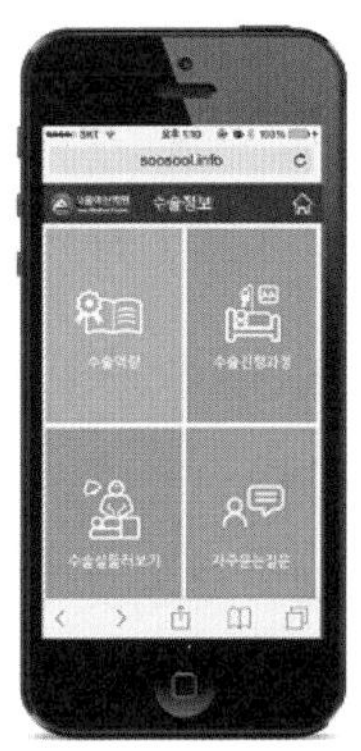

해가 빨라 동의서 구득 시 많은 도움이 되었다는 피드백을 받았다.

이송 및 대기 경험 개선

병동에서는 환자를 위해 좀더 편안한 스트레쳐 카를 태워 보내고 있었지만, 우리가 인터뷰한 환자의 90% 가까이가 휠체어 이송을 선호하였다. '난 중환자가 아닌데'라는 생각이 들고, 천장만 보고 가면 불빛에 눈이 힘들고, 이동 속도가 빠르게 느껴지고, 흔들거려 무섭다라는 반응이었다. 환자 상태를 고려하여 담당 간호사가 이송 수단을 결정하기로 하였고, 수술간호팀과 마취통증의학과의 협의 하에 예방적 항생제는 수술방에서 투여하는 것으로 변경하였다. 그 결과 휠체어 이송 비중은 35%에서 60%로 증가하였다.

대기공간에서 혼자 기다리다 보면 불안한 생각이 꼬리에 꼬리를 물어 불안감이 증폭된다고 한다. 대기시간 분포를 보니 평균 대기시간은 21분이었는데, 더 큰 문제는 30분 이상 대기 환자가 25% 가까이 된다는 것이었다. 수술실, 병동, 이송반 간에 환자가 대기 공간에 도착해야 하는 약속시간 공유를 위한 프로세스를 만들고, IT 시스템을 개선하였다. 결과적으로 평균 대기시간은 15분으로 감소하였고, 30분 이상 장시간 대기 환자는 10% 미만으로 감소하였다.

대기공간 개선

환자들은 프라이버시가 전혀 보장되지 않는 방치된 느낌의 공간에서, 엘리베이터, 갱의실, 간호사 사무실, 회복실 등 수많은 동선의 가운데에서 대기를 하고 있었다. 프로젝트팀은 자연의 느낌, 공간의 구분, 간접 조명, 효율적인 동선을 고려한 디자인을 하였다. 특히, 한국인들이 가장 편

그림 3. 서울아산병원 동관 수술 대기 공간

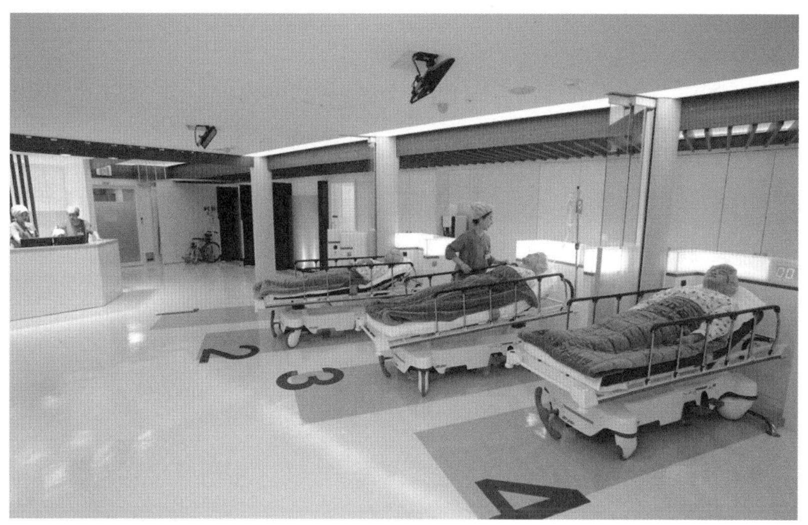

안함을 느낄 수 있는 한옥을 모티브로 하여 자연의 편안함과 청결의 이미지를 추구하였다.

환자 침대를 대각선으로 배치하여 간호 데스크에서 모든 환자의 얼굴이 시야에 들어오도록 함과 동시에 옆 환자들과 시선이 마주치는 것을 방지하였다. 환자의 베드 보드 공간을 'ㄷ'자字로 하여 나만의 프라이빗한 공간으로 느껴지도록 하였다. 환자의 침대가 들어오면 센서가 작동하여 불이 켜지고 대기 시간이 카운트되도록 하였다. 환자가 직원들을 부를 때에는 머리 옆 버튼을 누르면 불빛이 붉은색으로 변하도록 하였다. 천장 모니터의 편안함을 주는 영상과 귀 옆 스피커에서 흘러나오는 잔잔한 음악을 통해 환자들이 평온함을 유지할 수 있도록 하였다. 환자의 베드 보드 뒤편에 간호사와 외부 직원의 동선을 만들었으며, 모든 수납공간을 환자 베드 뒤로 배치하여 간호사의 업무 효율을 극대화하였다.

— 현장의 아이디어로 모두의 안전을 지키다

이노베이션은 직원 모두의 DNA가 되어야만 성공할 수 있다고 한다. '아이디어 AMC'는 창의적인 문화 확산을 위해 직원들의 작지만 새로운 아이디어들이 자유롭게 공유되고, 디자인 방법론을 통해서 이를 빠르게 실험/실행해 보는 프로그램이다. 이 중에서 병동에서 근무하는 간호사의 아이디어로 환자 안전을 향상시킨 두 가지 사례를 소개하고자 한다.

815 낙상 욕창 해방

병원에서 낙상과 욕창은 언제든 발생할 수 있고, 환자에게 심각한 신체적 고통을 안겨줄 뿐만 아니라 심한 경우 생명까지 위태로워질 수 있는 안전사고이다. 우리는 낙상과 욕창 교육만으로는 부족하다고 느꼈고 새로운 차원에서 문제를 해결하고자 하였다. 인터뷰와 관찰을 통해 낙상이 발생하는 원인을 추적해보았다. 환자들이 병원의 교육대로 따라주지 않았을 때, 고령 환자가 빈뇨 때문에 화장실에 자주 가야 할 때, 보호자가 자리를 비우거나 상주하지 못할 때, 섬망 환자일 때, 환자들이 '이 정도쯤이야'하고 과신할 때 등의 원인이 있었다.

이러한 원인을 해결하기 위해 현장에서 근무하는 직원과 환자가 함께 작지만 빨리 적용해볼 수 있는 아이디어를 도출하고 실행하였다. 환자들은 낙상 평가지를 통해 자기 상태를 스스로 파악할 수 있게 되었다. 환자와 보호자 모두 낙상 위험도에 한층 경각심을 갖게 되었다. 두 번째로는 낙상이 자주 발생하는 바로 그 장소에 안전 주의판을 붙이는 아이디어였다. 마치 교통사고 주의 표지판을 운전자가 출발할 때 보여주는 것이 아니라 사고가 빈번하게 발생하는 그 지점에 설치한 것과 같은 이치이다.

그림 4. 낙상 위험도 자기진단 키트

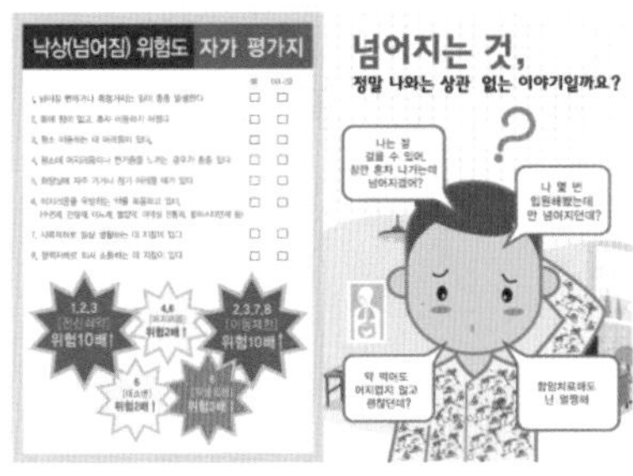

그림 5. 낙상 스티커

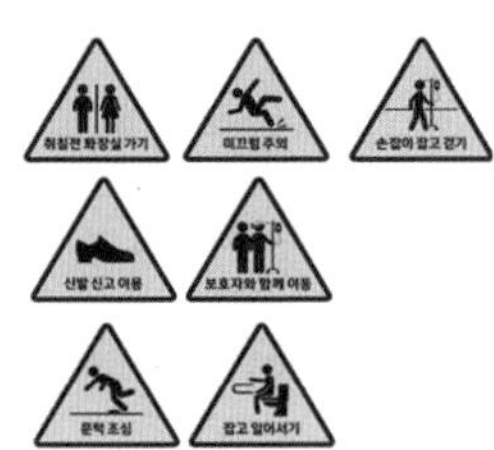

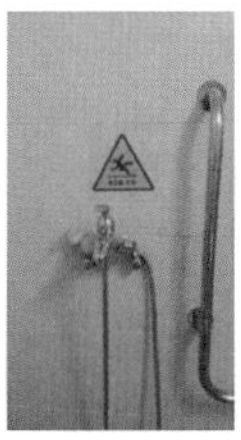

그림 6. 욕창 단계 게시판

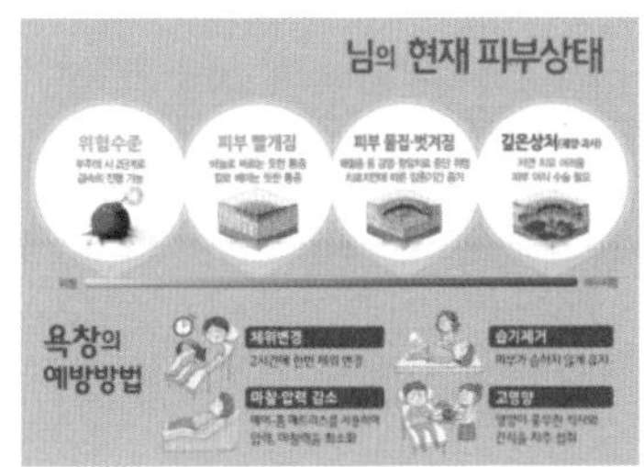

그림 7. 낙상 욕창 게시판

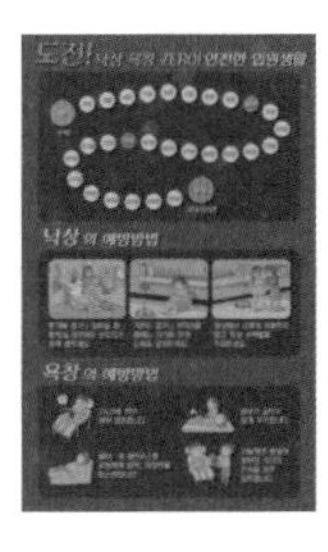

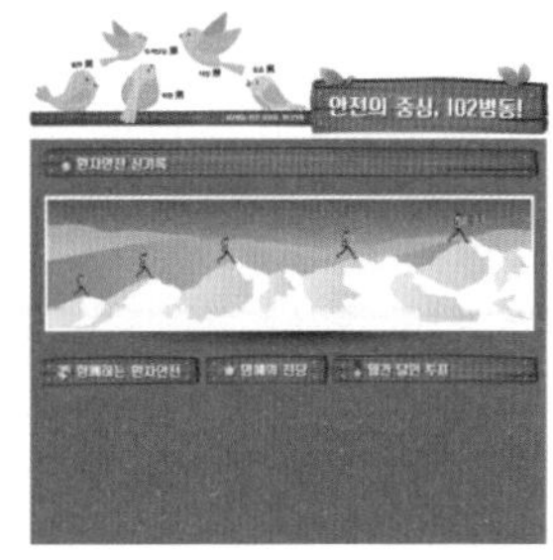

욕창 예방 역시 어떻게 하면 환자와 보호자의 욕창에 대한 인식을 개선하고 경각심을 강화할 수 있을까가 관건이었다. 환자 스스로가 본인 피부 상태의 심각성을 알 수 있게 할 방법, 환자와 보호자가 두 시간 간격으로 체위를 변경할 타이밍을 놓치지 않게 할 방법, 간호사들이 환자 피부 상태 정보를 정확하게 공유하는 방법 등을 고민했다. 욕창 단계 게시판은 환자 스스로 한눈에 상처의 상태와 진행 정도를 알 수 있도록 일러스트로 욕창의 진행 단계와 위험도를 표현했고, 피부 상태 변화에 따라 상태 표시선을 옮겨 표시하도록 한 것이다. 욕창 알림 시계는 직원이 매번 알려주지 않아도 알 수 있도록 빨간 버튼을 누르면 타이머가 작동되고 두 시간마다 오른쪽과 왼쪽으로 번갈아 가며 화살표 모양의 불이 들어오도록 한 것이다.

마지막으로, 환자와 보호자와 병원 간에 정보 공유를 위한 보드게임 형태의 게시판을 제작하였다. 최고 기록에 해당하는 곳에 깃발을 세우고 매일 한 칸씩 옮겨가도록 하였다. 현재도 현장에서는 간호부에서 디자인해서 배포한 '낙상과 욕창 없는 안전한 병동'이라는 표준화된 안내판을 적용해 잘 사용하고 있다.

공항검색대 상륙작전: '위해 도구를 찾아라'

정신안정 병동으로 반입되는 위해危害 도구는 사망, 영구적 손상 등의 문제로 이어질 수 있기에 철저히 관리되어야 한다. 보호자들이 면회시간까지 대기하는 공간에서 '반입 제한 물품 안내문'을 설명하고 보호자가 반입하는 물건의 검수가 이루어지다 보니, 직원들과 보호자 모두 정신이 하나도 없고, 물건 검수가 제대로 이루어지지 않을 경우가 많았다. 이 과정의 문제점은 안내문이 모두 글로 쓰여 있어 가독성이 좋지 않고, 반입

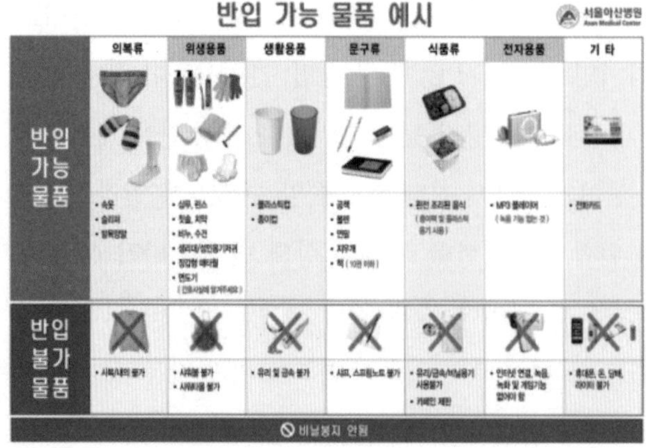

그림 8. 정신안정병동 반입 가능 물품 안내문

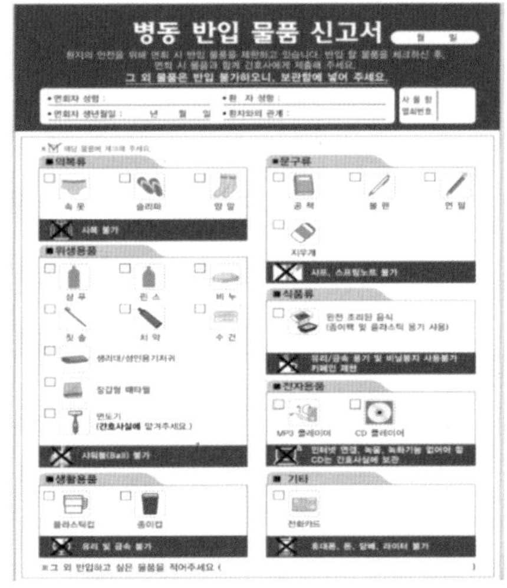
병동 반입 물품 신고서

그 외 물품은 반입 불가하오니, 보관함에 넣어 주세요.

- 면회자 성함 :
- 환자 성함 :
- 면회자 생년월일 : 년 월 일
- 환자와의 관계 :

■ 의복류
속옷 / 슬리퍼 / 양말
사복 불가

■ 문구류
공책 / 볼펜 / 연필 / 지우개
샤프, 스프링노트 불가

■ 위생용품
샴푸 / 린스 / 비누 / 칫솔 / 치약 / 수건
생리대/성인용 기저귀
장갑형 때타월
면도기 (간호사실에 맡겨주세요.)
샤워볼(Ball) 불가

■ 식품류
완전 조리된 음식 (종이팩 및 플라스틱 용기 사용)
유리/금속 용기 및 비닐봉지 사용불가
카페인 제한

■ 생활용품
플라스틱컵 / 종이컵
유리 및 금속 불가

■ 전자용품
MP3 플레이어 / CD 플레이어
인터넷 연결, 녹음, 녹화기능 없어야 함
CD는 간호사실에 보관

■ 기타
전화카드
휴대폰, 돈, 담배, 라이터 불가

※그 외 반입하고 싶은 물품을 적어주세요 ( )

그림 9. 정신안정병동 반입 물품 신고서

불가 물품의 양이 많아서 기억하기가 힘들다는 것, 그리고 안 되는 줄 알면서도 반입하는 경우가 발생하는 것이었다.

우리는 '반입 제한 물품'이 아니라 병동에 '반입 가능한 물품'을 정확하게 알려주기로 했다. 또한 해외에서 입국하는 여행자가 작성하는 '세관 신고서' 서류 양식을 참고해 '병동 반입 물품 신고서'를 만들어 보호자 스스로 물건을 분류하고 체크할 수 있도록 했다. 직원은 신고서와 보호자가 반입하고자 하는 물품을 확인만 하면 된다.

보호자들은 어떤 물품이 환자들에게 위해를 가할 수 있는지 명확하게 알게 되었다고 답했으며 위해 물품 발견 건수도 전년도 대비 9분의 1로 줄었다. 또한 대기장소의 혼잡도가 줄어 훨씬 더 편안하게 대기할 수 있게 되었다. 30분 가까이 걸리던 검수 시간이 불과 수 분으로 줄어들어 직원들 역시 업무 만족도가 상승했다고 답했다.

— 환자와 가족의 마음까지 어루만지다: 프로젝트 '리멤버'

1111. 무슨 숫자일까? 바로 2018년 한 해 동안 서울아산병원 일반 병동에서 임종한 환자 수이다. 의료진의 최선의 노력에도 불구하고 많은 분들이 병원에서 죽음을 맞이하게 된다. 그리고, 우리는 환자의 죽음에 대해 슬퍼하고, 상처받고, 무뎌지는 경험을 반복하고 있다.

호스피스로 잘 알려진 병원을 벤치마킹하고, 임종과 관련된 도서, 논문을 읽어보고, 호스피스 완화의료 전담간호사와 사별 경험이 있는 가족의 인터뷰를 통해 알게 된 임종 과정의 문제점은 다음과 같았다. 첫번째로 치료실의 공간이 불편하다는 것이다. 치료실은 치료와 임종, 그리고 창고 공간으로 사용되고 있다. 두번째는 환자와 보호자의 프라이버시가 존중받지 못한다는 것이다. 세번째는 보호자는 갑작스러운 상황에 현실을 받아들이기 어렵고 무엇을 해야 하는지 모른다는 것이다. 마지막으로 의료진은 바쁘고 많은 업무를 처리하느라 정서적인 지지를 제공하기 쉽지 않다는 것이다.

첫번째 결과물은 환자와 보호자가 치료실을 편안한 공간으로 느끼게 하기 위한 환경 개선이다. 표지판으로 환자 입실 여부를 알려주었다. 물건을 이동했고 입구에 커튼을 달았으며 인테리어 소품, 음악, 향기로 공간을 채웠다. 그리고 감동 메시지를 전했다. "사랑하게 해줘서, 고마워." 두번째로는 환자와 보호자가 서로의 마음을 전할 수 있도록 작은 앨범을 만들어 보호자에게 제공했다. 고마웠던 순간, 미안했던 순간, 함께 기억하고 싶은 추억과 사랑을 함께 나누도록 했다. 세번째로는, 의료진이 환자에게 보내는 존중과 공감 부분이다. 환자에 대한 존중의 감정을 항상 느끼고 표현할 수 있도록 병동 입구에 사랑과 공감의 문구를 붙였다. 병동에 새로 오는 직원들에게는 환자에 대한 존중의 마음을 가지고 프로젝트에 동참할 수 있도록 편지를 작성하여 전달하였다. 마지막으로, 환자와 보호자에게 '환자와 가족을 위한 안내서, 이별 준비하기'라는 정보를 제공했다. 임종 과정이 왜 중요한지 의미를 알려 주었고 임종 과정 중 필요한 절차와 정보를 담았다. 그리고 임종 선언문을 개선하였다. 한 송이 꽃에도 의미가 있는데, 하물며 한 인간이 살다간 흔적은 얼마나 의미가 있겠는가? 환자의 삶의 의미를 되새기기 위해 환자가 어떤 분이었는지 적어 침상 앞 환자 이름표에 붙였다. 이제는 더 이상 '암환자'가 아니었다.

"마지막 순간까지 누구보다도 따뜻하고 존경스러운 남편이자 아버지셨던 김○○ 님, ○월 ○일 ○시 ○분에 임종하셨습니다. 그간 고생 많으셨습니다."

간호부에서는 환자, 인생, 죽음… 이런 것들의 의미를 생각해보게 되었고, 어떤 간호를 해야 하는지 다시 한번 되돌아보게 되었다고 한다. 프로젝트를 함께 진행한 간호사의 소감이다.

"임종의 의미를 다시 한번 생각하게 되었습니다. 환자를 돌보는 것을 업무로만 생각했던 것 같았는데, 가족을 많이 사랑하신 아버지라는 말에 가슴이 먹먹해졌습니다. 단지 환자가 아닌 한 사람으로 임종을 맞이하는 게 당연한 것인데… 내가 하는 일이 얼마나 가치 있고, 중요한 것임을 깨달았습니다. 그리고 간호사라는 것이 자랑스럽습니다."

그림 10. 치료실 공간 리모델링 후 모습

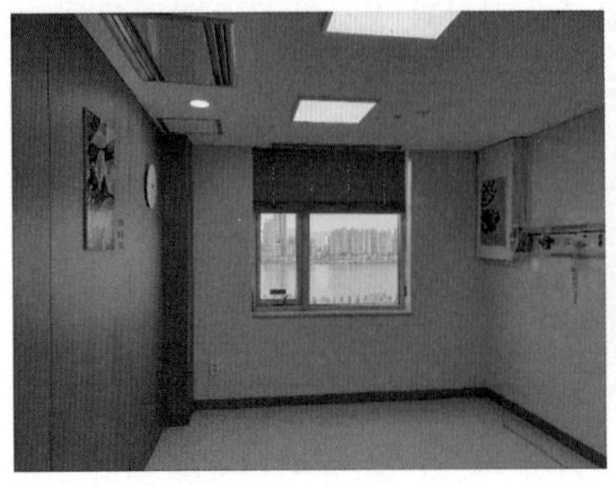

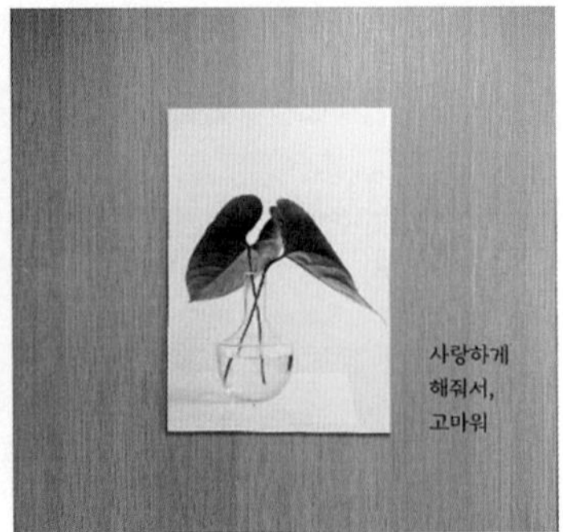

그림 11. 환자와 가족의 이별을 위한 안내서

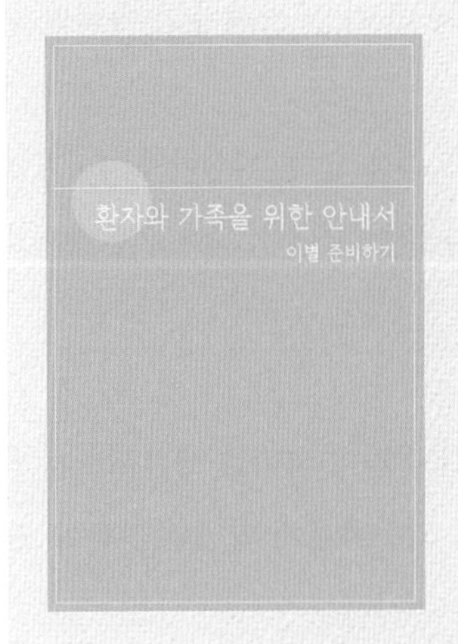
환자와 가족을 위한 안내서
이별 준비하기

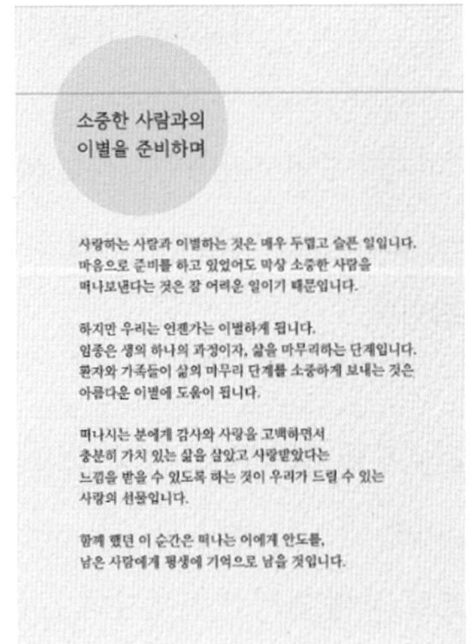
소중한 사람과의
이별을 준비하며

사랑하는 사람과 이별하는 것은 매우 두렵고 슬픈 일입니다.
마음으로 준비를 하고 있었어도 막상 소중한 사람을
떠나보낸다는 것은 참 어려운 일이기 때문입니다.

하지만 우리는 언젠가는 이별하게 됩니다.
임종은 생의 하나의 과정이자, 삶을 마무리하는 단계입니다.
환자와 가족들이 삶의 마무리 단계를 소중하게 보내는 것은
아름다운 이별에 도움이 됩니다.

떠나시는 분에게 감사와 사랑을 고백하면서
충분히 가치 있는 삶을 살았고 사랑받았다는
느낌을 받을 수 있도록 하는 것이 우리가 드릴 수 있는
사랑의 선물입니다.

함께 했던 이 순간은 떠나는 이에게 안도를,
남은 사람에게 평생에 기억으로 남을 것입니다.

그림 12. 의료진의 마음을 담은 문구

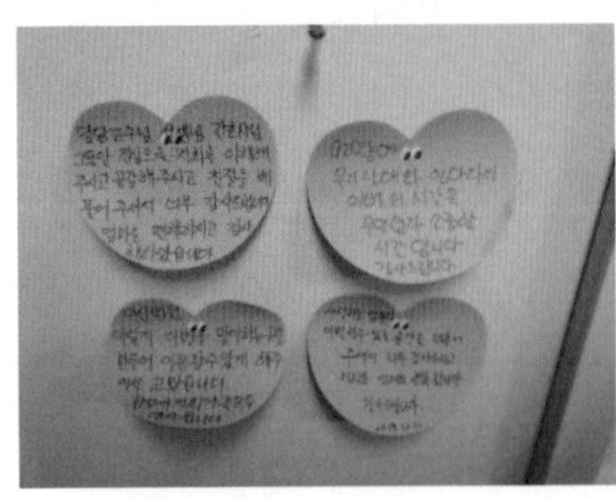

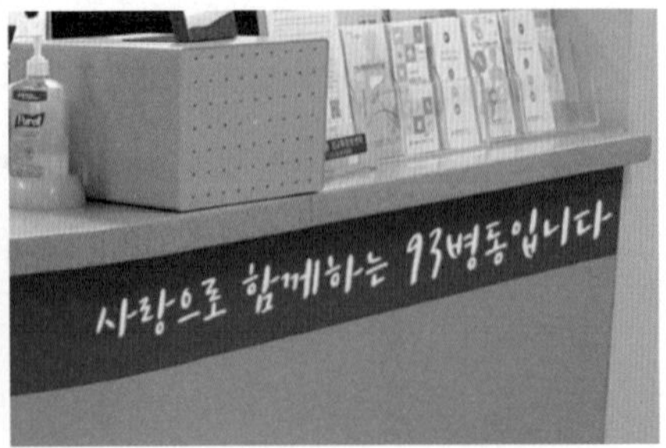

— 퇴원 후에도 환자는 힘들다: 퇴원 후 문의 대응

환자들은 퇴원 후 궁금증과 불안감으로 병동에 전화를 자주 하며, 시도 때도 없는 문의 전화에 간호사와 병원 직원들 모두 힘들어한다. 그 이유를 분석하고 해결책을 만들기 위해, 81일간 53개 병동의 콜 데이터 분석, 4개 병동 259건의 녹취자료 분석, 간호사 대상 설문조사, 간호사/의사/환자 인터뷰, VOC/VOE 검토를 수행하였다.

리서치 분석 결과는 예상했던 것과 매우 달랐고, 놀라운 사실을 알게 되었다. 전화를 받는 '부담도'가 10점 만점에 7점 이상이라는 대답이 대부분이었는데, 실제 병동당 걸려오는 전화 수는 1일 평균 5.9건(소요 시간 약 9.6분)에 불과했기 때문이다. 그 이유를 살펴보니, '물리적인 부담'이 아닌 '심리적인 부담'에서 찾을 수 있었다. 다빈도 질문의 1/3 정도가 '이용안내,' '일정', '행정처리' 등 간호와 관련이 없는 질문이었다. 대응하기 어려운 경우는 대부분 확답을 요구하거나, 의사 연결을 요구하거나, 권한 밖의 질문을 받은 경우였다. 병동의 환자들을 간호하느라 정신없이 바쁜 가운데, 이런 전화를 받게 되는 것은 심리적으로 매우 큰 부담일 수밖에 없다.

병동 간호팀과 함께 환자들의 질병과 약복용에 대한 이해를 높이기 위한 아이디어를 도출하고 솔루션을 개발하였다. 그 결과 퇴원안내문의 개선 및 보강, 이해하기 쉬운 약 복용 정보제공, 간호사의 외부고객 대응의 두려움 감소를 위해 '문의대응 가이드라인'을 개발하였다.

프로젝트팀은 더 나아가 복약 안내 개선에 그칠 것이 아니라, 복약 횟수를 줄이기 위한 활동을 시작하였다. 많은 사람들이 안 될 거라고 했지만, 특히, 신장 이식팀 의료진과 약제팀의 적극적인 협조와 노력을 통해,

그림 13. 퇴원 후 문의대응의 부담 원인 분석

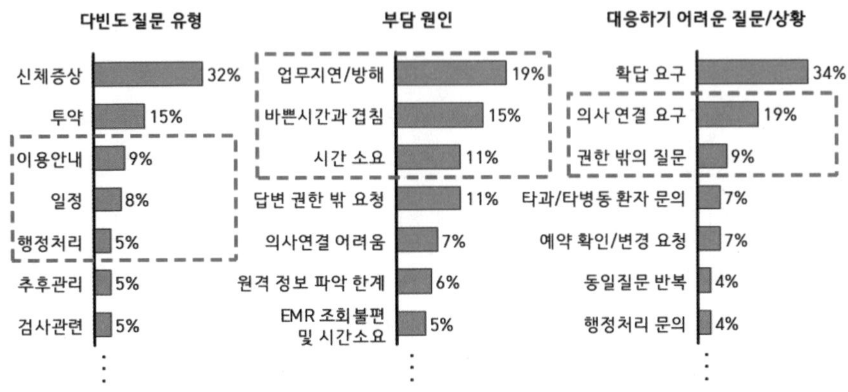

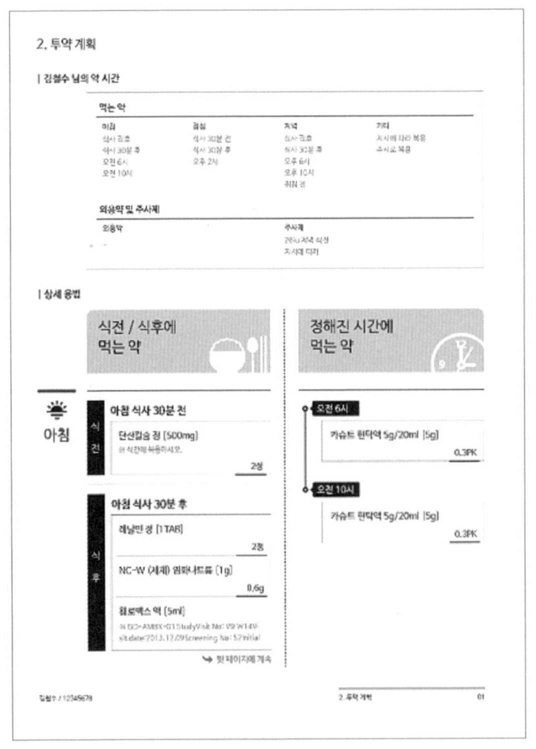

2. 투약 계획

| 김철수 님의 약 시간

먹는 약

아침	점심	저녁	기타
식사 직후	식사 30분 전	식사 직후	지시에 따라 복용
식사 30분 후	식사 30분 후	식사 30분 후	수시로 복용
오전 6시	오후 2시	오후 6시	
오전 10시		오후 10시	
		취침 전	

외용약 및 주사제

외용약	주사제
-	2단위 저녁 식전 지시에 따라

| 상세 용법

식전 / 식후에 먹는 약

아침

식전 — 아침 식사 30분 전
탄산칼슘 정 [500mg] — 2정

식후 — 아침 식사 30분 후
레날민 정 [1TAB] — 2정
NC-W (제제) 염화나트륨 (1g) — 0.6g
웰로엑스 액 [5ml]

다음 페이지에 계속

정해진 시간에 먹는 약

오전 6시
카슈트 현탁액 5g/20ml [5g] — 0.3PK

오전 10시
카슈트 현탁액 5g/20ml [5g] — 0.3PK

김철수 / 12345678 2. 투약 계획 01

그림 14. 복약 안내문 개선

틀에서 벗어나 고정관념을 깬 결과를 얻을 수 있었다. 결과적으로, 하루 11번 먹어야 하는 약이 7번으로 줄었고, 약의 가짓수도 31가지에서 23가지로 감소했다. 환자뿐만 아니라 직원들의 업무 감소에도 도움이 되었다.

처방하고, 조제하고, 투약하고, 이렇게 반복되는 업무를 진행하며 환자의 불편감에 대해서는 생각해보지 못했다. 약 먹기 힘들겠다는 것을 알고 있었지만, 무조건 안 된다는 고정관념이 환자 편의를 개선하려는 마음의 눈을 가렸다. 하지만 서울아산병원의 의료진들은 환자를 위해 노력했고, 환자를 생각하는 마음에서 혁신이 생겨났다. 환자들의 편의를 생각하는 혁신은 앞으로도 지속되고 발전될 것이다.

나가며

이 장에서 소개한 병동 환자 경험개선 관련 다양한 프로젝트가 의미 있는 이유는 첫째, 효율과 결과에만 집중하던 병원이 환자의 경험을 최우선으로 한다는 관점의 전환을 이끌어냈다는 점, 둘째, 단지 환자 접점에서의 서비스 개선이 아니라 진료 프로세스, IT 시스템, 진료 환경 등 총체적인 솔루션이 적용되어 지속 가능한 시스템의 변화를 만들었다는 점, 마지막으로 진료과, 수술 및 병동 간호팀, 약제팀, 의료정보개발팀, 진료지원팀, 시설팀, 구매팀 등 수많은 부서들이 함께 만들어 낸 작품이라는 점이었다.

메이요 클리닉의 혁신 부서인 'Center for Innovation'의 입구에는 'Think Big, Start Small, Move Fast'라는 문구가 걸려있다. 디자인적 사고라는 방법론에서도 처음부터 완벽한 결과물을 만들려고 하는 것보다 부족하지만 적용 가능한 시제품Prototype을 만들어서 테스트하고 개선하는 과정을 빨리 반복하는 것이 완성도 측면이나 시간 단축 측면에서 훨씬 유리하다고 이야기한다. 현장의 직원들의 아이디어와 테스트가 대단하게 느껴지지 않을 수도 있다. 하지만 이러한 작은 시도들이 모여서 끊임없이 개선되었을 때 언젠가 위대한 결과물이 탄생할 것을 믿어 의심치 않는다.

20장

스토리텔링을 이용한 의사소통과 진료 프로세스 디자인

김유명[1]

들어가며

환자와 의사 사이의 정확한 의사소통을 위해 스토리텔링 기법을 활용할 수 있을지 살펴본다.

왜 스토리텔링인가?

진료 현장에서 정확한 의사소통은 진료의 모든 과정에서 중요하며, 특히 수술 동의와 설명의무의 문제에서 그리고 수술 전 준비, 수술 후 관리에서 결정적인 요인으로 작용한다. 흔히 의사들은 '내가 하는 설명을 환

1 성형외과 전문의, 작가.

자들이 잘 알아듣는 것 같아, 이 정도의 기초적인 영어는 환자들도 알겠지? 이런 상식적인 과정을 이야기하는데 설마 못 알아들을까? 이렇게 자세히 설명했으면 주의사항을 잘 따르고 조심하겠지?'라는 착각을 하기 십상이다. 또 환자는 '선생님이 설명하는 중인데 말을 끊고 못 알아들었다고 이야기하긴 미안해. 내가 무식한 게 탄로 나지 않을까 창피해. 선생님은 매일 하는 일이겠지만, 난 처음 듣는 거라 잘 모르겠는데, 다시 설명할 시간이 없겠지? 설마 그런 부작용이 다 일어나겠어? 괜히 겁주는 걸 거야.'라는 속마음을 가지기 쉽다.

이런 의사와 환자 사이의 간극은 보험이나 금융상품으로 치면 불완전 판매에 해당하며, 환자의 의사 결정권을 빼앗는 결과가 된다. 또 수술, 시술 전 주의사항 이행에 차질을 빚고, 수술, 시술의 결과에 나쁜 영향을 미치며, 수술, 시술 후 주의사항 이행 차질로 경과에 문제를 발생시켜, 결과적으로 의료 분쟁에 있어서 의사의 설명의무 위반으로 결론 나게 된다.

그렇다면 이 간극은 어떻게 채울 것인지 생각해보자. 현재는 책보다 동영상으로 정보를 입수하는 시대이다. 예를 들어 한국인의 독서량은 2015년 기준 1년 평균 8.7권으로, 192개국 중 166위이다. 고령자들마저도 유튜브를 켜면 자신의 취향에 맞는 동영상이 뜨는 것을 경험하는 초개인화 Hyper-personalization 시대이다. 이런 시대에 단순하게 의학적인 내용, 주의사항을 읽어주는 것으로는 역부족일 수밖에 없다.

만약 학문적인 내용을 교과서적인 방법이 아닌 환자의 관심에 맞는 스토리로 들려준다면 어떨까? 소설이라면, 영화라면 누구나 주의를 기울인다. 다만, 그 스토리는 환자의 개별적인 입장에 맞고, 그리고 자신이 처한 구체적 단계에 맞아야 한다. 또 시간, 장소의 구체적 배경 위에 주인공을 세우고, 좌절과 극복의 극적인 스토리가 있어야 주인공에 자기 동일시가 이뤄지고, 감정적으로 몰입하여 끝까지 듣고 오래 기억한다.

스토리를 갈구하는 우리의 본능을 이용하자. 2001년 옥스퍼드 대학 앤서니 모나코Anthony Monaco 교수가《네이처》지에 게재한 논문에 의하면, 언어 장애를 가진 영국인 가계의 유전자를 분석해보니 foxP2라는 언어 유전자가 언어 구사에 결정적이었다. 오랜 진화 과정 중에서 12~20만 년 전 돌연변이를 일으켜 사람이 정교한 언어 구사 능력을 갖추게 되었다. 인간과 침팬지의 foxP2는 염기서열 715개 중 단 2개만 차이가 있다. 이 유전자의 차이가 단백질의 모양을 변화시켜 얼굴과 목, 음성 기관의 움직임을 통제하는 뇌의 일부분을 훨씬 복잡하게 형성하고 이에 따라 인간과 다른 동물의 능력에 엄청난 차이가 발생하였다. 호모 사피엔스의 역사와 일치, 즉 인간의 유전자에 본능적인 이야기 능력이 잠재하고 있음을 알게 되었다.

하버드대 인지심리학 교수 제롬 브루너Jerome Bruner에 의하면 유아들이 말을 배우기 전에도 몸짓, 표정, 짧은 감탄사로 자신의 감정을 표현하며, 짧지만 완결된 이야기를 전하길 원한다고 한다. 30개월된 아동에게도 듣고 말하는 능력이 독립적으로 생겨난다. 별다른 교육 없이도 본능적으로 이야기를 할 수 있다. 즉 이야기는 '인간의 본능'이다.

우리의 신경회로가 이야기를 본능적으로 갈구하도록 설계되어 있다. 왜냐하면 자신이 처한 환경에서 위험은 회피하고, 욕구는 충족시켜야 하기 때문이다. 즉 타인의 경험을 통해 자신에게 닥칠 미래위험에 대한 대비와 이익 추구의 힌트를 얻는다. 이런 소통의 과정과 사회화의 과정이 생존에 필수적이며, 병원 현장에서도 마찬가지이다.

— 병원에서의 스토리텔링

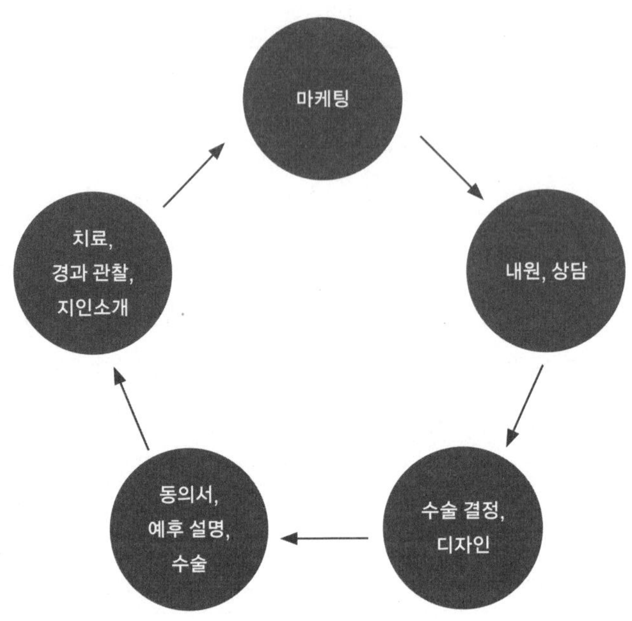

스토리텔링은 병원에서 일어나는 모든 단계의 업무 효율면에서 필요하다. 예를 들어 시장에서의 독특한 지위 확보를 위한 마케팅에 활용되기도 하고, 고객의 선택권 존중, 의사 결정권 보장, 가능한 부작용 등의 위험 회피, 필수적인 주의사항 이행 등에 대한 이해도 증진을 위해 사용할 수 있으며, 정확한 의사소통에 의해 궁극적으로 의료 분쟁 예방에도 결정적인 효용을 가지고 있다고 할 수 있다. 이런 모든 진료 프로세스를 디자인함에 있어서 이제 스토리텔링은 필수적인 요소라고 생각한다.

마케팅

의료 공급 과잉의 시대에 최대 규모, 최저 수가라는 단순한 스토리로는 설득에 어려움이 있다. 그 보다는 새롭고, 독특한 스토리를 가져야 소비자의 뇌에 한 부분을 선점하는 것이 가능하며, 시장에서의 독특한 지위를 확보할 수 있다. 특히 고객의 기억에 남을 특이한 스토리는 주목할 만한 가치가 있고, 예외적이고, 새롭고, 흥미진진한, 따분하지 않은 스토리는 고객이 기꺼이 그것에 대해 자발적으로 이야기하고 싶은 것이 된다. 이는 꼭 미용성형외과에만 국한되는 것이 아니다. 예를 들어 갑상선 로봇 수술로 절개선 최소화, 최신형 레이저 토닝 기계 도입으로 부종 최소화처럼 새로운 접근법, 새로운 장비 도입도 스토리텔링으로 푸는 경우 효과를 더할 수 있다. 새로운 카테고리 확립, 새로운 가치를 부여하는 경우에도 '방송 장비의 오목거울 왜곡 현상을 극복시켜 주는 아나운서 성형'이라는 새로운 카테고리를 '유전형 분석에 따른 안면 부위 토털total 성형으로 자연스러운 얼굴, 조화로운 얼굴 완성'으로 설명한다면 고객에게 더 큰 가치를 인식시킬 수 있다.

내원, 상담

수술의 장점만 부각하거나 동화 같은 예시는 감정 이입, 설득이 잘 안 된다. 예를 들어 성형외과에서 전, 후 사진의 단순 비교보다는 모델 케이스의 인적 사항 등 구체적인 캐릭터를 포함한 전체 스토리를 이야기해 줘야 감정 이입이 가능하다. 또한 변화 후 얻은 이익뿐만 아니라, 그들 내면의 위험을 회피하려는 불안에 대해도 동시에 스토리텔링이 되어야 진실성을 느낀다.

수술 결정, 디자인

일단 진단이 내려지면 환자 맞춤형의 스토리를 이용한다. 사전 동의를 받은 항목별 사진 혹은 동영상에 나이, 성별, 직업, 욕망, 기대, 불안이 포함되어야 결정에 도움이 된다. 수술 항목별로 각각 스토리 동영상을 준비한다. (예:이마 거상술, 내시경 이마 거상술, 눈썹 밑 절개법, 쌍꺼풀 수술, 경결막 지방 재배치, 융비술, 축비술, 코끝 연골 재배치, 자가 지방이식, 지방 흡입, 보톡스, 필러, 모발 이식)

또한 수술 단계별로 스토리 동영상이 준비되면 좋다. (예: 초진 상담일- 수술 동기, 수술 종류, 기대효과, 장단점 비교, 2차 상담일- 구체적 디자인 결정, 수술 전 주의사항, 수술 당일- 동의서, 수술 과정, 수술 후 주의사항)

수술 전 동의서, 예후 설명

동의서 작성 시, 대화형 동영상을 제작하여 활용한다. 1개의 스토리가 반복되는 외래의 대형 모니터로는 의미가 없다. 대신 대기실에 개인별 모니터를 이용하거나 태블릿 PC를 이용하여 시청하게 하거나, 수술 디자인 후 귀가 시에 USB에 저장하여 전달하거나, 방문 전 SNS를 이용해 미리 전달한다. 실제 동의서 작성 시에 이해도가 극적으로 향상되는 경험을 하고 있다. 향후 메타버스를 이용하여 의사 아바타를 만들고, 이 아바타가 아주 상세한 수술 전 설명을 무한히 반복할 수 있다면 의사의 신체적, 시공간의 물리적 한계를 극복할 수 있을 것이다.

치료, 경과 관찰

생길 수 있는 부작용들의 단순 나열, 경고는 비효율적이다. 차라리 한 사람의 예를 스토리로 전달하면, 훨씬 주의 깊게 받아들인다. 예를 들어 경결막 지방 재배치의 경우, 수술받고 간 뒤 무거운 김칫독을 들다가 재출혈한 40대 주부 이야기를 전달하고, 눈썹 밑 절개법 수술받고 매일 눈썹 그리고 지우다가 상처가 넓게 아문 20대 젊은 미혼의 직장인 환자 이야기, 실밥 뽑고 가서 다음날 아침 일어나면서 눈을 비벼 벌어져 다시 꿰맨 60대 남자 노인 환자 이야기를 활용하는 식이다.

지인 소개

보이지 않는 과정, 입소문은 결국 스토리텔링에 의한다. 기꺼이 가족과 지인에게 이야기하고 싶은 새로운 경험을 한 스토리, 새로운 가치를 얻은 스토리를 만들어 낸다면 비용이 거의 들지 않는, 지속가능한 마케팅이 가능하다. 가장 효과적인 스토리는 고객 입장에서 더 큰 가치를 획득하고, 위험을 제대로 회피한 스토리이다. 예를 들자면 "TV 뉴스 앵커 누가 거기서 수술받았다"더라, "이 병원은 하루에 수술을 딱 한 사람만 한다"더라, "눈밑 지방주머니를 겉에서 안 째고 눈꺼풀 속으로 수술해서 흉터가 전혀 없더라", "뼈를 안 깎고 지방이식만 했는데 얼굴이 정말 조막만해졌다"더라 등의 스토리이며, 이런 스토리는 스스로 생명력을 가지고 무한히 전파된다.

의료 분쟁에 대한 대비

주관적인 관점에 의해 수술 결과가 판단되는 미용성형 분야에서 의료분쟁의 경우 환자와 인간적으로 친해지지 못해서 생긴 일들이 대부분이다. 의료진이 기계적으로 대해서, 존중받지 못하고 무시당했다는 감정의 문제가 많은 부분을 차지한다. 결국 모든 분쟁의 귀결은 설명의무 위반으로 귀결되는 것이 오늘의 현실이다. 따라서 환자로부터 오해받지 않으려면 처음부터 전반적인 프로세스에 대해 환자와 대화하며 스토리텔링으로 친교해야 하며, 수술과 구술의 조화가 필요하다고 생각된다.

— 전달력을 가진 스토리텔링이란?

저자는 의사이자 소설을 쓰는 작가이다. 이 두 가지 역할을 수행하며 느낀 환자와 의사, 독자와 작가 상호 작용의 유사성에 주목해보기를 바란다.

1) 의료진은 환자의 호기심을 유도하고 기대를 충족시켜야 한다. 즉 작가가 독자에게 하는 스토리와 마찬가지로 원내 진료 상황에서도 스토리의 특이함과 독창성이 필요하다.
2) 일방적인 서술, 설명이 아닌 스무고개 식의 퀴즈가 효과적이다. 양방향으로 상호이해의 수준을 일치시키기 위해 적절한 힌트를 주고, 과다한 힌트는 숨기고, 호기심을 적절히 이어가고 끌어가기가 중요하다. 즉 퀴즈가 너무 쉬워도 바로 끝나고, 너무 어려우면 중도에 포기한다.
3) 마케팅, 예후 설명 등에 진실이 담겨야 한다. 마치 소설이 허구임이 드러나는 순간 소설은 죽게 되는 것과 같다. 소설은 현상의 이면에 숨겨진 진실을 드러내는 과정이다. 제대로 나온 수술 결과보다 더 큰 진실은 없으며 의료 상황에서의 스토리텔링은 소설의 형식에 진실과 가치를 담아 전달해야 한다.

나가며

저자는 성형외과 전문의로서, 그리고 작가로서 경험한 스토리텔링의 기법들이 여러 진료 환경에서 의료진과 환자 사이의 의사소통에서 효과적으로 활용되기를 기대해본다.

21장

환자 맞춤형 서비스 개발을 통한 경험개선 사례

김재연[1]

들어가며

중소병원인 좋은문화병원은 고객지향 문화, 환자 중심 병원이라는 슬로건 아래 대형병원부터 시작하는 환자경험평가를 사전 준비하고 체계적인 관리를 하기 시작했다. 본원은 2016년도부터 TF팀을 구성하여 활동을 시작하였고, 건강보험심사평가원에서 마련한 객관적인 설문자료를 바탕으로 환자와 보호자의 목소리를 듣고 고객이 원하는 것이 무엇인지 불편한 점을 해소하려는 끝없는 노력과 다양한 개선 의지를 실천하고자 최선을 다하고 있다.

1 부산 좋은문화본부 QPS실 팀장.

— 의사와 이야기할 시간이 없다: 회진 시 궁금한 점 물어보세요

진료과장들은 병실 회진 후 퇴원설명, 외래진료, 수술, 검사 등 바쁜 일정으로 환자와의 소통의 시간은 언제나 짧다. 환자도 마찬가지로 외래에서, 병실로 올라온 후 첫 대면 시에도, 퇴원할 때까지 생각날 때마다 수시로 물어보고 답을 듣고 싶지만, 그러기에는 주치의 면담은 쉽지 않다. 매번 정기적으로 오는 회진이지만, 그때 미처 생각나지 않았던 것들을 간호사를 붙잡고 외래에 다시 연결시켜달라는 환자나 보호자가 많다.

이에 착안하여 만든 메모장이 '회진 시 궁금한 점 물어보세요'이다. 입원 시 입원생활 안내문 설명 후 입실하게 되면, 병실 침상에 함께 배부할 안내문을 제작하였다. 입원 시에는 워낙 많은 설명을 한꺼번에 듣게 되므로, 다음날 아침 일찍 수간호사나 책임간호사가 한 번 더 설명하여 안내하고 있다. 수시로 궁금한 사항을 기록해놓았다가, 오전이나 오후 회진 시 물어볼 때 사용하기 위함이다.

— 회진시간 정보제공: 입원생활 안내문 알림톡

입원 시 입원생활 안내문, 낙상주의 설명서, 환자 정보확인, 식이 사항 및 각종 설명 리플릿으로 너무 많은 정보를 환자 및 보호자에게 제공하고 있다. 이에 환자나 보호자들은 낯선 환경에 컨디션이 안 좋은 상황에서 모두 다 기억을 떠올릴 수 없다. 또한 여러 장의 안내문을 드려도 꺼내보

그림 1. 의사 회진 시 상담메모

회진 시 궁금한 점
물어보세요
병실 :
환자명 :
좋은문화병원

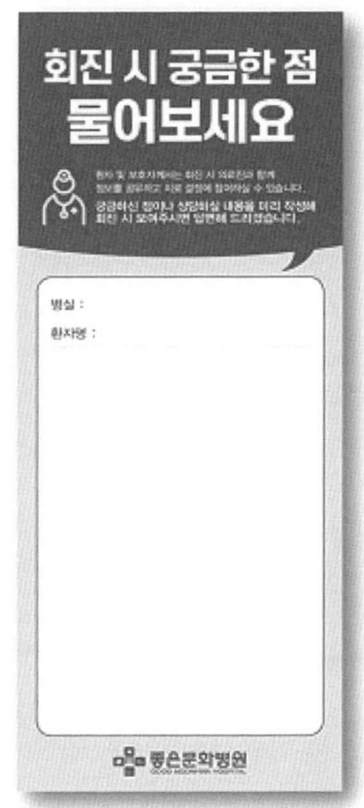

그림 2. 개선 주치의 회진시간 안내 추가

회진 시 궁금한 점
물어보세요
병실 :
환자명 :
주치의 회진시간 안내
오전 08:30 ~ 09:30 / 오후 04:30 ~ 05:30
※ 회진은 1일 1~2회 실시하며 시간은 진료사정에 따라 변동될 수 있습니다.
좋은문화병원

그림3. 회진시간 안내 홍보게시물

고객분들의 제안으로
새롭게 만들었습니다!
고객들의 소중한 제안으로
고객들이 더 좋아하는 병원으로
"의료진에게 궁금한 점을 많이 물어보지 못했어요"
고객불편사항 접수 채널 안내

그림 3. 입원생활 안내 알림톡

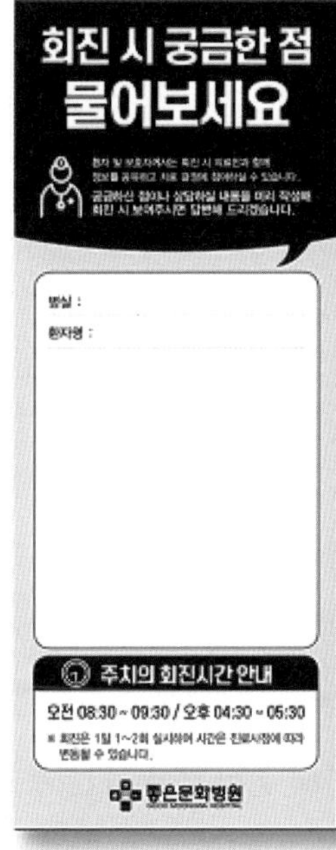

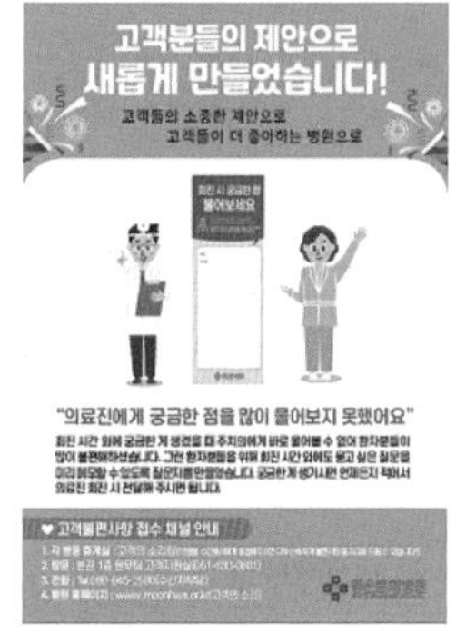

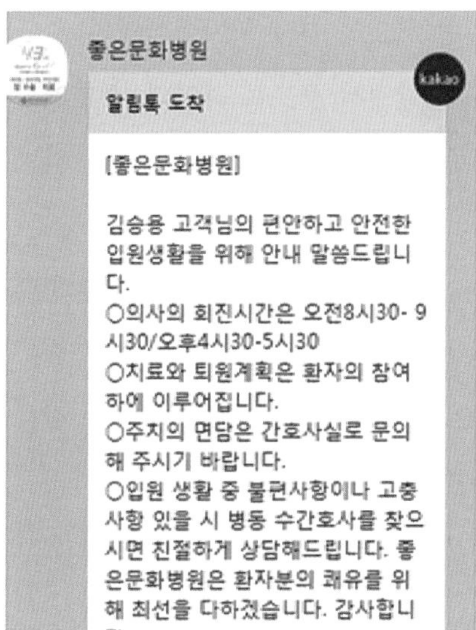

그림 4. 병문안 회진시간 안내

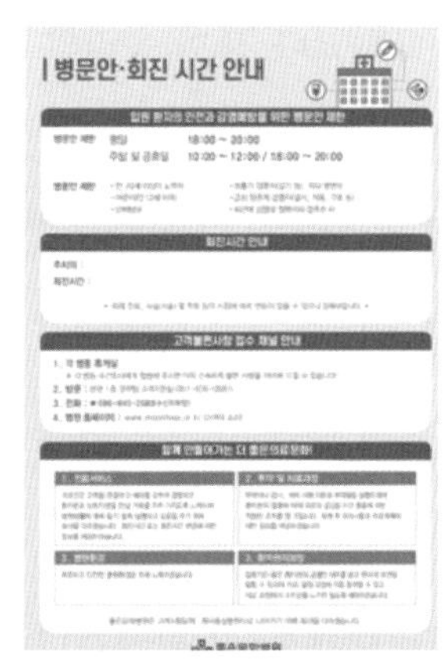

회진시간 안내
의료진 :
회진시간 :
※ 외래 진료, 수술(시술) 및 학회 등의 사정에 따라 변동이 있을 수 있으니 양해바랍니다. ※

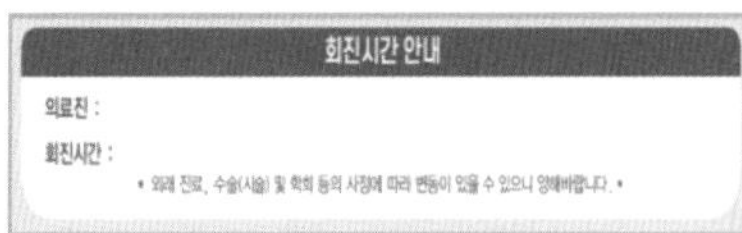

지 않거나 쓰레기통으로 들어가는 것이 다반사이다. 이에 문자로 간단하고 중요한 내용들만 요약하여 보내어 기억 안 나면 늘 열어볼 수 있도록 하였다.

— 수술 불안 감소: 이송방법 변경, 환자 마중하기, 소품 활용

수술은 언제나 환자에게 불안하고 두려운 경험 중 하나다. 수술 이동 시 누워서 천정만 바라보며 끌려가는 기분은 수술을 더욱더 두렵게 하는 부분 중 하나일 것이다. 또한 엘리베이터에 다른 사람들과 함께 타고 간다면 모든 시선이 본인한테 쏟아져야 하는 부끄러운 경험을 해보았을 법하다. 이에 환자의 두려운 시선을 발견하여, 이를 개선하여 환자를 휠체어에 태워 수술실로 보내는 시도를 해보았다. 처음에는 수술실의 협조가 필요하였다. 또한 우리의 관행을 바꾸려는 시도는 아주 획기적이었다. 도뇨관을 미리 병동에서 준비해 갔다면 수술실에서 꽂도록 하였다. 스트레처는 수술실, 회복실 것과 대체하고 부족 시 병동에서 내려주는 것을 사용하여 불편함을 감행하였다.

또한 수술 출발 및 수술 후 병실 도착 시 멘트에도 신경을 기울였다. 수술 출발 시 배웅 멘트로 "(손을 잡으며) ○○님, 긴장되시죠, 곧 5층 수술실로 이동하겠습니다. ○○과장님 믿으시고, 수술 걱정하지 마시고 잘 다녀오세요, 곧 뵙겠습니다"라고 말하면 좋다. 수술 이후 병실에 도착하면, 마중 멘트는 반드시 주치의가 직접 방문하여 말한다. 이때 환자의 손을 잡으며 "○○님, 수술 무사히 잘 마쳤습니다. 많이 아프고 힘드시죠?

그림 5. 좋은문화병원 서비스 디자인(부인과 수술환자 불안감 해소 프로젝트)

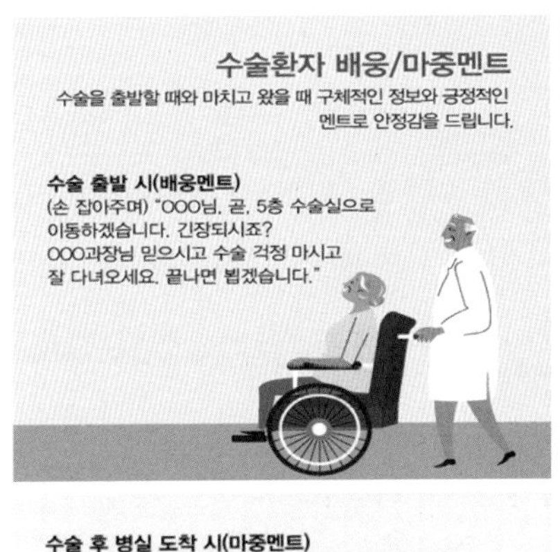

환자 이송방법 변경
침대이송이 환자들의 수술에 대한 두려움을 키울 수 있어,
다음과 같이 변경됩니다.
(간단한 수술이라고
했는데, 불안해지네..)
변경 후
(정말 간단한 수술인가봐!
걱정 안해도 되겠어!)
※ 간단한 수술환자부터 적용을 시작하여 점차 확대할 예정입니다.

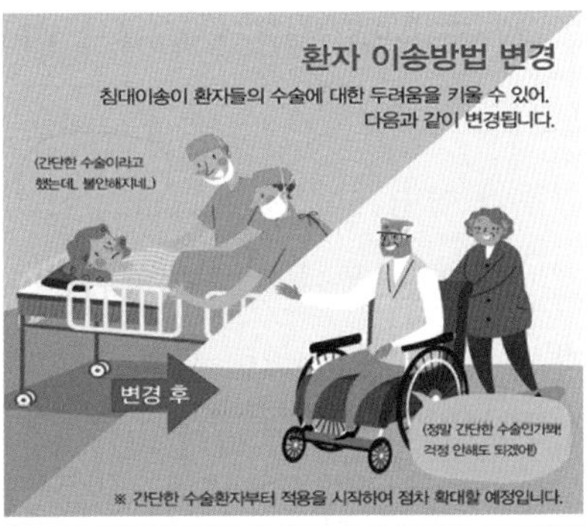

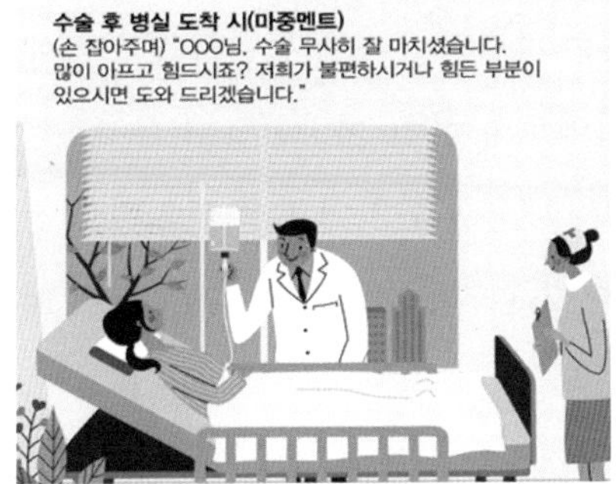

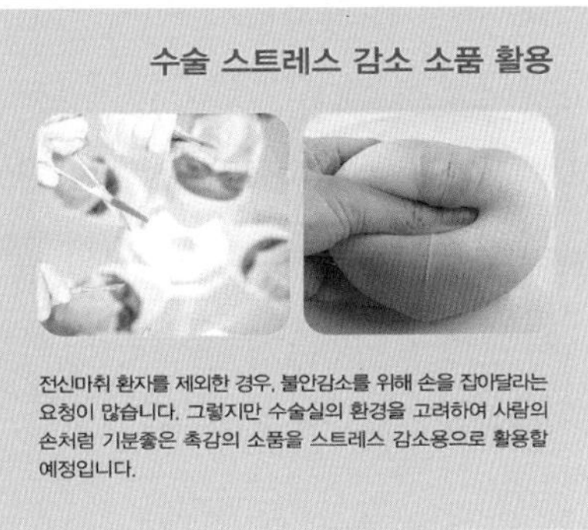

저희가 불편하거나 힘든 부분이 있으면 도와드리겠습니다"라고 하면 적절하겠다.

수술실 안에서 소품 활용하기는 혼자 낯선 환경을 견뎌야 할 때, 사람의 손으로 전해지는 체온은 불안감을 해소시킬 뿐만 아니라 그 촉감으로 인해 스트레스를 감소시킬 수 있는 좋은 매개체이다. 촉감과 온도를 동시에 느낄 수 있도록 '스트레스 볼'을 사용하였다.

— 복약 안내: 모바일 서비스 문자 알림

투약 설명 시 기존에는 코팅된 의약품 목록을 각 병동마다 비치하여, 해당 의약품 투여 시 환자에게 보여드리며 설명하였다. 퇴원 시에는 약 봉투에 프린팅이 되어 환자에게 간호사가 설명하는 형태로 진행되었던 방식이었다. 중간에 약이 변경되는 경우에는 약 설명을 구두로 하게 되는데, 환자 중 퇴원 후 본인이 어떤 설명을 들었는지 기억하는 사람은 드물다. 퇴원 후에도 기억하고 재확인하는 방법인 문자에 착안하였다. 이에 의약정보를 제공하는 킴스 온라인 사이트와 본원 처방전달 전산시스템 자인컴을 연동하여 환자 본인의 의약품 내용을 환자에게 문자로 바로 전송하여 투약내용을 알려주는 가시적이고 편리한 방법으로 다시 한번 더 환자에게 각인시키고자 하였다.

그림 6. 기존 코팅으로 복약설명

그림 7. 킴스온라인 연동 문자 알림 서비스

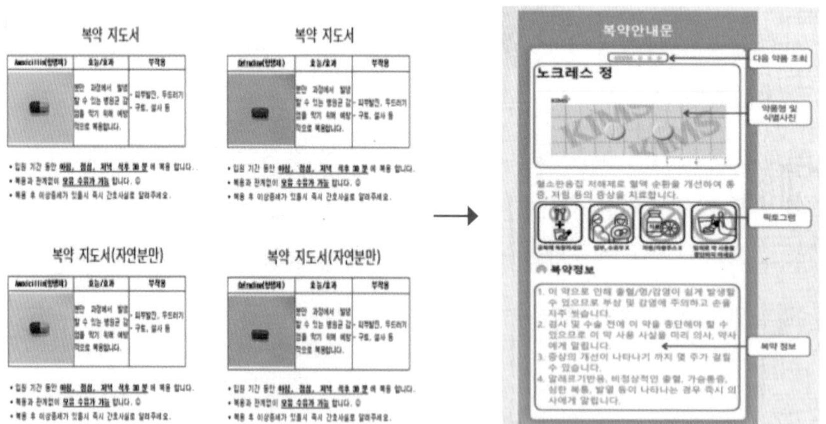

적용 범위는 입원 시와 퇴원 시 오더 확인과 동시에 전송하도록 시스템을 구축했고, 반드시 입원 시에는 핸드폰 번호가 맞는지 확인하는 절차 또한 중요하다.

━ 불만을 말하기 쉬웠는가: 좋은 문화 대나무숲

환자 권리 보장 부분에 불만을 접수하는 채널은 본원에서도 많이 열려 있다. 1층 원무 민원상담실, 병동휴게실, 병원 홈페이지, 낮 병동 휴게실, 흡연실 등 불만 접수 채널을 곳곳에 비치해두어 다양한 곳에서 접수하고 있다. 환자경험 설문 중 '불만을 말하기 쉬웠는가(환자경험평가 7번 문항)'라는 질문의 점수가 늘 가장 낮게 나온다. 이유를 알기 위해 상세한 설문을 돌려 보았더니, '입원 동안 피해를 볼까봐', '귀찮아서', '경로 안내 접수절차를 못 받아서', '말해도 개선이 안 되어서' 등의 의견이 나왔다. 환자경험 TF팀 회의석상에서 의논한 결과, 입원 중에는 화장실에 혼자 있을 때가 가장 집중이 잘된다는 결론이 도출되었다. 일부러 찾아가거나 홈페이지를 켤 필요 없이 화장실에 붙어있는 대나무숲 게시물에 QR코드를 이용해, 설문지형태로 핸드폰으로 변환되어 담당자에게 넘어가는 시스템으로 재정비하였다.

대나무숲의 장점은 익명성과 접수의 편의성을 극대화했다고 볼 수 있다. QR코드를 촬영하여 접수를 해야하므로 처음에는 오히려 불만 접수를 더 불편해하는 건 아닌가, 접수 건수가 없는 건 아닌가 반신반의 했지만 시작 후 현재까지 89건이 접수될 정도로 활용을 많이 해 주셨다. 익명

그림 8. 좋은 문화 대나무숲 비치된 현황

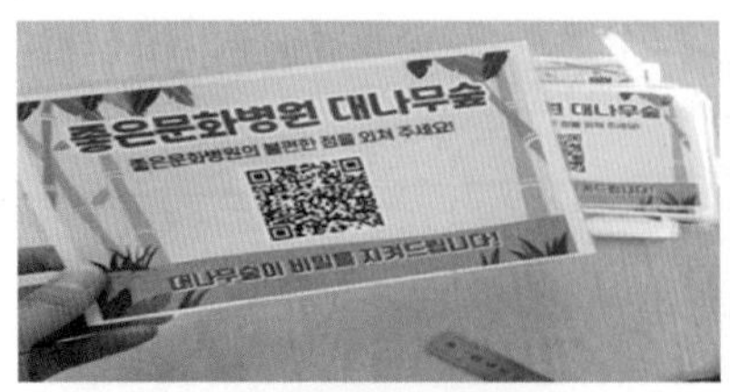

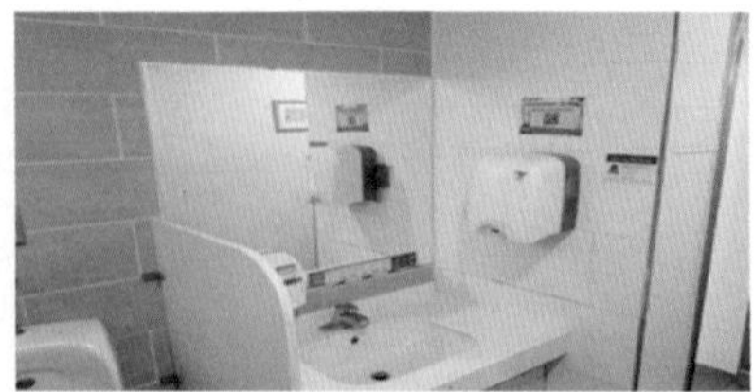
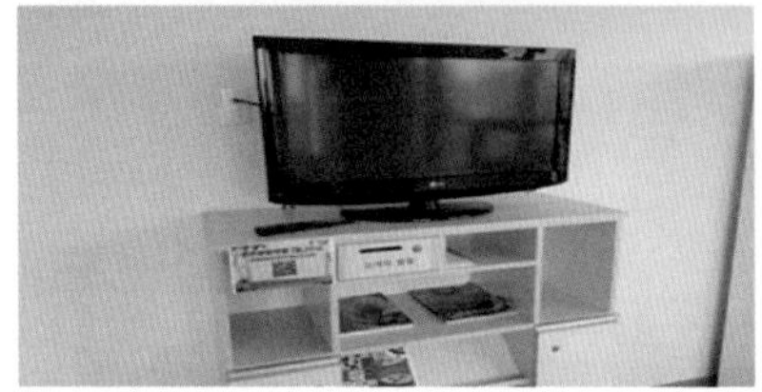
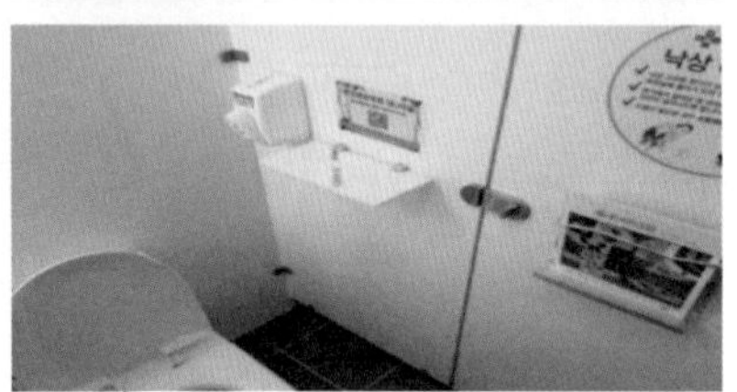

성으로 인해 불만, 건의 등 안 좋은 내용만 있을 거로 생각했지만, 칭찬 글도 종종 접수되어 놀라웠다.

― 고객체험 프로젝트 진행을 통한 환자경험 개선 활동 진행

'환자 중심 고객지향 문화', 부이사장의 신념이기도 한 이 슬로건을 토대로 2019년부터 부서장들이 환자가 직접되어 체험한 내용을 서로 논의하고 해결하고자 개선 노력을 시도하였다. 1년 장기적 사업으로 진행하였고, 소그룹별로 팀을 구성하여 월별로 체험부서나 프로젝트 주제를 정하여 환자경험 후 그 내용을 간부회의 시간에 부서장들과 공유하였다. 여기서 나온 안건들을 현장에 직접 접목하고 환경과 시스템을 바꾸었고 이러한 개선 의지와 고객중심 사고를 직원들에게도 전파하였다. 이러한 고객

그림 9. 부서장 체험활동을 통한 개선 노력을 고객들이 볼 수 있는 공간에 전시

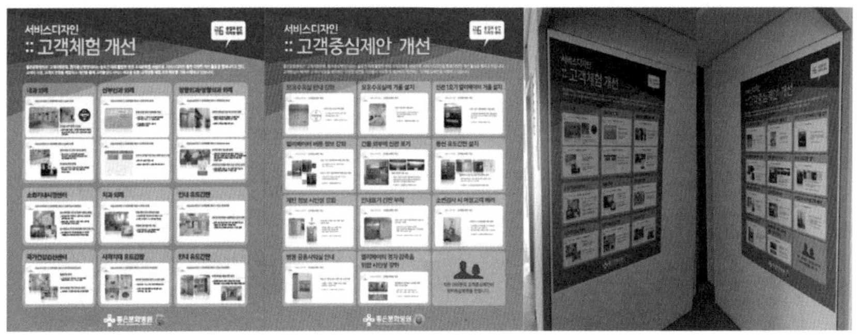

중심 사고를 직원들에게도 심어주기 위해 직원 제안제도를 운영하여 현장에서 어려운 점이나 고객 관점에서 불편해 보이는 것들을 제안하도록 하여 포상과 함께 내용을 직원 조회시간에 공유하여 적극적인 피드백 활동을 시도하였다. 또한 [그림 9]와 같이 이러한 개선 노력과 변화내용을 환자들에게도 공유하여 직원 모두가 힘쓰고 있음을 알리고 있다.

— 직원 행복 프로젝트

환자경험의 개선을 위해서는 전 직원들의 관심과 협조, 협업이 가장 중요하다. 또한 고객을 응대하는 직원들이 행복하지 않다면 고객들에게 절대 친절해질 수 없다. 이러한 점을 누구보다 잘 알고 있기에 예전부터 본원은 '친절위원회'라는 위원회를 1995년부터 운영하여 지속적인 활동을 해오고 있다. 다른 의료기관에 있는 CS팀이라고 보면 될 듯하다. 본원에서는 친절위원회가 함께하는 다양한 직원 만족 이벤트들이 있다. 코로나

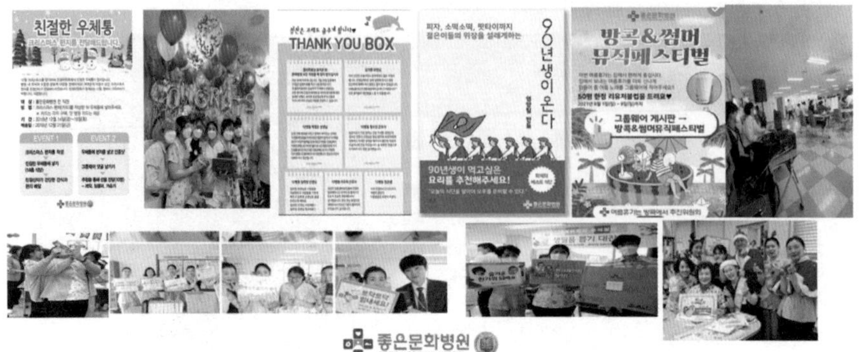

19로 다소 삭막해질 수 있는 직원식당에서 신청곡을 받는 라이브음악회를 하기도 하고, 현장을 직접 찾아가 깜짝 선물이벤트도 진행한다. 발렌타인데이, 명절, 크리스마스, 화이트데이, 90년생이 온다(먹거리 문화), 생필품 추첨행운권, 방콕&썸머 뮤직페스티벌, 땡큐 박스 등 다양한 이벤트를 진행하여 직원들의 사기충전을 돕고자 '직원 행복 프로젝트'도 추진하고 있다.

나가며

전담 부서가 있는 것이 제일 최선이긴 하지만, 대형병원이 아닌 일반 중소병원에서는 현실적으로 전담 부서를 따로 둔다는 것은 쉽지 않은 일이다. 전담팀을 만들기 힘들지만, 환자경험평가 업무를 지속적으로 모니터링하고 콘트롤 할 수 있는 전담인력은 반드시 필요하다. 중소병원은 인력적인 한계로 전담이 없고, 환자경험평가와 관련된 실무진들이 한자리에 모여 평가와 관련된 사안들을 관리하고 활동을 진행하고 있다. 활동의 추진력이나 개선 활동에 대한 피드백, 업무 협조가 발 빠르게 대처할 수 있었던 원동력도 실무진들이 부서장이기에 가능했던 것 같다.

환자경험은 말 그대로 총체적 관리total management의 결정체이다. 경영진, 진료부, 간호부, 행정, 진료 지원, 시설, 전산, 구매, 기획 총무, 보안, 영양, 미화부까지 모두 합심하여 에너지를 쏟아부어야, 하나의 결실인 '환자에 집중'이 가능해짐을 잊어서는 안 된다. 결론적으로 직원 개개인부터 자신이 하고 있는 기본에 충실하고 고객을 위하는 진정성이 더해진다면 환자경험평가는 성공적으로 이루어질 것이다.

22장

환자경험에 긍정적 영향을 주는 병원 건축환경 사례

김현아[1]

들어가는 말

건축설계를 하면서 나에게 선을 긋는 행위는 매우 신중하고 조심스러운 일이 되었다. 건축가가 긋는 선은 단순한 선으로 끝나는 것이 아니라 벽과 실이 되고 공간이 되어 사람들의 행태와 경험에 영향을 주기 때문이다. 특히나 병원은 의료진, 환자뿐 아니라 보호자, 방문객, 관리자, 영양사, 상담사 등 아주 다양한 일을 하는 사람들이 생활하며 다양한 경험을 갖는 장소이기에, 그 모두를 만족시킬 수 있는 공간을 만들어낸다는 것은 그 어떤 건축보다 어려운 일이라 할 수 있다. 그 복잡하고 다양한 병원건축의 공간 속에서도 환자 경험에 긍정적인 영향을 줄 수 있는 건축환경에 관해 사례와 함께 제언하고자 한다.

---

1 해안건축 메디컬 플래닝실 실장.

환자평가 기준에만 국한된 요소보다는 병원을 찾는 환자들이 병원을 방문하는 첫 순간부터 치료 후 퇴원하기까지의 모든 과정에서 긍정적으로 느낄 수 있는 건축환경과 관련된 요소들을 몇 가지 소개하겠다.

— 환자경험의 첫 시작은 병원 입구에 들어설 때부터 시작된다.

사람들은 병원에 대한 첫인상을 병원 내부를 보고 판단할 것이라 생각하지만, 실제로 필자인 나도 그렇고 대부분의 사람들은 병원의 정문에 들어설 때부터 병원에 대한 경험 평가를 하게 된다. 예를들어, 보행자와 차량의 동선체계가 잘 되어있지 않거나, 드롭오프 존drop-off zone, 차량의 대기 장소이 협소한 상황에 대해 "입구에서부터 차가 막히네, 주차하다 시간 다 보내겠네, 대체 어디로 가란 거야?" 등으로 그 병원에 대한 첫 경험을 부정적으로 바라보게 한다.

외부 차량 동선의 체계적인 건축환경

병원에서는 크게 대중교통 이용 보행자 동선과 개인 차량이용자들의 동선으로 나눌 수 있다. 보차분리步車分離는 어느 건물이나 명확해야 하지만, 특히 병원은 이용자의 특성을 고려할 때 보차분리가 그 어느 곳보다 명확해야 한다. 그리고 차량 동선은 세부적으로 환자와 방문객, 직원, 응급, 서비스하역, 영안 차량의 동선을 분리하여 교통의 혼잡을 사전에 방지해야 한다. 그중에서도 환자들이 가장 많이 이용하는 메인 드롭 존drop zone의 동선체계를 [그림 1]과 같이 입구에서부터 주차장으로 진입할 동

그림 1. 병원 주 출입구 차량 동선체계

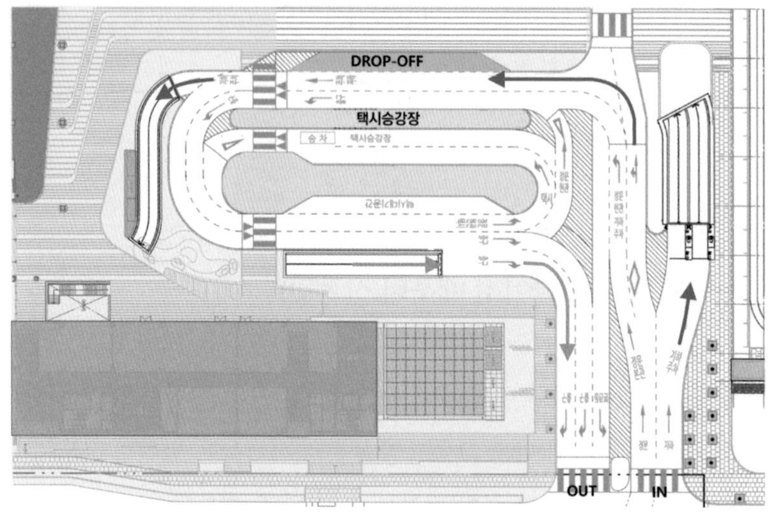

선을 별도로 계획하면 주차장 이용자가 병원 드롭오프를 모두 거치지 않아도 되므로 교통의 혼잡을 피할 수 있고, 택시 승강장과 대기 공간도 별도로 구분하여 로비와 가까운 드롭오프 존의 혼잡을 줄여 병원 이용자와 환자가 보다 안전하고 쾌적한 환경을 경험할 수 있게 만든다.

목적지를 쉽게 찾을 수 있는 건축환경

외부에서의 처음 접하게 되는 병원의 경험이 '주 출입구'와 '동선체계'라면, 병원에 대한 첫 이미지를 심어주는 매우 중요한 첫 번째 내부공간은 바로 '로비'다. 종합병원들 대부분은 규모가 크고, 로비는 목적지로 향하는 출발점이 되는 주요한 공간이지만, 이곳에서는 안내, 원무 접수 등의 기본기능과 편의시설, 그리고 외래진료의 공동이용시설 등이 복합적으로 구성되어 있기 때문에 쉽게 길을 찾을 수 있도록 하는 것이 매우 중요하다.

정보라·류호창(2014) 연구에 따르면, 길찾기가 용이하지 못한 공간에서는 심리적으로 불안해지고 분노의 감정을 품는다고 한다.[2]

병원에서의 길찾기를 용이하게 하는 건축환경 사례로 스트리트street형의 개방된 로비 공간의 구성은 환자들의 시·지각적 접근성을 높일 수 있게 만들고, 조닝별 색채 계획, 바닥의 색채 띠, 영역별 기호사용 등을 통한 안내표시체계를 꼽을 수 있다.

─ 의료시설 전 체계에 걸친 공간을 오감의 세계로 승화시킨다.

21세기에 들어와서 유전자구조가 규명되었고, 의료기술의 발달로 인체의 병을 치료하는 수준은 매우 높아졌다. 그러나 여전히 일부 병들은 원인 규명이 명확하지 않고, 스트레스가 원인이라 말하기도 한다. 따라서 긍정적 심리적 요인은 인체의 치료에도 매우 중요하게 작용한다고 볼 수 있다. 이런 점을 고려했을 때 건축이 직접적으로 병을 낫게 할 수는 없지만, 의료시설 전 체계에 걸쳐 병원을 찾는 환자들에게 심리적 안정감을 주는 치유환경의 조성이 필요하다. 1세대 병원 건축가 정현화 박사는 치유환경이란 생로병사에 관계된 의료시설 전 체계에 걸친 공간을 오감의 세계로 승화시킨 병원의 공감空感, Sense of Space이라 말한다.

---

2 정보라·류호창(2014.11). '길찾기'를 위한 공간디자인의 유형과 환경정보적 기능. 《한국디자인포럼》 vol 45. 399-410.

그림 2. E병원의 개방된 스트리트형 로비공간

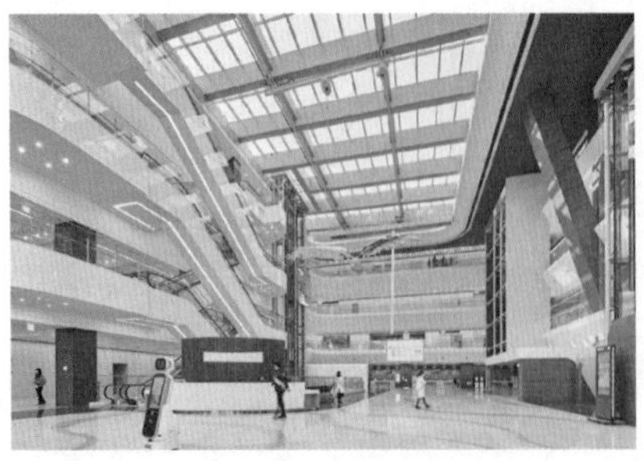

그림 3. 목적지로 안내하는 바닥 띠

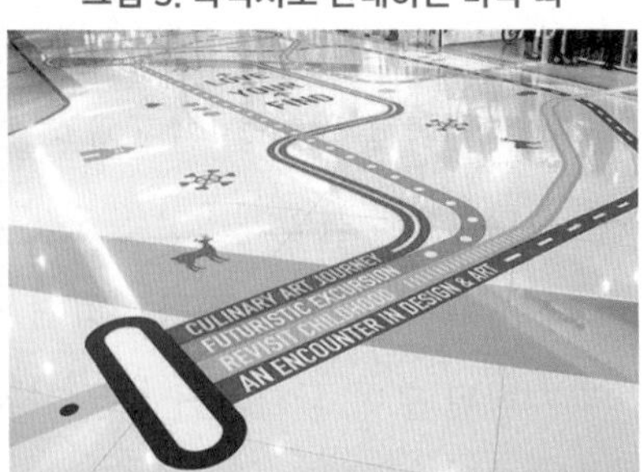

그림 4. 숫자를 활용한 부서별 사인

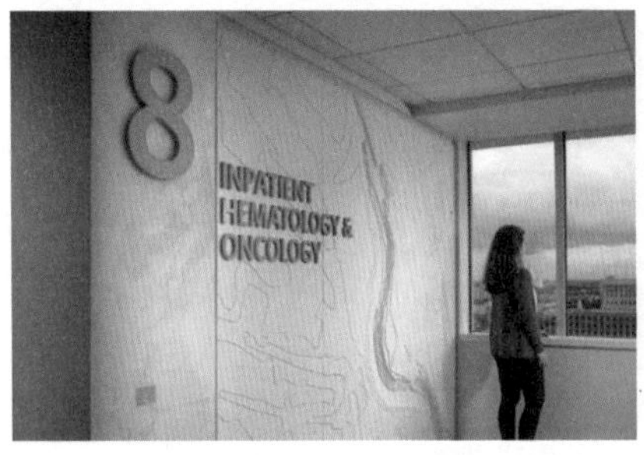

그림 5. 디지털 사인체계

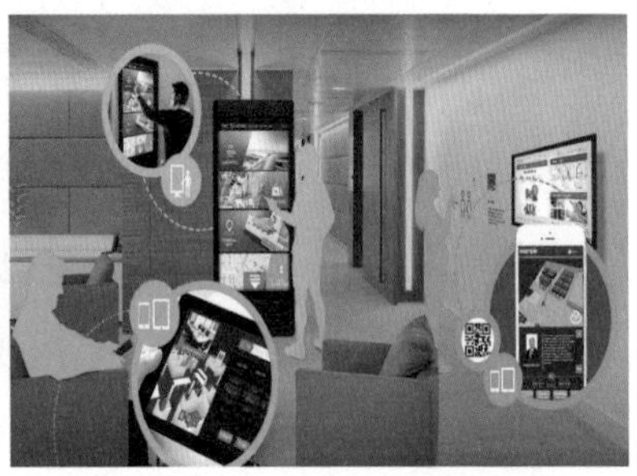

그림 6. S병원 라운지

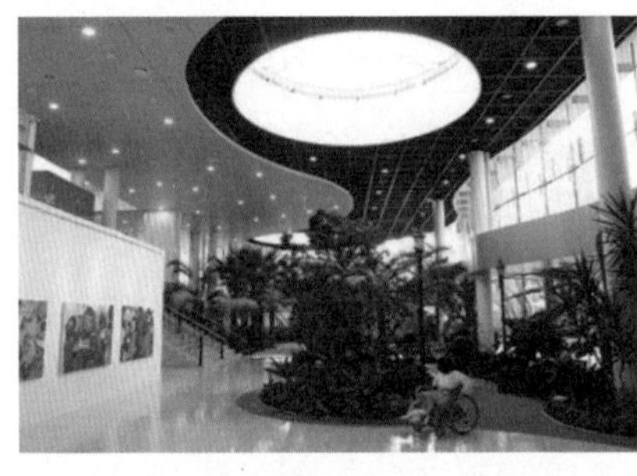

그림 7. C.E병원 로비 천장

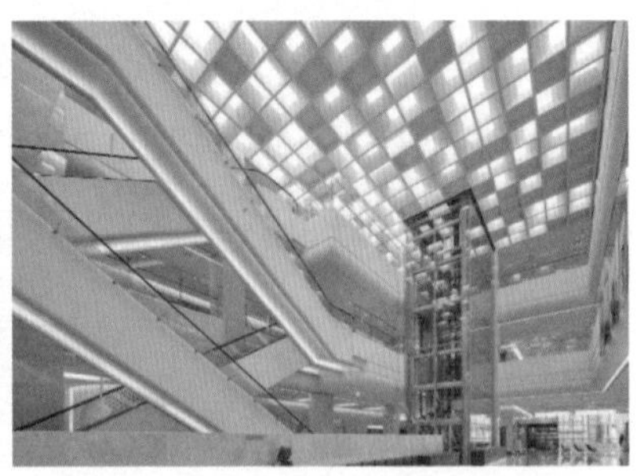

그림 8. Valley Children's Hospital

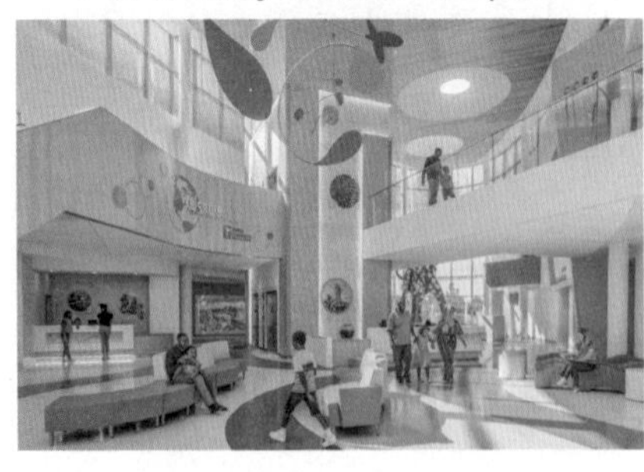

그림 9. K의료원 중정

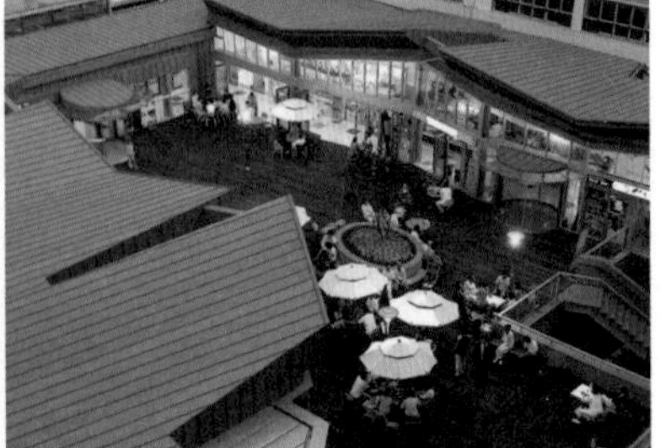

환자의 오감에 전달되는 치유환경 조성

환자의 오감에 전달되는 심미적 요소는 환자들에게 자신이 받는 의료의 질에 대한 확신을 갖게 해주기도 한다. 자연적 요소들이 치유에 큰 영향을 끼친다는 것은 그동안의 수많은 연구를 통해서도 알 수 있으므로 많은 병원들이 내부에 중정을 두거나 아트리움을 통해, 환자의 마음을 안정시키는 경관을 만들고 충분한 자연채광이 들어올 수 있도록 하여 자연요소를 적극적으로 도입해 치유환경을 조성한다.

또한 실내 건축환경의 패턴이나 색상, 조명, 질감 그리고 긍정적인 기분전환 요소들의 알맞은 조합은 의욕을 북돋워 주거나 환자의 마음을 안정시키는 치유환경이 된다. 한가지 예로 은평성모병원의 경우 구조적으로 자연채광이 불가능해 어두워질 수밖에 없는 공간에 색온도 조절이 가능한 LED 조명을 설치해 밝고 개방적인 분위기 조성으로 환자들에게 긍정적인 인상을 주고 있다.

— 환자의 공간은 심리적 안정감과 철저한 안전성이 동반되어야 한다.

앞서 언급한 요소들이 환자경험에 긍정적인 영향을 주는 공감의 치유환경이라면 의료시설에 있어서 정서적 공감과 함께 매우 중요하게 다루어져야 하는 물리적 치유환경도 필요하다. 병원의 각 부문은 각각의 성격에 따른 다른 조건의 치유환경이 필요한데 공통적으로 적용 가능한 물리적 치유환경에는 안전한 환경, 신속하고 정확한 의료행위가 가능한 환경 그리고 깨끗한 환경이 될 수 있을 것이다. 그중에서도 안전한 병원환경은 그 어떠한 치유환경 중에서도 가장 중요한 요소일 것이다.

환자의 집이 되는 병실 공간계획

병원에서 환자에게 안전한 환경을 만들기 위한 고민을 한다면 가장 먼저 생각해야 될 곳이 '병실'이어야 한다. 병실이야말로 병원 내부공간 중에서도 입원환자들이 가장 오랜 시간 머무르면서 일상생활을 하게 되는 공간이기 때문이다. 이러한 이유로 병실의 환경을 이야기할 때 거주환경이라는 말을 자주 사용하게 되고 병원에 머무르는 환자들의 경우 병실 내부가 결국 집의 역할을 한다고 볼 수 있다. 그러므로 병실공간은 병원의 다양한 공용공간에 비해서 프라이버시, 안정성, 쾌적성이 더욱 중요한 요소가 되고 입원환자들을 위한 서비스공간들도 확대되어가고 있다([그림 10], [그림 11] 참조).

병원 내부 질병의 확산을 차단하기 위한 감염차단 환경

메르스 이후부터 의료시설에서는 감염관리가 화두로 떠오르며 감염원

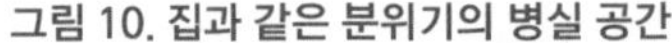

그림 10. 집과 같은 분위기의 병실 공간

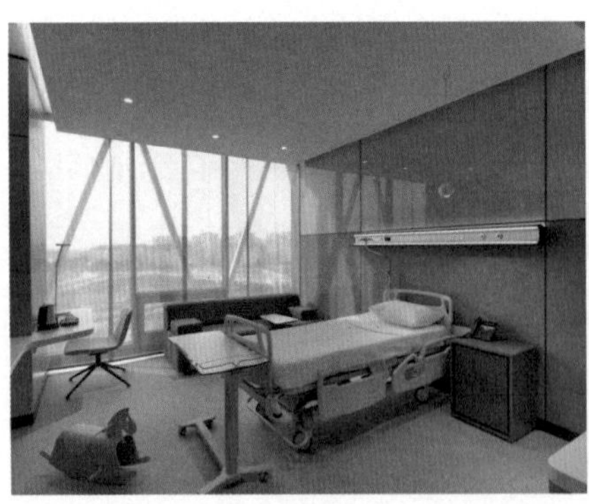

그림 11. A병원 소아병동 학습실

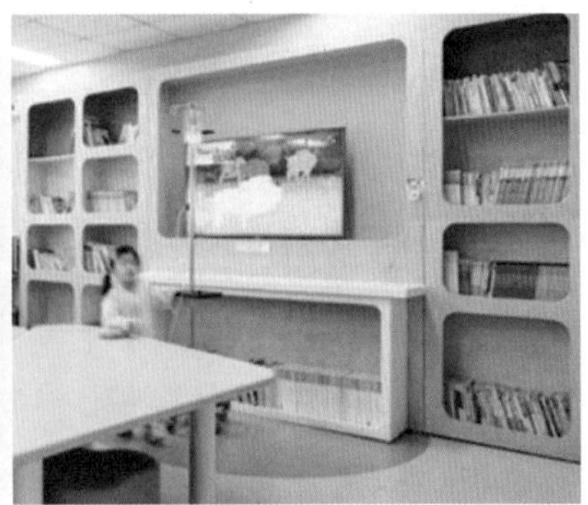

그림 12. H병원 선별진료소

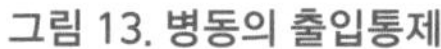

그림 13. 병동의 출입통제

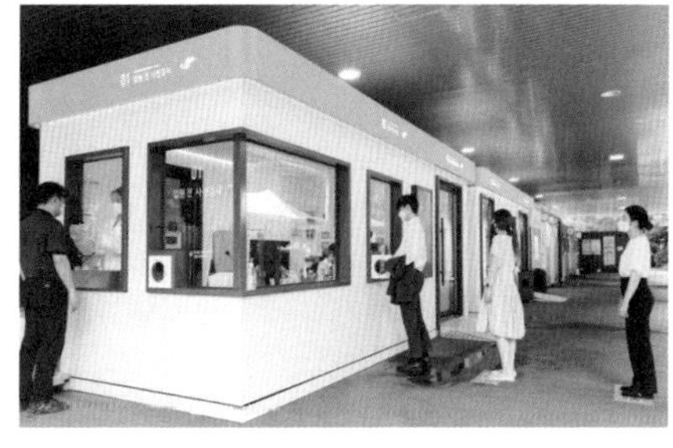

그림 14. E병원 안심진료존 프로세스

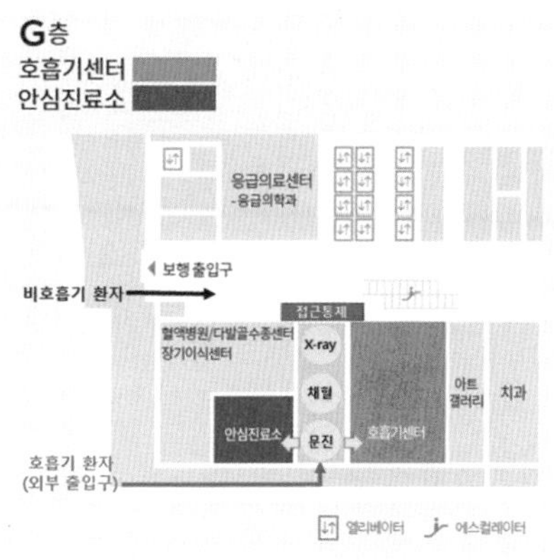

그림 15. C병원 다인병실 구성사례

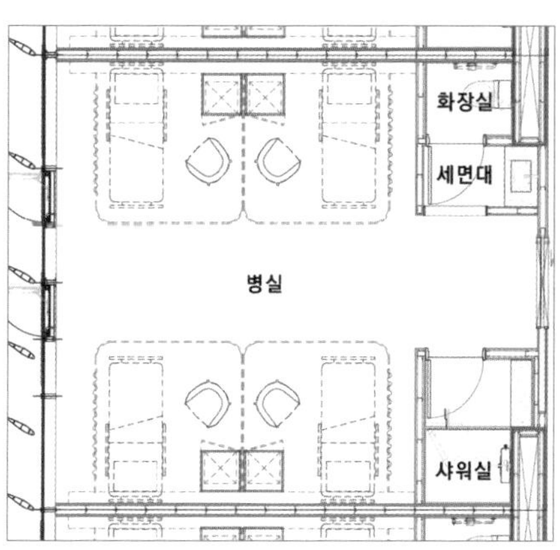

을 차단하기 위한 시설환경 개선이 시작되었다. 감염원의 차단을 위해서는 철저한 동선 분리를 통해 교차감염을 미연에 방지하는 것이 무엇보다 중요하다. 이러한 동선 분리의 일환으로 [그림14]와 같이 호흡기 감염질환 외래진료부는 외부의 별도 동선을 통해 접근하게 하고 있으며, 비상시 감염환자 공간과 별도 분리가 가능하도록 전실을 사전에 계획해 두기도 한다. 그리고 병동에서는 환자의 안전과 감염 예방을 위해 병동 출입구에 스크린도어를 설치하여 출입통제를 하고 있다.

세부적으로 입원환자들의 안전을 위한 건축환경 요소들을 살펴보면,

가장 기본이면서 안전에 필수적인 것이 세면대의 설치이다. 의료행위 대부분은 손으로 만지는 행위이기 때문에 출입문 근처에 세면대를 설치해 의료진과 환자들이 입실 전 손씻기를 통해 감염을 방지시킨다. 그리고 병실 내 화장실과 샤워실을 [그림 15]와 같이 별도 공간으로 분리한 사례에서는 화장실 바닥이 물기로 젖어있지 않아 청결하고 안전할 뿐 아니라 활용도 측면에서도 환자의 만족도를 높이고 있다.

나가며

병원에서 환자경험에 긍정적인 영향을 주는 것에는 소프트웨어와 하드웨어적인 측면이 있다. 기능에 초점을 맞춘 건축환경도 매우 중요하지만, 공감共感이 없는 공간은 환자들의 경험에 긍정적인 기억을 남길 수 없다. 이렇듯 공간과 사람 간 상호관계에서 공감이 이루어진다면, 그 자체가 치유환경이 되고 환자경험에 긍정적인 영향을 주게 될 것이다.

23장

삼성창원병원의 조직문화 혁신 사례

임경준[1]

들어가며

자발적으로 모여 병원을 혁신하기 위해 노력하고, 미래를 그려가는 직원들이 있다. 그 어떤 보상도 없지만 자발적으로 참여하고, 업무를 진행하기에도 벅차지만 병원을 개선하는 일에 즐겁게 앞장선다. 다양한 직종의 직원들이 한자리에 모여 자신의 아이디어를 가감없이 말할 수 있고, 직급과는 무관하게 수평적으로 의견을 나눈다. 그들의 의견을 바탕으로 제안된 아이디어는 병원 프로세스에 적용된다.

삼성창원병원은 조직문화를 개선하기 위한 '블루다이아몬드Blue Diamond 프로젝트'를 2016년부터 2022년 현재까지 진행하고 있다. 5년간 조직문화 혁신 프로젝트에 참여한 직원은 150명에 달한다. 짧지 않은 시

1 삼성창원병원 커뮤니케이션팀 팀장. 2016년부터 시작한 병원 혁신 프로젝트 'Blue Diamond'의 조타장으로서 병원 문화 개선을 지원하고 있다.

간 동안 많은 직원들이 문화를 만들어 가는 과정에 참여했다. 그러나, 지금도 선불리 정착되었다고 말할 수 없다. 문화는 하루아침의 선언으로 바뀔 수 없고, 지속적으로 가꾸어야 하는 중요한 가치이기 때문이다. 이 때문에 삼성창원병원의 조직문화 혁신 프로젝트는 사람과 시간을 쌓아가며 이 순간에도 현재진행형이다.

— 왜 우리는 새로운 문화를 만들어야 했는가?

2016년 삼성창원병원은 35년이 된 본관 건물을 철거하고, 새 본관으로 이전을 앞두고 있었다. 완공된 새 본관은 대부분의 중앙진료시스템이 있기 때문에 사실상 병원의 모습이 새롭게 탈바꿈하는 시기였다. 같은 해 2월에 신임 원장이 취임했고, 조직문화와 병원 프로세스 등 다양한 의견을 청취하기 위해 전 직원을 대상으로 설문조사를 진행했다.

교직원 80%가 설문조사에 응했다. 결과는 냉정했다. 새 병원으로 이사를 앞두고 설레는 마음이 들어야 할 병원 직원들의 목소리라고 믿기 힘들 정도였다. 특히 충격적인 결과는 병원 직원의 37% 정도만이 5년 후 우리 병원의 위상이 더욱 높아질 것이라고 응답했고, 나머지 응답자들은 지금과 같거나 더욱 낮아질 것이라고 답했다. 삼성 관계사들의 문화 지수를 평가하는 SCISamsung Culture Index 설문조사도 진행하였다. 이 설문의 주요 지표인 업무의 보람, 동료애, 관리자의 역량, 회사의 청렴도와 경영진 역량, 주인의식 등을 묻는 설문에서는 100점 만점에 65.9점의 낮은 결과가 도출되었다. 타 관계사의 점수가 보통 60점 후반에서 70점 정도의 결과가 도출되는 것에 비하면 상당히 낮은 점수라고 평가했다.

전 교직원 설문조사를 기반으로 우리 병원이 시급히 개선해야 하는 과제를 먼저 도출했다. 총 5가지의 카테고리로 분류했으며, 그 각각은 소통과 문화, 환자 중심의 서비스, 진료 시스템 개선, 마케팅과 네트워크, 미래 전략이었다.

하루아침에 바꿀 수 있는 과제들이 아니라는 것을 모두가 공감할 것이다. 단언할 수 없지만, 우리 병원만이 가지고 있는 문제도 아닐 것이다. 이러한 문제를 해결하기 위해서는 긴 호흡이 필요하기 때문에 삼성창원병원은 총 6년간 조직문화를 개선하기 위한 프로젝트를 기획했다.

— BLUE DIAMOND, 우리들의 잃어버린 꿈을 찾아 떠나는 모험의 항해

항해를 위한 준비

'마지막 남은 열정을 살려 꿈을 다시 찾아 떠나고 싶다'라는 2016년 설문 조사의 주관식 답변이 있었다. '꿈을 찾아 떠나는 항해'라는 프로젝트의 이미지가 여기서 만들어졌고, 그 꿈을 보석 중에 가장 가치 있는 보석 'BLUE DIAMOND(이하 BD)'에 비유했다. 팀장과 간사, 팀원 등의 직책 대신 선장, 항해사, 선원으로 부르기로 했다. 한 배를 탔다는 공동체적 의미를 부여하고, 수평적 의사소통을 위해서다.

각 팀의 이름도 '배'의 이름으로 정했다. 소통과 문화를 담당하는 팀은 피터팬이 찾아가는 이상의 나라인 '네버랜드Neverland'호, 환자 중심의 서비스는 호화 유람선인 '골든프린세스Golden Princess'호로 명명했다. 진료 시스템 개선을 맡은 팀은 막강한 핵 항공모함인 '니미츠Nimitz'호로, 마케팅과 네트워크는 가장 빠른 스텔스 정찰선인 '스틸레토M80 Stiletto'로, 미래 전략 담당은 '해적선Pirates'으로 불리게 됐다.

항해를 함께하는 선원

한 배는 10명 정도가 탑승한다. 업무적으로 자주 볼 수 없었던 직군들도 한자리에 모인다. 교수, 간호사, 진료 지원(의료기사), 행정직원까지 평상시 병원에서 업무를 하더라도 자주 만나지 못하는 직원들이 한 자리에 모이게 된다. 다양한 직종의 동료들을 모두 만나는 업무를 진행하는 부서가 있을까? 그러나, BD는 하나의 목표를 향해 한 시즌 동안 함께 한배에 타고, 입사 1년 차 직원과 20년 차 이상의 직원이 함께 어울리며 즐거운 항해를 떠난다.

선원모집은 공개모집 방식으로 이루어진다. 첫 시즌에는 100% 자발적인 참여가 나타나지는 않았으나, 시즌을 거듭할수록 자발적 참여도는 급격히 증가했다. 세 번째 시즌부터는 한 팀에 10명 이상을 배정해야 할 정도로 지원자가 급증했다.

선장은 지금까지 교수가 맡아왔다. 반드시 교수가 맡는다는 규정은 없지만, 투표를 통해서도 교수가 압도적으로 당선되었기에 각 호를 맡아줄 교수를 영입한다. 선장은 진행하는 과제에 대한 선원들의 의견을 조율하고, 진료과 및 해당 부서와 협의를 할 때 직접 나선다. 항해사는 중견 간부급이 맡는다. 오랜 기간 병원 생활을 해 온 중견 간부들은 노련미 가득한 휴민트를 적극적으로 발휘하여, 아이디어가 실현될 수 있도록 주도해 나간다. 선원들은 한 시즌 동안 과제를 진행하면서 맡게 되는 본인의 임무에 충실하며 업무 외에 병원의 시스템을 배우고, 휴먼 네트워크를 쌓아간다.

다섯 척의 배가 항해를 잘 할 수 있도록 지원해주는 역할을 하는 그룹이 존재한다. BD에서는 '스폰서 그룹'이라고 칭한다. 선주船主를 맡은 병원장과 스폰서인 진료부원장, 행정부원장, 기획총괄, 간호본부장 등 주요 보직자가 지원 그룹이 된다. 특히, 선주는 지원은 하되 관여하지 않는다. 한 조직의 최고경영자가 관여하지 않고 혁신을 묵묵히 기다리고 지원한다는 것은 여간 힘든 일이 아닐 것이다. 그러나, BD의 선주는 기다리고, 최대한 지원을 아끼지 않았다. 5척의 선단을 이끄는 대표 선장은 기획총괄, 진료운영실장과 같이 실무와 가까운 보직자가 맡아 지원한다. BD의 시작부터 지금까지 프로젝트 전체를 기획하고, 자유항해를 할 수 있는 수준까지 조력해 준 코치와 BD 전체가 순항할 수 있도록 지원하는 조타장, 각 호별 디자인 이노베이터Design Innovators가 함께 참여한다.

— BLUE DIAMOND 항해의 동력

지도에 없는 해도를 만들어가는 자유 항해를 보장한다.

BD활동에 있어서는 자율성을 보장하는 것이 핵심이다. 선원들의 아이디어를 중심으로 프로세스를 개선해 나가는 것을 원칙으로 삼고 출발했기 때문이다. 다만, 각 호별로 주어진 미션은 큰 틀을 벗어나지 않고, 추진계획 발표회와 중간발표회, 시즌 말에 열리는 최종발표회에서 각 호에서 추진했던 과제에 대한 과정과 결과를 발표한다.

상상이 현실이 되는 마법이 선원들을 움직인다.

BD를 견학하기 위해 병원을 찾는 분들에게 가장 많이 받았던 질문은 "어떻게 자발적인 참여를 이끌 수 있느냐"였다. 참여한 직원들에게 개별

보상을 어떻게 주는지를 먼저 묻는 경우가 대부분이다. BD선원들에게는 별도의 보상은 없다. 각 호에게는 매월 30만 원의 활동비를 지급하는 것이 보상의 전부다. 이 활동비는 업무를 병행하며 참여하는 선원들이 점심시간을 쪼개거나, 업무 종료 후 회의를 할 때 식사 비용으로 쓰이거나, 단합을 위한 회식비로 쓰인다. 알뜰한 선원들은 과제를 진행할 때 소소하게 쓰이는 문구류와 같은 물품을 구입하는데 지출하기도 한다.

이렇게 이야기를 하면, "아무 보상도 없는데, 선원들이 자발적으로 봉사한다는 것이 이해가 되지 않는다"는 반응이 어김없이 되돌아온다. 사실, 프로젝트 초기부터 참여한 필자의 입장에서도 지속적으로 자발적 참여를 끌어낼 수 있을지 의문을 가졌다. 그러나, 나와 내 동료가 고민했던 아이디어가 내가 일하는 병원에서 실현되는 쾌감을 맛본 선원들에게는 잠재되어 있던 애사심과 주인의식이 솟아오른다는 것을 알게 됐다. 그것이 자발적 참여의 가장 핵심 열쇠라고 생각한다.

Blue Diamond 배지(Badge)의 빛나는 명예를 얻는다.

BD에 참여한 선원들은 매 시즌이 종료되면 명예를 상징하는 배지를 받게 된다. 첫 시즌이 종료되면 노란색 배지, 두번째 시즌이 끝나면 빨간색, 세 번의 시즌을 참여한 선원들은 영광의 파란색 배지를 선주로부터 직접 받는다. 세번의 시즌을 참여한 블루 배지 수여자들은 다른 동료들의 BD 참여를 위해 자리를 양보하고 BD 서포터즈라는 이름으로 소속감을 가지고 항해를 응원한다.

단계를 밟아 나가는 프로그램을 운영하는 이유는 자율성을 바탕으로 상대방을 존중하며 과제를 도출하고 실행해 나가는 업무 추진 과정을 학습하는 리더십 프로그램의 개념을 담았기 때문이다. 보직 경험이 없던 교수가 BD에 참여하면서 경험한 리더십을 바탕으로 주요 보직을 맡고 있다. 간호본부의 경우, 여러 관리자들이 BD에서 활동한 이력이 있다.

— BLUE DIAMOND, 다섯 해의 항해

BD를 총 다섯 시즌 진행했다. 연도별로 시즌을 진행하는데, 2020년은 코로나19 상황으로 인해 원내 감염 방지를 위해 항해하지 못했다. 햇수로 총 6년을 거친 BD가 추진한 사례들은 상당히 다양하다. 사례 중심으로 일일이 열거하는 것보다는 각 프로젝트에서 중요하다고 생각된 포인트를 짚어보고 그 결과 또는 팁tip에 대해서 설명하고자 한다.

현장에 답이 있다. 다만, 현장을 느껴야만 답을 얻을 수 있다.

혁신을 시도하는 데 있어서 답은 현장에 있다는 것은 진리다. 그러나, 실제로 현장을 가보는 것에 머무르지 않고, 그들의 삶을 살아보며 현장을 느껴야만 진심이 담긴 답을 찾아낼 수 있을 것이라 생각한다. BD 시즌 2부터는 초기 설문조사에서 간호사들의 업무환경이 힘들다는 외침이 상당히 많았기 때문에 병동 간호사들의 업무환경 개선을 과제로 선정했다. 인터뷰와 설문조사, 쉐도잉으로 이어지는 분석 과정을 거쳐야 하는데, 처음부터 현장을 직접 가보자는 제안에 선원들이 선뜻 응하지 않았다. 업무 외 시간을 할애해야 하고, 그렇게 필요한 것인지 의문을 가지는 선원들이 대다수였다. 24시간을 시간별로 배분해서 동료들의 삶을 느껴보는 것을 해보자는 설명과 선장님의 솔선수범으로 쉐도잉이 시작됐다.

처음 시작한 쉐도잉으로 얻어 낸 결과물의 모습은 부족할 수도 있었겠지만, 병동 간호사 동료들이 밤새도록 뛰어다니며 환자를 돌보는 모습과 급작스럽게 생긴 응급상황을 옆에서 지켜본 선원들의 마음에는 연민의 감정이 피어났다. 동료에 대한 연민은 그들에게 기댈 수 있는 언덕을 만들어주고 싶다는 활동으로 이어졌다. BD에서 추진한 24시간 쉐도잉 프로젝트는 앞서 언급한 병동 간호사 업무환경 개선과 시즌 3에서 진행한 수술실 간호사 업무환경 개선, 권역 응급의료센터 기 살리기, 시즌 4의 '미화반 선생님 업무 환경 개선'이 대표적이다. 우리의 동료 한 사람 한 사람을 따라다니며 그들과 함께 호흡하고, 그들의 감정을 함께 느낀다는 것은 동료애를 자극하여, 직원들을 하나의 공동체로 만들어주는 힘이 된다. 2019년도 Korea Healthcare Congress의 BD 사례발표에서 필자는 현장에서 느꼈던 그 감정을 "간호사들의 삶을 직접 보고 어려움을 공감한 후부터는 병상 당 간호사 수가 몇 명인가를 놓고 업무 과중을 판단했던 과거 내 모습이 너무 죄송하게 느껴졌다"고 소감을 말했다.

모든 아이디어는 존중받을 권리가 있다.

선원들은 혁신 전문가들이 아니다. 현장에 몸담고 있는 병원의 주인이다. 병원을 위해 무언가 기여하기 위해 봉사하는 선원들의 마음만으로도 감사해야 한다. 통상 과제가 선정되면 브레인스토밍 과정을 거치는데, 이 과정에서는 주제와 동떨어지거나 실현하기에 너무 큰 재원이 들어가거나, 법적으로 해결할 수 없는 등의 어려운 아이디어를 제안하는 선원들도 있다. 그러나, 그 선원의 아이디어에 조금씩 살을 붙여가거나 실현 가능한 방향으로 선회하며 존중하는 방식의 모임이 이루어져야 한다. 다시 말해, 아주 소소한 아이디어에도 힘을 실어주는 코칭이 필요하다. 선원이 제안한 아이디어가 다른 선원으로부터 무시당하는 상황이 벌어지기도 하는데, 즉시 서로를 존중하는 분위기로 환기시켜 주지 않으면 자유로운 브레인스토밍이 불가능해진다.

이해를 돕기 위해 사례 한 가지를 소개한다. Pirates호에서 '소아 정맥주사의 공포감 줄이기'를 고민하던 중에 아이들에게 인기 있는 캐릭터를 수액 커버에 붙이자는 아이디어가 나왔다. 그러나, 저작권의 문제 등이 발생할 것이 우려되어 다른 방안을 고민하던 중에 '우리 캐릭터를 한 번 그려보면 되지!' 하는 아이디어가 나왔고, 선원 중에 미술에 소질이 있는 간호사가 스케치하고, 점차 세밀한 과정을 거치면서 삼성창원병원의 공식 캐릭터인 '세별이'가 탄생했다. 현재 세별이는 상표권 등록을 완료하고, 병원 곳곳에서 찾아볼 수 있다. 건강을 되찾아주는 세별이라는 스토리를 구성했고, 병원에서 사용하는 모든 1회용 밴드 디자인을 세별이로 변경했다. 대다수의 기념품에도 활용되고 있다.

현장 전문가들과 함께 머리를 맞대야 한다.

BD를 하면서 병원 내 다른 부서나 진료과를 찾아가 프로세스를 개선하는 일을 시도하는 경우도 있다. 부서원들은 모두 전문가 집단이고, 이미 다양한 개선방안을 적용하고 시도해 봤을 가능성이 매우 높다. 그런 상황에서는 BD가 제안한 개선방안이 이미 해 본 것일 수도 있다. 이런 경우라면 BD에서 프로세스를 개선하는 일을 추진할 때 해당 부서의 협조를 얻기가 힘들 수도 있다. 그들의 문제점을 개선하기 위해 BD가 찾아왔다는 접근은 진입 장벽을 더욱 높게 만든다.

이럴 때는 우선, 그들이 처해 있는 문제점에 대해 경청하는 자세가 필요하다. 그리고, 다양한 해결방안을 의논한다. 공감의 단계가 필요한 것이다. 그리고, 도출된 방안에 대해서는 함께 일을 해보자는 제안을 한다.

그들의 전문성과 다양한 길을 모색하는 동료들의 힘을 합치면 생각보다 어렵지 않게 문제를 해결해 낼 수 있다. 최근 '채혈환자 대기 프로세스'를 점검하면서 명확히 확인했다. 전문성이 있는 직원들이 있었기에 우리는 그나마 대기환자를 감소시키며 병원을 운영하고 있었고, 대기 환자를 조금이라도 더 줄이기 위한 방안을 시도해 본 결과 획기적으로 개선되는 경험을 맛보았다. 현장에 있는 전문가들에게 경험을 선사하는 것은 전문가들에게 또 다른 발전방향을 보여주는 일이고, BD가 도움을 줄 수 있는 일이었다.

실패를 두려워하지 않는다.

다섯 시즌의 프로젝트를 진행했다는 것은 다양한 시도를 했다는 의미이기도 하다. 때로는 예상치 못한 실패를 경험했던 프로젝트도 있었다. 그리고, 실패할 것을 예상하면서도 한 번 시도해 본 과제도 있었다. BD에서는 실패 사례에 대해 누구에게도 책임을 묻지 않는다. 오히려, 실패를 했던 경험을 발표하는 것을 더욱 높이 평가한다. 그 과정에서 얻는 경험은 다음에 또 다른 과제를 추진할 때 크나큰 동력으로 작용한다. 실패할 수도 있다. 그렇지만, 실패를 하더라도 우리는 얻는 것이 더욱 많으니 한 번 크게 실패해보는 것도 나쁘지 않다. BD는 업무가 아니다. 문화를 만들어 가는 과정이며, 우리가 그냥 즐기며 혁신을 경험하는 놀이터라는 생각을 선원들에게 정확히 인식시켜야 한다. 그러한 바탕에서 다양하고 창의적인 아이디어가 샘솟는다.

━ 삼성창원병원의 조직문화 발전은 현재진행형

2016년부터 시작한 프로젝트는 점점 진화하고 발전해 나가고 있다. 2020년 코로나로 한 시즌을 쉬어야 했지만, 2021년은 코로나 상황이 더욱 좋지 않았음에도 추진했다. 그만큼 선원들의 의지가 강했다. 대면 활동이 어려운 상황에서 화상회의를 진행했고, 발열 체크 등 방역절차를 거치면서 종종 중요한 대면 활동을 했다. 때로는 환자들이 많이 다니지 않는 새벽 시간을 할애하여 활동하기도 했다. 그 안에는 선원들의 의지가 있었다.

2016년 설문조사에서 직원들 대다수가 병원의 미래위상은 낮아지거나, 그대로 유지될 것이라고 응답하였지만, 해를 거듭하며 점차 미래를 낙관적으로 바라보는 직원들의 비중은 늘어났다. 2021년 설문조사에서는 약 80%의 직원들이 향후 5년 후 병원의 위상은 더욱 높아질 것이라는 응답을 내놨다. 삼성 관계사들의 문화 지수를 평가하는 SCISamsung Culture Index 설문조사에서도 2016년에 65.9점이라는 점수를 받았지만, 2021년에는 72.5점으로 상승했다. 특히, 업무의 보람, 조직의 청렴도, 경영진 역량, 관리자 역할, 자랑스러운 병원, 함께하는 동료라는 총 6개의 카테고리 중 함께하는 동료와 자랑스러운 회사 부문에서의 응답율이 매우 긍정적으로 변화했다.

삼성창원병원의 조직문화가 긍정적으로 변화하고 있음은 데이터로만 증명하기는 어렵다. 그리고, BD가 조직문화 개선에 일부 기여한 바는 있을 수 있겠지만, BD가 조직문화 전체를 변화시켰다고 말할 수 없다. BD 외에도 다양한 활동들이 병원에서 이루어지고 있고, 이러한 전반적인 노력들이 점차 병원을 혁신해 나가는 중이라고 말하고 싶다.

나가며

자발적으로 병원을 혁신하는 것은 쉽지 않은 일이다. 그러나, 직원들의 마음 속에서 동료에 대한 연민과 공감의 감정이 샘솟고, 환자에 대한 박애의 마인드가 자리할 수 있다면, 스스로 병원을 혁신해 나가는데 사명감이 생기고, 병원을 사랑하게 되는 동기 부여가 된다는 것을 6년의 시간을 지나오며 알게 되었다. 투박하지만, 우리 스스로의 방식으로, 실패를 거듭하며 혁신의 문화를 정착시켜 나가는 삼성창원병원의 BD가 우리와 비슷한 고민을 가지고 있는 여러 병원들과 의료계에서 시도해 볼 만한 가치가 있는 프로그램이 될 수 있기를 소망한다.

24장

직원 공감에서 시작하는 직원 교육

: 명지병원 환자공감센터의 10년간 활동 사례

이수영[1]

들어가며

병원은 직원들의 소진도가 높은 직장이다. 사람을 응대하는 서비스업종의 특성을 가지고 있으면서 그 대상이 되는 사람들은 아픈 상태이고, 각자 급한 사정을 가지고 있다. 시간당 많은 환자를 진료해야 하는 한국의 의료 상황은 이러한 문제를 더욱 가중시킨다. 그러나 의료 환경은 크게 변하지 않은 상황에서 의료서비스에 대한 개선 요구도는 높아지고 있다.

서비스의 개선은 물리적 환경 개선, 서비스 내용의 개선과 더불어 서비스 제공자의 개선을 포함한다. 이는 서비스 제공자의 서비스 대상자에 대한 공감, 정확한 소통, 친절한 태도 등을 기반으로 한다. 대상자에 대한 공감을 높이는 데에는 환자경험 활동이 효과가 높은 것으로 알려져 있으며

1 명지병원 환자공감센터장이자 정신건강의학과 과장.

정확한 소통을 위해서는 대화기술 교육이 도움이 된다. 그러나 '친절한 태도'는 교육만으로는 한계가 있다. 각 병원은 보통 친절 직원 선정, 포상 등의 제도를 운영하고 고객 불만 사항은 피드백하면서 소위 '당근과 채찍'을 통한 동기 부여를 도모한다. 그러나 말이 너무 지쳐 있는 상태라면 어떨까. '당근'도 먹지 않고 '채찍'도 통하지 않을 것이다.

━ 명지병원 환자공감센터: 환자공감을 통한 직업 자신감 증진

명지병원 환자공감센터는 환자 공감, 직원 공감을 통해 새로운 병원 문화를 실현하는 것을 목표로 하여 2011년에 설립되었다. 환자 공감 활동으로 환자 공감 병동 만들기, 환자 공감극장 등 환자경험 기법을 도입하였으며 혁신 세미나 'waiting', 워크숍 '힘든 소식 잘 전하기' 등을 통해 환자 대화법을 교육하기도 하였다. 조직 문화 향상을 위해서는 독서경영을 통해 조직의 비전과 가치를 서로 공유하는 프로그램 등을 시행하였다. 이러한 활동은 환자에 대한 공감도만 높이는 것이 아니라, 직원들의 직업 자신감을 향상시키는 효과 또한 나타났다('자신감' 항목, 5점 척도에 2.6점에서 3.5점으로 향상). 이러한 활동들은 서비스 제공자, 즉 병원에서는 돌봄 제공자가 바뀌어야 의료의 질과 서비스가 바뀌고 궁극적으로 환자 경험이 향상된다는 것을 바탕으로 하였다.

이렇듯 공감 향상, 비전 공유를 목표로 조직문화 개선 활동을 해나가던 중, 이 병원은 2015년 메르스 사태를 겪게 된다. 메르스MERS: Middle East Respiratory Syndrome 코로나 바이러스는 치료제가 없고 치명률이 높다고 알려지면서 메르스 환자를 받은 명지병원 직원들은 높은 불안에 시달리게 되고 자신감도 감소되었다. 더욱이 직원들이 '잠재적 보균자'로 치부되어 기피의 대상이 되면서, 직원-환자 간의 공감도 어려워졌다. 감염병 대응을 위해 업무량은 증가되고, 환자 치료를 위해 헌신하였으나 기피 현상으로 병원 경영은 악화되면서 소진감은 더욱 강화되게 되었다. 직원 혼란을 막기 위해 정보제공을 투명하게 하지 않았던 것으로 인한 병원-직원 간 불신도 문제가 되었다. 메르스 사태를 통해서 감염병과 같은 의료 부담 증가 상황에서는 병원 직원의 불안, 스트레스 관리가 중요하고 무엇보다 병원-직원-환자 간 신뢰가 중요하다는 교훈을 얻게 되었다.

— COVID19:
경험과 데이터를 통한 직원 소진 예방활동

2020년 초, 전 세계는 대대적인 신종코로나바이러스, COVID-19 사태를 맞이하게 된다. 명지병원은 국내 3번째 환자를 받게 되면서 신종플루, 메르스에 이어 또 한 번의 감염병 상황을 맞이하게 된다. 그러나 메르스 때의 힘들었던 경험들은 교훈이 되었다. 코로나 환자 입원 당일, 전 직원 안내 문자를 통해 신종코로나 환자가 입원하였음을 알리고 병원의 대처 계획을 공유하였다. 즉, 직원들이 뉴스로 알게 되는 것이 아니라 병원으로부터 직접 상황을 들을 수 있도록 투명한 정보공개를 시행한 것이다. 더불어 초기부터 직원 스트레스 관리를 위한 직원 대상 정신건강 및 감염병 대응에 대한 설문조사를 시행하였다(2020.02.06. 첫 코로나 환자 입원 시 시행). 이는 1회성에 그치지 않고 중요한 시기, 즉 세계보건기구WHO의 팬데믹 선언(2020.02.28), 3차 대유행(2020.12.21), 4차 대유행(2021.07.26), 5차 대유행 및 오미크론 발생(2021.12.28)과 같은 시기마다 모니터링을 지속하여 직원들의 소진 상황을 알 수 있도록 하였다.

2020년 6월에는 코로나 및 호흡기 전담 병동인 ECO 병동 근무 간호사 65명을 대상으로 심층 조사를 실시하였고, 그 결과 코로나 환자를 직접적으로 치료하는 직접 병동E5 간호사보다 코로나 검사 결과가 나올 때까지 대기 입원하는 간접 병동E4 간호사들의 우울, 불안이 더 심한 것을 알게 되었다. 이는 코로나 환자를 직접 보는 직원의 불안도가 높을 것이라는 예상과 다른 결과였다. 개별 인터뷰를 통한 분석 결과 간접 병동 간호사들은 환자의 상태를 알 수 없는 상황임에도 코로나 확진자를 대상으로 하지 않는다는 이유로 보호 조치를 충분히 받지 못하고 감사와 인정 또한 덜 받으면서 소진도가 더 높아진 것으로 나타났다. 이는 보호와 감사/인정으로부터 소외되는 직원이 없는지에 대한 살핌이 중요하다는 것을 보여주었으며 감염병 상황뿐 아니라 평시에도 병원 직원 관리에 있어 시사하는 바가 클 것이다.[2] 병원에서는 이 결과를 바탕으로 E4 병동 간호사들의 업무 조정을 실시하고, 중등도 이상 우울/불안을 보이는 간호사 25명을 대상으로 수퍼바이저(교육담당 팀장)와 면담을 실시하였으며, 고도의 우울/불안을 보이는 신청자에게는 정신건강의학과 전문의와의 면담을 제공하였다. 이와 같은 조치 결과 불안 수치가 유의미하게 감소하는 효과를 나타내었다.

상기 기술한 정기적인 직원 정신건강 모니터링은 직원들의 소진 상황

2 이 내용은 Journal of Clinical Nursing 2021년 7월호에 발표되었다. Influence of anxiety and resilience on depression among hospital nurses: A comparison of nurses working with confirmed and suspected patients in the COVID-19 and nonCOVID-19 units.

을 병원이 알고 필요한 때 개입할 수 있는 기회를 제공한다는 면에서 중요하다. 명지병원의 경우 3차 대유행(2020.12.21.~2020.12.24) 시기의 정신건강 고위험군이 11.4%로, 1차 시기(2020. 02) 2.8%에 비해 급격히 증가하는 양상을 보였다.

━ 병원 직원을 위한 회복탄력성 프로그램 'RISE'

모니터링을 통해 2020년 코로나 상황이 지속되며 병원 직원들의 정신건강이 악화된 것을 알게 되었고, 이에 2021년 1월부터 직원을 위한 레질리언스Resilience, 회복탄력성 프로그램 'RISE Resilience through Individual and Systematic Empathy'를 구상하여 시작하였다. RISE 프로그램은 전 직원을 대상으로 하는 프로그램, 그룹 프로그램, 1:1 프로그램, 외부 연계 프로그램으로 다층화 하여 디자인되었으며 정신건강의학과 전문의 1인, 임상심리사 1인, 사회복지사 1인, HR 직원 1인 총 4인의 환자공감센터팀으로 구성되어 진행되었다.

가장 먼저 그룹치료 프로그램으로서 코비드19 케어병동ECO 병동 레질리언스 프로그램, '쉼'을 시작하였다. 이는 정신건강의학과 전문의가 진행하는 마음챙김 명상 20분, 명지병원 예술치유센터의 음악치료사가 시행하는 마음돌봄 음악치료 20분, 전문 셰프가 제공하는 따뜻한 식사로 구성된 프로그램이었다. 직원들은 코로나 상황에서 원내에서라도 힐링 프로그램으로 쉬어갈 수 있다는 것에 만족감을 나타냈으며, 우울 점수가 3.0점에서 1.1점으로, 불안점수가 2.0점에서 0.8점으로 감소되는 효과를 보였다.

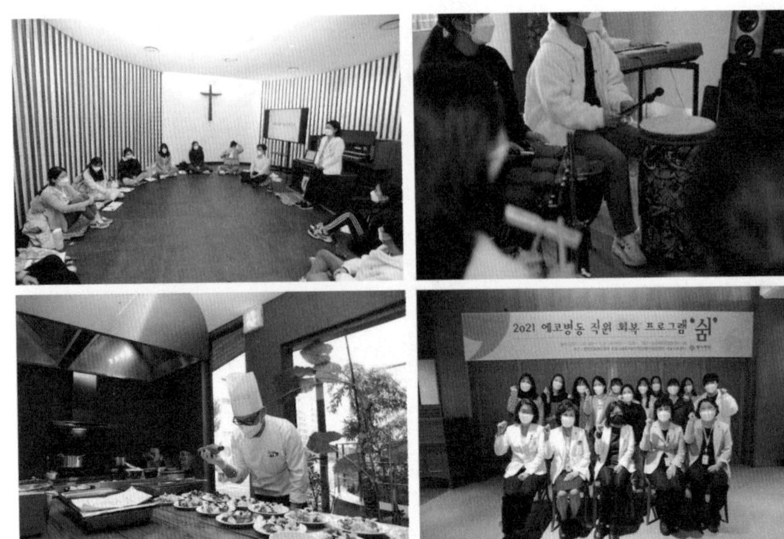

다음으로 1:1 프로그램으로써 심리사와의 50분간 단독면담 프로그램 '금요일에 만나요'를 시행하였다. 명지병원 전 직원 누구나 신청할 수 있는 프로그램으로서 1:1의 특성상 제공할 수 있는 인원수는 더 적지만, 맞춤 힐링의 기회가 되고 내용의 깊이가 있어 만족도는 더욱 높았다. 신청자 직군은 간호직 33%, 행정직 33%, 보건직/기타 20%, 의사 14%로 다양하였고, 상담 시 주 호소는 직무 스트레스 27%, 대인관계 스트레스 27%, 정서 문제가 27%였다. "직장에서 직장 얘기를 하는 게 신기한 경험이었다"는 한 참가자의 말처럼, 직장이 애로사항을 들어준다는 것 자체가 큰 의미를 가질 것이다. 참가자 중 우울/불안도가 높은 참가자에 대해서는 보건의료인을 위한 심리상담 외부 서비스(고양시 노동권익센터 제공)로 연계하는 절차를 밟았다. 이러한 외부 서비스는 코로나 상황으로 인해 특별 개설된 것이었으나, 이러한 서비스가 정책적으로 지속된다면 의료서비스

향상에 많은 도움이 될 것이라 생각되었다.

전직원을 대상으로는 '슬기로운 취미생활'과 '공감 북큐레이팅'이 시행되었다. 슬기로운 취미생활은 코로나 상황으로 외부활동을 더욱 제한하여야 하는 병원 직원들의 상황에 공감하여 비대면 취미 활동을 마련한 것으로 매월 다른 DIYDo It Yourself, 자가제작 키트를 제공하고 그 결과물을 사진으로 공유하는 활동이었다. 가죽 카네이션 키링 만들기, 나무 주걱 만들기, 큐브캔들 만들기, 막걸리 만들기 등의 내용으로 가장 반응이 좋은 직원 대상 프로그램이었다. 공감 북큐레이팅은 10년 전 독서경영의 비대면, 영상판으로 10분 내외의 영상을 통해 책 한 권을 읽을 수 있는 프로그램을 제공하고 참가자에게는 추첨을 통해 커피 쿠폰을 발송하였다.

이와 같은 적극적인 프로그램 후 시행한 4차 직원 조사(2021.07)에서 정신건강 고위험군 수치는 5.8%로 감소하였고, 병원에 대한 직원 평가도 다시 상승하는 결과를 보였다.

가정의 달, 슬기로운 취미생활
어버이날
가죽 카네이션 키링 만들기
1. 신청방법
- 온라인 접수 (신청자 중 50명 추첨)
⇒링크 하단 별도표기.
- 신청 기한: 2021.04.27(화) 15시
- 당첨자에 한하여 개별 안내 예정
2. 참고 사항
- 재료비 원내 지원 예정
- DIY 키트와 함께 동영상 제공
- 작품 완성 후, 인증샷 필수
■ 코로나19로 애쓰시는 직원들의 문화생활을 지원하는 프로그램이오니, 필히 인증샷을 제출(GW)해주시면 감사하겠습니다.
문의 : HR팀 이선화(5147)

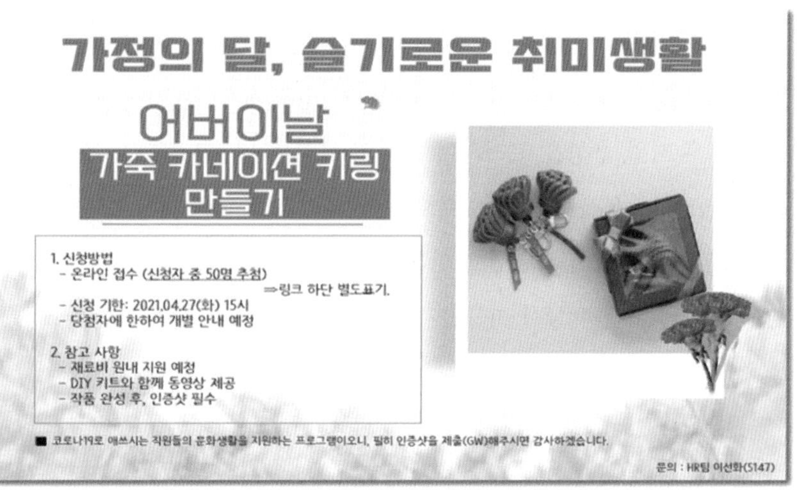

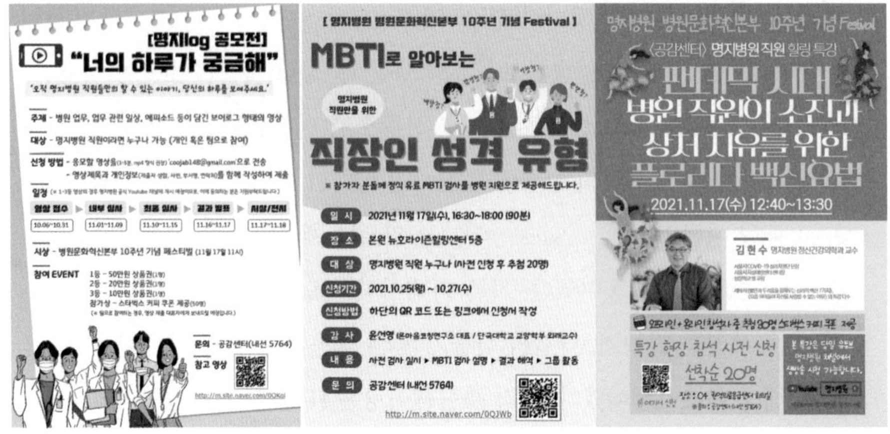

2021년 상반기에 직원의 개별적 힐링에 집중했다면 하반기에는 '직원 간 공감대'를 향상할 수 있는 프로그램을 기획하였다. 환자공감센터 10주년 행사의 일환으로 '명지log-너의 하루가 궁금해'를 개최하였는데, 직원이 자신의 하루를 촬영/편집하여 브이로그 형식으로 올리는 행사로 이를 통해 직장 내 다양한 구성원들이 서로의 하루를 공유함으로서 이해도와 소속감을 높일 수 있었으며, 코로나로 단절된 상황에서 직원 간 소통의 기회가 되었다. 'MBTI로 알아보는 직장인 성격 유형'은 20대와 30대 비중이 높은 직원 구성을 고려하여 그들의 관심이 높은 MBTI를 활용하여 직원 간 의사소통을 증진하는 프로그램이다. 전 직원을 대상으로는 초대 환자공감센터장인 명지병원 정신건강의학과 김현수 교수의 '팬더믹 시대 병원 직원의 소진과 상처 치유를 위한 플로리다 백신요법'이 진행되었다. 의료는 직업의 특수성 때문에 같은 직업을 가진 동료 간 대화, 이해와 협업이 중요하다. 코로나가 가져온 소통 단절을 이러한 활동들을 통해 극복하고 직장 내 지지를 향상하고자 하였다.

COVID19 상황에서는 의료진 소진에 대한 관심이 다행히 초기부터 있어 왔으며, 명지병원의 경우 10년 전 환자공감센터의 선제적 설립, 메르스 때의 직원 소진 경험, 경영진의 관심이 있어 적극적으로 대처할 수 있었다. 그러나 이는 비단 감염병 상황에서만의 일은 아닐 것이다. 전 직원 설문조사 결과에 의하면 직원 정신건강은 직원의 사직 의사와의 관련성이 높았으며 코로나 상황에서의 직원 정신건강의 가장 큰 보호 요소는 가족(자녀)의 존재, 병원 만족도, 그리고 회복탄력성 중 'hardiness(대담함, 이겨내는 힘)'였다.

나가며

환자 경험과 공감 활동에 앞서 이 모든 것은 '사람이 하는 일'이며 노동집약적 분야임을 잊어서는 안 될 것이다. 공감 활동이 긍정적으로 작용하면 동료 및 서비스 대상자와의 긍정적인 교류로 인해 만족감과 자기효능감을 느끼게 된다. 그러나 업무 과부하 상태에서 또 다른 과제로서 환자경험 활동이 주어진다면, 공감 피로로 이어져 또 다른 소진의 요인이 될 수 있다는 것을 염두에 두어야 할 것이다. 이를 방지하기 위해서는 직원의 자기 돌봄과 스트레스 관리 계획이 우선시 되어야 할 것이며 병원 차원에서는 보호와 인정으로부터 소외되는 직원이 없는지, 낙인의 우려가 없는지, 현실적인 업무 강도가 주어지고 있는지에 대한 검토가 필요할 것이다. 또한 우리는 지금까지의 활동을 통해 병원에서 '감정적인 지지와 관심'을 가져주는 것이 중요하다는 것을 알게 되었다. 결국 환자 공감의 향상은 직원에 대한 공감 활동을 바탕으로 서비스 제공자가 물리적, 심리적 여유 공간을 갖도록 하고, 병원을 신뢰하며, 동기가 부여될 때 진정으로 가능한 일일 것이다.

25장

내외부 고객만족도 향상을 위한 CS 혁신 활동 사례

이경미[1]

들어가며

2017년 환자경험평가가 시범사업으로 선정되기 전 건강보험심사평가원에서 2009년에 사전연구가 시작되고, 2010년에 대한병원협회에서 '환자경험평가'에 대한 기조 강연이 있고 난 후 주요 빅5 의료기관을 비롯한 수도권 지역의 의료기관에서 발 빠르게 전담 조직과 인력을 구성하고 환자중심성 의료 패러다임으로 전환을 시작한 병원들이 본 평가에서도 좋은 결과를 얻은 것을 알 수 있다. '환자경험평가'에서 응답자들에게 좋은 점수를 얻기 위해서는 전담부서와 인력, 리더십이 강조될 뿐만 아니라 병원의 모든 부서가 서로 협조하는 조직문화 구성이 우선이 되어야 한다. 또한, 『환자는 두 번째다』의 저자인 브릿 베렛Britt Berrett은 환자들이 최고

1 전북대학교병원 간호사.

의 보살핌을 받을 것을 기대하도록 하는 것은 직원들의 적극적이고 자발적인 참여의식을 고취시키는 방법이고, 이를 위해 필요한 가장 기본적이고 중요한 것은 직원몰입도employee engagement라고 말하고 있다. 이에, '환자경험'을 논하기에 앞서 '직원경험'을 이야기하고자 한다.

━ 직원 경험 1℃ 올리기

최근 3년간의 내·외부고객만족도 조사결과 및 외부 환경 등을 SWOT 분석을 통해 몇 가지 전략을 수립하였는데 그중에 '감사 1℃ 올리기', '공감 1℃ 올리기' 캠페인을 시작하였다. 병원을 방문하는 환자 및 보호자에 대한 감사의 마음을 적극적으로 표현해 긍정적인 병원 문화를 확산시키는 동시에 환자 중심의 이해와 공감을 이끌어내 의료서비스 질을 향상시키고자 하였다.

감사 1℃ 올리기

'칭찬은 고래도 춤추게 한다'는 말은 이제 모르는 사람이 없을 정도로 식상할 수도 있지만, 내부고객만족도 조사결과를 분석해보면 직원들은 칭찬에 목말라 있음을 느낄 수 있었다. 물론, 외부고객들이 작은 친절에도 감동을 받아 고객의 소리를 통해 감사 인사를 전하고 있지만, 함께 근무하는 동료들의 칭찬 역시 직원들의 사기를 높여줄 수 있는 좋은 방법임에는 틀림없다.

• 칭찬편지 전달하기

입사 3년 차 때 일이다. 나의 작은 배려가 도움이 되었다며 퇴원한 환자로부터 감사편지를 받았는데, 서비스코디네이터(CS 코디네이터)가 병동에 직접 방문하여 편지와 상품을 전달해주었다. 목마름을 느낄 때 한 모금 시원한 물이 몸의 갈증을 해소해주듯 나에게는 굉장히 감동적인 순간으로 기억된다. 나의 경험을 생각하며, 외부고객으로부터 접수된 감사의 글을 편지로 만들어 상품권과 함께 근무시간에 맞추어 찾아가는 방문서비스를 시행하고 있다. 상품권의 액수는 적지만, 예상치 못한 편지와 방문으로 친절직원으로 선정된 직원들의 얼굴에 미소를 보는 일은 충분히 의미 있는 일이다.

• 칭찬 릴레이

칭찬 릴레이는 내부직원으로부터 추천을 받았다면, 추천받은 직원이 다른 직원을 추천하는 릴레이 방식이다. 메일로 접수했던 방식에서 내부 프로그램을 개선하여, 업무 중에도 즉시 입력할 수 있도록 했다. 추천된 내용이 접수된 후에는 "OOO님의 추천서가 접수되었습니다. 감사 릴레이에 동참하여 주셔서 감사합니다"라는 문자를 발송하여 본인의 의견이 전달되었음을 안내하고 있다. 함께 일하는 동료들로부터 감사편지를 받으면 굉장히 쑥스러워하지만, 외부고객들에게 받은 칭찬만큼이나 큰 힘이 된다는 이야기를 듣게 된다.

이렇게 내부고객으로부터 가장 많은 칭찬을 받은 직원 중 분기별로 최우수직원을 선정, 연말에는 '연 최우수 친절직원'으로 선정한다. 선정된 직원 중 우수한 사연은 사내 그룹웨어와 식당 앞 게시판, 원내 방송으로 홍보가 이루어진다. 또한, 매월 1회 이상 추천된 직원에게는 횟수만큼 1만 원 상품권(단, 3회 이상의 경우 3만 원으로 제한)과 감사편지를, 분기별 최우수직원에게는 '10만 원'의 격려금과 인사고과 0.25점, 올해의 최우수직원에게는 '30만 원'의 격려금과 인사고과 0.5점이 반영된다. 이러한 제도는 타 병원의 사례와 비교했을 때, 충분한 인센티브라고 생각한다.

공감 1℃ 올리기

공감의 사전적 의미는 '남의 감정, 의견, 주장 따위에 대하여 자기도 그렇다고 느낌, 또는 그렇게 느끼는 기분'이다. 어쩌면 아픈 몸을 이끌고 병원을 찾은 환자들이 의료인들에게 가장 요구하는 감정은 '공감'이 아닐까? 환자경험평가의 취지가 환자의 입장에서 느끼는 의료의 질을 파악하는 것이고, 평가를 위한 평가가 되지 않기 위해서는 환자의 경험에 대한 충분한 이해와 공감이 중요하다.

환자와 보호자가 어떤 경험을 했는지 평가하기 위해, 병원을 이용한 환자와 보호자를 대상으로 설문조사를 진행하였다. 좀 더 적극적인 피드백을 받고자 연 2회 시행하던 조사를 상시 조사로 변경하여 진행한 이후로 예상치 못할 정도의 VOC가 접수되는 것을 보고 실제적인 변화의 필요성을 실감하였다. VOC 중에는 칭찬의 글도 있지만, 의료진의 태도나 말투에서 불만을 느끼는 사례도 적지 않게 접하게 된다. 환자경험이란 환자가 병원에 찾아가는 과정과 병원 입구에 들어선 순간부터 병원 밖을 나오는 순간까지 겪는 모든 경험이며, 더 나아가 주위 사람들에게 전해지는 전체적인 과정이라고 말할 수 있다. 병원에 근무하는 직원들도 때로는 아파서 진료를 받지만, 순수한 외부고객(환자)과는 다른 경험을 하게 되고 이러한 과정에서 환자들이 느끼는 서비스와는 차이가 있다고 생각한다. 그렇게 병원 직원들의 '공감' 능력을 높이기 위하여, 느낌이나 감정을 표현하는 단어카드를 활용하여 고객들의 질문에 대해 답변을 해야 할 때, 불만을 표출할 때 어떤 언어를 선택하여 표현할 수 있는지에 대해 교육을 실시하였다.

직원 교육 프로그램

교육의 구성은 CS BASIC I, II, CS Advance로 구분된다.

• CS BASIC I

CS BASIC I은 신규직원과 실습생을 대상으로 기본예절(인사 예절, 전화 예절, 응대 화법, 유니폼 착용지침 등)에 대한 내용으로 병원에 입사한 직원이라면 직종과 관계없이 누구나 반드시 받아야 하는 교육이다. 연간 약 3,000여 명 정도의 학생이 실습하는데 이들에게도 교육하는 필수과정 중 하나이다. 실습생의 경우, 부서장 주관하에 진행하기도 하고 담당 부서에 요청하여 이루어지고 있다. 주어진 시간에 따라 4가지 과정을 모두 하기도 하지만, 대상이나 시간에 따라 내용은 달라진다. 교육시간은 30분~120분 정도이고, 시간적인 여유가 있다면 반드시 실습시간을 갖는다. 너무나 잘 알고 있다고 간과할 수도 있지만, 귀로만 듣는 것이 아니라 직접 말을

표 1. CS BASIC I 주요 교육과정

교육명	이미지 메이킹	인사 예절	전화 예절	응대 화법
교육 내용	• 이미지 메이킹 중요성 • 첫인상 관리 • 유니폼 착용지침 • 표정관리	·인사의 keypoint ·인사 종류 ·상황별 인사	·전화응대 중요성 ·전화응대 keypoint ·전화응대 매뉴얼	·쿠션 언어 ·긍정 화법 ·메시지 전달법

따라 하도록 함으로써 직장이라는 사회가 실전이라는 것을 느끼도록 하는 것이 중요하다고 생각한다.

• CS BASIC II

BASCI II는 재직직원 대상으로 이루어지며, 원하는 교육내용을 자유롭게 참여할 수 있도록 매월 1,3주 수요일에 정기적인 교육을 개설하고 참여하고 있다. 또한, 부서별로 신청을 받아 부서에서 원하는 시간과 장소, 교육내용을 맞춤형으로 진행한다. 부서교육 시에는 상시로 진행되고 있는 '자체 환자경험 조사' 결과의 항목별 점수와 고객의 소리를 공유하여 고객이 느끼는 'Pain-point'가 무엇인지, 응대하는 방법에 대해 교육을 진행한다. 또한, 전체적으로 점수가 낮은 '환자 권리보장' 영역에 대하여 대응방안을 교육할 뿐만 아니라, 제한된 시간에 많은 내용을 다루기에 부족하여 게시판을 활용하여 직원 모두가 알아야 할 내용에 대해 주제별로 게시한다. [표 2]에 제시된 교육과정 외에도 부서에서 원하는 내용이 있을

표 2. CS BASIC II 주요 교육과정

교육명	고객관리	환자경험평가	불만 고객 응대	상황 스킬
교육 내용	• 고객 만족 경영 • 충성고객 관리 • 고객 맞춤 서비스	• 환자 만족과 환자 경험의 차이 • 달라진 평가방법 • 평가 문항의 이해	• Claim vs Complaint • 고객의 기본욕구 • 고객응대 단계 ·성격유형별 응대	• VOC 공유 • 응대 매뉴얼

교육명	커뮤니케이션 스킬	공감 언어	효과적인 경청	환자권리 보장
교육 내용	• 소통과 협력 • 상대방 이해하기 • 소통을 위한 tip	• 공감 언어 • 공감 화법 • 메시지 전달법	• 경청의 이해 • 경청하는 방법 • 대화의 포인트 찾기	• 신체 노출 주의 • 의사결정 참여 • 공평한 대우 • 적극적 불만 표현

경우, 부서장과 상의하여 교육을 진행한다. 어디까지나 선택사항이지만, 참여를 격려하고자 포인트 제도를 운영하여 교육에 참여한 직원에게는 연말에 누적 포인트가 가장 많은 직원에게 포상을 실시한다.

• CSI 교육

CSICS 혁신팀 과정은 환자경험에 대해 직접 참여하고자 하는 직원을 대상으로 운영되며, 교육과정은 활동 시기, 활동 과제, 병원 여건 등에 따라 짧게는 7주에서 길게는 10개월간 진행하였다. 참여대상은 입사 3년 차 이상부터 직종과 관계없이 가능하도록 하였으나, 간호직이 많은 비중을 차지하고 있어 타 직종이 소외되지 않도록 직종별 인원 비율을 고려하여 직종별로 필수 참여 인원을 정하여 각 부서장에게 협조요청을 하였다. 대부분의 병원에서도 진료와 수술, 교육, 연구 등의 업무로 의사직의 참여가 쉽지 않을텐데 우리 병원 역시 마찬가지였지만, 각 팀의 리더를 교수로 섭외하여 의사결정에 참여할 수 있도록 진행하였다.

CSI 과정은 다른 교육과 달리 일회성이 아니기에 참여자들의 마인드와 부서 내의 협조가 중요하다. 교육 신청을 받을 때, 참여 신청서와 함께 부서장의 사인을 받도록 하였는데 부서장은 참여자가 적극적으로 교육에 참여할 수 있도록 관심을 가질 뿐만 아니라, 근무조정 등의 조치가 필요할 경우 협조하겠다는 내용을 넣어 서명을 한 후 제출해야 한다. 처음에는 참여하는 직원과 부서장에게 번거로운 일이라고 생각하였지만, 교육을 완료 후 스스로 느끼는 자부심과 부서장의 관심과 배려는 참여하는 직원들을 성장시키는 밑거름이 되었다. 실제로, 교육에 참여했던 직원들은 우수직원 표창, 열정 직원 등으로 선정되는 긍정적 결과도 있었다.

CS 혁신팀을 교육하면서 신경을 썼던 부분 중 하나는 참여하는 분들이

표 3. CSI 교육과정

교육명	퍼스널 컬러	서비스 디자인	서비스 모니터링	디자인 씽킹
교육 내용	• 색의 개념과 활용 • 피부 톤과 배색 • 개인별 컬러 진단	• CS 변화와 전략 • MOT별 응대 • 고객 여정 지도	• 모니터링 이해 • 모니터링 종류, 방법 • 모니터링 실습	• 공감하기 • 문제 정의 • 아이디어 • 프로토타입 • 테스트

사소한 의견이라도 이야기할 수 있도록 디자인 씽킹 프로세스 과정마다 '포스트잇'을 활용하여 개인의 생각을 표현하도록 한 것이다. 때론 소수의 의견일지라도 'KEY'가 될 수도 있고 적극적인 참여의 경험을 갖는 것이 중요하다고 생각한다. 그리고, 교육이 끝난 후에도 각자의 자리에 돌아가서 함께 배웠던 것을 적용해볼 수 있기를 바라는 마음이다.

— 환자경험에 가까워지기

CS 혁신팀 과정에서 '환자경험에 가까워지기' 위해 노력한 2가지 사례를 소개하고자 한다. 처음 병원을 내원하는 고객들의 경우, 본관을 중심으로 여러 센터로 분리되어 있는 병원에서 진료과나 검사실을 찾는 데 많은 어려움을 겪고 있었다. 직원들은 업무에 따라 병원 여러 곳을 다니며 일하는 경우도 있지만, 대부분 오전에 출근해서 퇴근할 때까지 한 부서에서 일을 한다. 게다가 최근 몇 년 동안 병원의 리모델링이 지속되어 오랫동안 근무한 직원들조차 진료과나 검사실이 어디로 이동했는지 모르는 경우도 많아, 간혹 길을 묻는 환자들에게 "저도 잘 모르겠는데요. 안내에 가서 물어보세요"라고 대답하는 경우를 보게 되었다. 또한, 직원들의 일상 속 아이디어로 프로세스를 개선하기 위해 제안제도를 운영하고 있는데 내용 중의 대부분이 '길 찾기'가 용이하도록 해달라는 제안이 주를 이루었다. 이런 의견을 개선하고자 시작된 CS 혁신팀 2기와 3기 프로젝트를 소개하고자 한다.

사례 1: 병원의 길 찾기에 동참하기

2019년 5월에 진행된 CS 혁신팀 2기는 활동 주제가 명확했다. 직원들이 환자 입장에서 직접 체험해보면서 환자들의 어려움을 공감하는 것을 목표로 관련 부서 중심으로 한 팀만 선발하고 활동 기간은 약 한 달로 정하여, 빠른 시간 내에 결과를 도출하는 것이 계획이었다. 한 팀의 인원은 8명으로 구성하고, 홍보팀은 필수 멤버로 참여하도록 하였다. 한 달이라는 기간에 가능할까 걱정도 되었지만, 적당한 긴장감과 스트레스가 최선의 결과를 경험할 수 있도록 모험을 해보기로 했다. 참여한 직원들에게는 활동에 필요한 학회나 벤치마킹 등의 기회를 제공하고, 작지만 모든 회의 경비 일체를 제공하였다. 시간이 지나 생각해보니 경비를 제공하는 것 외에 다른 보상이 없었음에도 불구하고 개인의 일과시간이 끝난 후에 자발적인 참여를 해 준 직원들의 열정이 아니었다면 완성되지 못했을 것이다. 혁신팀 2기가 끝난 후에도 병원의 여러 곳에 다른 형태의 발전된 모습을 보게 된다. 이 기회를 빌어 기꺼이 참여해 주신 선생님들께 감사의 마음을 전하고 싶다.

참여한 분 중에는 CS 혁신팀 1기에 참여한 경험이 있는 분도 있었지만, 처음인 분도 있었기에 이해도를 높이기 위하여 첫 시간에는 '디자인 씽킹' 프로세스를 첫 시간(약 2시간)을 모두 할애하였고, 정기적 교육 및 회의 시

표 4. CS 혁신팀 2기 교육 운영 사례

회차	내용	비고
1주	• CS 혁신팀 2기 운영 배경 • CS 혁신팀 1기 활동과정 및 타 병원의 사례 소개 • 디자인 씽킹 프로세스 이해	• 팀명 정하기 • 역할분담 • 그라운드 룰 정하기 • 다음 미션 정하기
	• 타 병원 벤치마킹	• 삼성창원병원
2주	• 이해와 공감하기: 현황 파악하기	• 현장 조사하기 • 인터뷰하기(직원, 환자)
3주	• 문제 정의: Pain Point 찾기	• shadowing
4주	• 아이디어: 해결방안 도출	• 사례 조사(타 병원 및 기관) • 아이디어 논의
5주	• 프로토타입: 구체화하기	• 아이디어 실물화하기 • 의견 수렴하기
6주	• 테스트: 검증 완료	• 최종 디자인 결정 및 시행
7주	• 최종보고 및 제안서 작성	• 운영진 보고 및 제안

간은 1주 간격, 1시간으로 정하였다. 교육 시에는 방법적인 부분을 간략히 설명하고 2명씩 조를 이루어 센터를 지정하고 시간을 절약하고 쉐도잉을 처음 경험해보는 직원들의 이해를 돕기 위해 관찰할 내용, 인터뷰 대상 선정 및 질문에 대하여 서로 논의를 거쳐 현장에 나가도록 하였다. 단체톡방을 개설하여 인터뷰 진행 및 현황조사 한 내용과 회의록을 기록하여 공유하였다. 현장에 나가 환자와 직원들의 인터뷰를 진행하고 환자들의 길을 같이 동행하면서 환자들의 불편을 '공감'하면서 참여하는 직원들의 눈높이가 달라졌고, 더욱 적극적으로 아이디어를 내고 참여하는 것을 느낄 수 있었다. 최종 시안을 완성하기 전, 컬러 프린터로 직접 인쇄해서 붙여보고 환자와 직원들의 반응을 테스트하고 관련 부서의 의견을 수렴하는 과정을 통해 직원들의 관심과 '공감'을 간접적으로 경험하도록 하였다.

운이 좋게도 프로젝트를 시작하기 전 상반기 대한의료혁신연구회가 이제 막 개원한 이대 서울병원에서 개최되어 팀원들과 방문하여 새 병원의 사례를 경험할 수 있었다. 또한, 병원협회 세미나에서 소개되었던 삼성창원병원의 사례를 듣고 병원을 방문하게 된 날은 삼성창원병원의 '블루다이아몬드' 킥오프Kick-off 하는 시기와 맞았고 새로운 경험을 한 그 날은 정말 잊을 수 없다. 이렇게 시작된 인연으로 혁신팀 3기를 시작하면서 함께 워크숍을 할 수 있는 기회가 마련되었다.

사례 2: 병원 버스정류장에 새 옷을 입히다

병원 내 시내버스 정류장이 있어, 병원을 이용하는 내원객뿐만 아니라 인근 주민이나 학생들도 이용하고 있다. 요즘 버스정류장은 시민들의 쉼터가 되기도 하고, 이색적인 디자인을 입혀 다양한 모습을 보여주고 있다. 그러나 2004년 병원 내에 버스정류장이 처음으로 생기고, 그 이후 주차장 공사를 위해 자리를 이동한 2014년 이후로 소외되었던 버스정류장의 모습은 매우 낡고, 여기저기 상처투성이였다. 이용하는 고객들에게 비와 바람도 막아줄 수 없는 수준이었다. 그동안 버스를 이용하여 병원을 방문했던 내원객들이 '환자경험평가'를 했다면, 그 점수는 당연히 낮을 수밖에 없을 것이라 생각되었다.

그렇게 시작된 버스 이용 고객들의 경험개선을 위해 CS 혁신팀 3기 주제로 선정하여 교육과 개선 활동을 함께 진행하였다. CS 혁신팀 2기 활동에서 부족했던 부분을 좀 더 보완하였으며, 공식적인 교육 기간은 4개월(실제로는 전주시와 협의, 병원의 사정 등으로 3개월 정도 후에 마무리가 됨)로 진행되었다. 2기와 다른 점은 참여하는 분들이 '디자인 씽킹' 프로세스를 다른 업무에도 적용할 수 있도록 개념정리가 필요하다고 생각하여 이를 위해

병원 내 버스정류장 개선 전

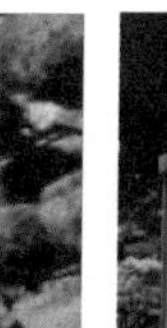

병원 내 버스정류장 개선 후

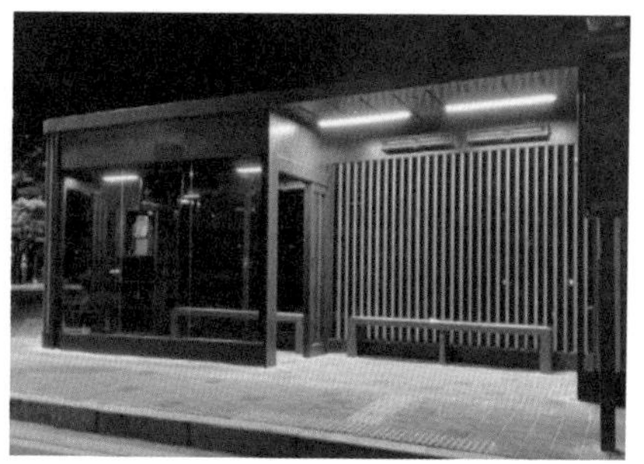

혁신팀에 2번 이상 참여한 5명을 간사로 선출하고 '디자인 씽킹' 관련 책을 선정하여 필독하도록 하였다. 간사들이 먼저 이론에 대한 스터디를 진행하고 5개 파트별로 발표 자료를 만들 뿐만 아니라 팀원을 교육하는 방식을 택하였다. 또한, 교육을 진행하면서 특강을 곁들여 직접 참여하지 않는 직원들에게도 '공감'할 수 있는 시간을 마련하였다.

전주시의 협조를 받아 정류장의 디자인과 포함되어야 할 서비스 부분도 함께 논의하는 과정을 거쳤고, 버스기사와의 인터뷰를 통해 버스정류장을 이용하는 고객들의 안전사고를 예방하기 위해 승·하차 위치를 조정하였다.

나가며

병원은 다양한 이해관계자가 한 공간에 있는 곳으로 각자 해야 할 일이 다르지만, 모두의 최종 목표는 고객 중심의 병원을 만들어가는 것이라고 생각한다. 리더의 역할도 중요하고, 병원의 시스템은 한 개인의 노력으로 변화될 수 없기에 지속적으로 성장할 수 있도록 조직 차원의 지원과 변화가 반드시 필요하다. 이를 위해 첫 시작을 할 수 있도록 지원해주심에 감사드린다.

그리고, CS 혁신팀을 운영하면서 여러 병원들을 벤치마킹하고 학회, 세미나에 참여할 수 있는 기회도 많았는데 이러한 경험들이 성장의 디딤돌이었다. 아울러, 첫 번째 실패를 경험 후 또 다른 프로젝트를 앞두고 있을 때, 연합워크숍을 통해 병원의 이슈들을 공유하고 해결방법에 대해서도 함께 토론할 수 있는 기회를 주셨을 뿐 아니라, 그들만의 노하우를 아낌없이 전수해준 삼성창원병원 선생님들께 진심으로 감사드린다. 병원은 다르지만, 서로의 고민은 같음을 확인하며 위로와 격려가 되는 소중한 시간이 되었다.